『十三五』国家重点图书　国医大师文丛

国医大师

徐经世

医论医案撷菁

徐经世　著

李永攀　整理

人民卫生出版社
·北京·

图书在版编目（CIP）数据

国医大师徐经世医论医案撷菁 / 徐经世著 . —北京：人民卫生出版社，2020.12

ISBN 978-7-117-31160-1

Ⅰ. ①国… Ⅱ. ①徐… Ⅲ. ①中医临床 – 经验 – 中国 – 现代 Ⅳ. ①R249.7

中国版本图书馆 CIP 数据核字（2020）第 264853 号

| 人卫智网 | www.ipmph.com | 医学教育、学术、考试、健康，购书智慧智能综合服务平台 |
| 人卫官网 | www.pmph.com | 人卫官方资讯发布平台 |

国医大师徐经世医论医案撷菁
Guoyi Dashi Xu Jingshi Yilun Yi'an Xiejing

著　　者：徐经世

出版发行：人民卫生出版社（中继线 010-59780011）

地　　址：北京市朝阳区潘家园南里 19 号

邮　　编：100021

E - mail：pmph @ pmph.com

购书热线：010-59787592　010-59787584　010-65264830

印　　刷：北京铭成印刷有限公司

经　　销：新华书店

开　　本：710×1000　1/16　印张：16　插页：2

字　　数：246 千字

版　　次：2020 年 12 月第 1 版

印　　次：2021 年 3 月第 1 次印刷

标准书号：ISBN 978-7-117-31160-1

定　　价：56.00 元

打击盗版举报电话：010-59787491　E-mail：WQ @ pmph.com

质量问题联系电话：010-59787234　E-mail：zhiliang @ pmph.com

作者简介

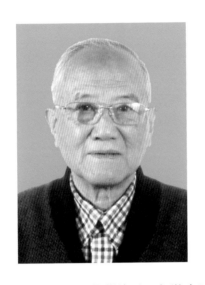

　　徐经世,男,1933 年 1 月生,安徽巢湖人,安徽中医药大学第一附属医院主任医师、教授。第二届"国医大师",首届"安徽省国医名师"。

　　徐先生出生于世医之家,自幼深受家学熏陶,1952 年起跟随祖父学医行医,为徐氏内科第三代传人。曾任中华中医药学会肝胆病专业委员会常务委员,安徽省中医药学会常务理事,安徽省中医药学会肝胆病专业委员会主任委员,安徽省委保健委员会资深专家,被遴选为第二、三、四、五、六批全国老中医药专家学术经验继承工作指导老师,第二、三、四批全国优秀中医临床人才研修项目指导老师,首批全国中医药传承博士后合作导师,享受安徽省政府特殊津贴专家。获中华中医药学会和中国民族医药学会"终身成就奖""中医药传承特别贡献奖",被国家中医药管理局授予"全国老中医药专家学术经验继承工作优秀指导老师"称号。首届"中国好医生,中国好护士"称号获得者,获安徽省"十佳医生"称号,安徽省"五一"劳动奖章获得者。

　　徐先生从事中医内科临床六十余年,临证精思善悟,在肝胆病、脾胃病、风湿病、糖尿病、妇儿科病、恶性肿瘤等多种疾病的诊治上富有成效。提出了"杂病因郁,治以安中""肝胆郁热,脾胃虚寒"病机理论和"尪痹非风"等学术观点;研制出"扶正安中汤""消化复宁汤""迪喘舒丸"等多个特效专方。主持和指导国家级及省部级科研项目5项,获得安徽省科技进步三等奖2项,科技成果2项,出版《徐恕甫》《徐经世内科临证精华》《杏林拾穗——徐经世临证经验集粹》《安徽国医名师临证精粹》等临床专著。

前　言

中医药学是历代名医先贤在长期与疾病做斗争的过程中积累下来的宝贵的中华文化财富,蕴含着丰富的哲学、医学、自然和社会科学的知识,在数千年的历史发展中不断丰富与完善,为中华民族的繁衍与繁荣保驾护航。同时中医药学也是一门理论与实践紧密结合,诊疗体系完整,临床疗效确切且在医疗实践中不断继承和发展着的,与时俱进的应用医学。业医者更需不懈地学习进取。

恩师徐经世先生是家传三世的中医内科学大家,自幼即在祖父徐恕甫先生教诲下研习儒家经典,未及弱冠即专攻医学典籍,并于安徽中医进修学校(安徽中医药大学前身)学习后留校,六十多年来一直在安徽中医药大学及其附属医院从事临床与带教工作,积累了宝贵而丰富的临床经验。

作为中医大内科临床家,徐师经常教导弟子说,中医大内科是理论运用到临床的重要桥梁学科,从事内科者,首先要掌握全科知识和临床技能,并有一定的经验,然后根据不同的情况,分别予以定向,如此临证之时才能思虑周详,开阔思路。中医分科是必要的,但当前随着学科的发展,无论医院还是学校,多按照西医分科的模式,造成中医大内科名存实亡,形成了中医只专一科的现象,这种局面如果延续下去,中医学术如何得到全面继承与提高是值得深思的。保留大内科以支撑专科的发展,这既是中医药本身的发展需要,也符合国家为基层培养全科医生的政策要求。大内科中医师的培养是个艰辛而漫长的过程,需要坚定的中医信念,广博的医学知识,长期的临床实践共同造就,非有志与恒者不可为。

徐师一直以来都希望将这些大内科临床经验毫无保留地传授给每一位从事中医工作的人,但由于长年忙于诊务,著作并不算多,流传亦不甚广,今幸有人民卫生出版社邀稿,遂将徐师近年来关于中医教育、医学理论、处方用药、临床心得、养生保健等各个方面的思考笔录遴选数篇,尤其是对其临床效方与验案进行分类整理,冀望有助于杏林诸君精进技艺,服务人民。

李永攀

2020 年 12 月

目 录

医 论 篇

方 药 篇

验　案　篇

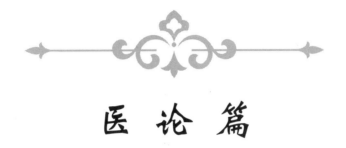

医 论 篇

矢志中医，理术兼修

——与在校生谈如何学好中医

中医是一门实用科学，其主旨是以人为本，维护健康，其内涵包括了古代哲学和朴素的唯物辩证法，在疾病防治方面发挥着不可替代的作用，至今已传承数千年，兴而不衰。中医药是祖国文化的瑰宝，随着社会的发展和人们对健康的需求，更显示出其独特魅力。

作为中医学子，尤其是作为在校学生的你们，如何能真正掌握中医这门古老而又与时俱进的医学科学？我觉得自己有义务结合自身学医行医历程，跟大家谈一谈，希望在你们今后的学习过程中能有所帮助。

一、树立中医信念

首先是关于"树立中医信念"的问题，也就是要立志做一名真正的中医师。坚定的信念是一个人志学的精神动力，也是决心和行动的指令。你们填报高考志愿一定是经过深思熟虑的，今天能在这里看到大家，足以证明你们对中医是感兴趣的。但是学习中医的道路漫长而艰辛，也是一个终身的过程，不是仅仅凭着一时兴起就能走下去的，非有笃志者不可为。在中医学习与实践中，要牢固树立中医信念，不彷徨，不动摇，扎扎实实打好基础，唯此才能够在今后的临床中勇于用中医，敢于用中医，进而更加致力于专业技能上精益求精。我校创办五十多年来，为社会输送了数以万计的中医人才，很多已经成长为行业精英，但也有不少学业未竟，中途易辙的同学，令人深为惋惜。

对于接受院校教育的你们来说，首先就是要将兴趣转化为信念，中医信念的培育是多方面的，最直接的方式之一就是在理论学习的同时进行临证观摩,医患互动,多去临床见习,去领略中医的疗效,增强对中医的形象认识。就我自身而言,正是在幼年时期见祖父常常以几帖中药就为患者解除病痛,见识了中医疗效的神奇而立志要学好中医,为民众解除病痛。

无论将来你们是从事中医临床还是科学研究,都要本着坚定的中医信念,倘若没有坚定的中医信念,没有顽强的自立精神,没有刻苦钻研的毅力,没有高度的责任感,定是无法成为一名合格的中医的,更不要奢谈精诚大医了。作为中医人,要将自己的命运同中医的命运紧紧联系在一起,做铁杆中医,坚决捍卫中医。任何反对中医、玷污中医,甚至是取消中医的奇谈怪论都无法让一个真正的中医人动摇。这是我从事中医六十余年所得的结论,与大家共勉。

二、学中医学什么

中医历史延续数千年,药有千种,方有万则,中医书籍更可谓汗牛充栋,浩如烟海,穷尽一生也不一定能读完,所以作为在校数年的你们,"学什么"这个问题很重要。按照当前的教学计划,除了要学习中医各科课程,还要学习西医学科目,比如生理,解剖等,课业不可谓不重,如不努力,很难完成。

但在中医学习中重点要掌握什么?我觉得一个应当是中医学的基本理论,比如阴阳学说中的"对立制约"关系,五行学说中"生克制化"关系,藏象学说中的"知常达变""司外揣内""天人相应"的整体观,"三因制宜"的个体化,这些都是中医学的基本理论原则;另一个是中医临床"辨证论治"的诊疗思维,临床常用的辨证思维,如"八纲辨证""六经辨证""脏腑辨证""卫气营血辨证"等。

在学习过程中,尤其重要的一点要跟大家提一提,那就是"走向"问题。因为你们在学习中医课程的同时,还要学习很多西医学知识,从当前来看,在我国中西医还会长期并存,中西医都在运用各自的技能为病患解除痛苦,都是值得尊重的。但在学习当中,希望你们要好好学习中医,今后能够运用中医的思维与方法去治病救人,在此基础上,针对不同的疾病阶段,采用西药也是可取的,但不可中西药夹杂,双重用药,这样不仅仅增加了病人的经济负担,更显示不出中医的特色优势,若要如此下去,将不中不西,这个问题已经在当前的中医临床上凸现出来。

因为中西医分属两个不同的认知体系,西医注重微观分析,中医更倾向于宏观把握,把它们结合在一起的愿望是好的,虽然今天我们还做不到从理论上结合,但在临床实际中有机结合,提高疗效,并非行不通。回忆起20世纪70年代,安徽中医药大学第一附属医院复建之时,我在中医内科与杨任民教授在一个治疗组,运用的就是中西医结合。对接诊患者,首先根据病情讨论用中药还是西药,主次分明,比如对"大叶性肺炎(风温)""急性肾炎(劳淋)""脓毒败血症(疔毒内陷)"等存在高热症状的病患,都是取用中医辨证用药治疗,以西医输液营养支持,疗效确切。

你们毕业以后走向临床,既有较强的中医功底,又掌握着西医学知识,只要肯努力,分清主次,做到不偏离中医,一定能更好地服务病人,提高疗效。今天依我所说,我们中医药大学培养出来的学生,一定要有一身过硬的中医本领,能发挥中医的优势,能解决一些临床实际问题,这才是我们中医教育的成功。

三、学中医怎样学

学中医怎样学?清末名医戴星甫有"熟读王叔和,还要临证多"之言,用现代话说就是要"读好经典,做好临床",也就是理论临床相结合。

研读经典对于学习中医而言可谓一大捷径,大家公认的中医"四大经典"(《黄帝内经》《伤寒论》《金匮要略》《神农本草经》),必须认真研读,其他历代名家也多有著述,需泛读博览,厚积薄发,由博返约,这是读书成才的必然过程。学习经典首先要过"文字关",打好古文基础对学习中医很重要,俗语说"秀才学医,笼中捉鸡"。因为经典都是用文言书写的,有些文字古奥晦涩,或是遵儒家之意,惯用春秋笔法,所以要了解经典成书年代的文辞用法,又要通晓古代朴素的唯物辩证观哲学,于无字处用功。读书的同时,又要注重思考,不应有口无心,泛泛而过,应谨守"学而不思则罔,思而不学则殆"之诫。如金元四大家中的朱丹溪,清乾隆时期的御医黄元御,二人在三十岁前都是专攻儒学,专心科举考试的,国学功底深厚,后来学医都是得心应手,均成一代大家。

由于古代医学典籍中,往往粗精并存,读"经典"要沉潜其间,仔细品味,去粗存精,透过文字表象,着重领会其精神实质,才能得其真知。但又要注意到经典的时代特性,不能完全用现代人的思维去苛求经典中直观朴素的描述,读经典,贵在学习古代医家的思维方式,做到不苛责古人,不死于句下。

我在这里就"多读书,读为所用",归纳了"读、看、练、记"四字。"读",就是埋头学习中医基础理论,站在理论的高端上;"看",是随师应诊,学习老师的诊治经验,从实践中加深对中医理论的理解;"练",是在中医典籍和老师的指导下,经过历练,不断地提高医术;"记",是在实践中多写多记,对中医典籍的学习心得、师诲及临床成功经验一一记录,认真揣摩,心领神会,不断达到自我提高。所提"四字"读书法,是我在学习,临证中不断感悟出来的,可借鉴。

中医的学习必须在临床实践中不断升华理论知识,提高疗效,这是我们读书,学好专业的关键所在。至于如何"做好临床",我想从四个方面和同学们谈谈:

1. 博采众长,集思广益　中医有着数千年的历史,在漫长的历史进程中,许许多多的中医先贤们都在学习吸收他人的成功经验及理论,并不时思考总结临床中的失败教训,注重博采众长,取他人之长补己之短,以丰富自身,所谓"转益多师是汝师"。这种求知精神是一种素质修养的表现,也是打好专业基础不可或缺的优良学风。何况医学是关乎生命,治病救人的高尚职业,必须要具有活到老学到老的精神,也只有知识广博,不断提高思维能力,才能应对各种复杂疾病,解决病患痛苦,做到恪尽职守。

新安自古名医辈出,如明代吴崑,清朝叶天士都是医学史册上著名人物。吴崑15岁学医,3年技成,在师父的鼓励下,遍历三吴、江浙、荆襄、燕赵等地,师医道贤于己者,辗转拜师70多人,医学大进。叶天士从小熟读《黄帝内经》《难经》等古籍,对历代名家之书也旁搜博采,孜孜不倦,谦逊向贤,信守"三人行必有我师"的古训,只要比自己高明的医生,他都愿意行弟子礼拜之为师;从十二岁到十八岁,他先后拜过师的名医就有十七人,后人称其"师门深广"。

2. 聚精会神,一丝不苟　做任何事情都要认认真真,集中精力去完成,切不可抱着应付的态度或草率从事,更不能"蜻蜓点水",浅尝辄止,不求深入。所以,要树立一种无私和执着的精神,这种精神简而言之就是要聚精会神,一丝不苟。以医而言,由于职业的要求,更要培养这种精神,在诊务中要细察病情,以病人至上,做到有问必答,让病人满意,服务到位。

3. 辨证思维,随机应变 辨证论治是中医的精髓,博大精深,富有深刻内涵,要掌握好它,必须具备扎实的基础和实践能力,以及敏捷的思维,方可随机应变,切中病机,把握好主次。同时还需要尊重现实,正确认识中医的特色优势,达到治病求效的目的。

4. 取方用药,以效为本 为医之本是治病救人,但诊病的过程最终的落脚点在于取方用药,而方药的取用又贵在圆法变通。把握分寸,抓住主要矛盾,权衡利弊,标本兼顾,有时"重拳出击",有时"点到为止",或"润物无声"或"双管齐下"。尤其是药对之宜,生制之异,唯求增其效而纠其偏。所谓"圆法变通",是有准则的圆法,也即是"万病不离其宗"。尽管病属疑难,只要善于抓住关键,"谨守病机,各司其属",则四两之力,可拨千斤,以获奇功。

所列四点,是我临床数十年归纳所得,今后同学们步入临床,只要踏踏实实做中医,会有更深体会。以唐代文学家韩愈《劝学诗》所言"读书患不多,思义患不明,患足已不学,既学患不行"与大家共勉,希望大家能够"多读,深思,虚心,躬行",寄望你们能忠诚于中医事业,学好中医,做铁杆中医!

德术并重，做好传承

习近平总书记用"敬佑生命、救死扶伤、甘于奉献、大爱无疆"16个字，概括了广大卫生与健康工作者的精神，是对医护工作者的赞扬和鼓励，更是我们医疗从业者必须遵循的原则。医疗关乎病人生死，每一位医生的技术和德行，关系到的不仅仅是自身，不可不慎。医德医术的修养绝非一日之功，需要我们共同努力和坚守。

"良医处世，不矜名，不计利，此其立德也；挽回造化，立起沉疴，此其立功也；阐发蕴奥，聿著方书，此其立言也，一艺而三善咸备。"此言乃华岫云为叶氏《临证指南医案》所作序言。"良医"，若用通俗的话来讲就是"德艺双馨"的医生。在古代，对"良医"的评定是非常严格的，德行高尚，技术精良者方可名之。言"德"，先师孙思邈在《大医精诚》中明确指出"凡大医治病，必当安神定志，无欲无求，先发大慈恻隐之心，誓愿普救含灵之苦。若有疾厄来求救者，不得问其贵贱贫富，长幼妍媸，怨亲善友，华夷愚智，普同一等……如此可为苍生大医。"德行如此者谓之"良"，此之言告，为医者当谨守；言"术""医之为道，非精不能明其理，非博不能至其约"，必须沉潜医道，博览群言，这是对从医者的要求，也是"良医"必须具备的基本条件。

医者，德行术先，非有志于解黎民之疾苦，愈万家之病痛者，终不得医道之真，此学医之最为重者。我国当下中西医并举，虽术有不同，各有所侧重，但于医德别无二致。西医所尚之"希波克拉底誓言"与"药王"孙思邈的《大医精诚》皆当为行医者所共铭。为医而尚德，以病人之疾苦若己受，始能千方百计搜求愈病之法，久而行之，其术必日臻完备，于疑难病症尤有着力而出新意。倘使以医技仅为谋生计，持偶中之药或惜售之方以糊口，愈小恙而矜能，见疑难则推诿，其技必不能有所长进而渐衰。

医者，以祛病疗疾为务，而非矜技恃能以邀财货，古人尝有"家无百亩田者不为医"之说，业医治病，不仅是一种职业或谋生手段，而是一种修行，是一辈子的事情，若是不能超出物欲名利的羁绊，如何能够以平常心对待患者，更谈不上至精至一地钻研医术。

医生的宗旨是全心全意为患者服务，是在解除患者痛苦的过程中，培育仁心，修炼品格，从而成为良医。这是修身的追求，要求从医者有强烈的责任感和奉献精神。而中医的发展又需依于临床，因为它所研究的是人，是以整体观的理念、天人和谐的精神济世治病。为医治病，绝不能因病人身份不同而有差别，无论何人，无论何病，等而视之，不推诿，不敷衍，皆尽心力而为，念念不忘行医以祛病救人为务，始终秉承治病救人为宗旨，以和平中正之方，祛除疑难偏怪之疾。

临床疗效是中医药立足之本，唯有真正的临床疗效才能够为社会大众所认可和接受，才能够保持中医的生命力，发挥中医药的原创优势。当前时期，中西医并行发展是我们的国情，患者就诊时对中医的疗效有双重要求，既要看到临床症状的消除，还要看到实验室分析的指标转为正常。我认为这个问题要从病的性质去作回答，如属功能性疾病，大多实验室检测指标处于正常范围，通过治疗，症状得以消除，可说治愈；而器质性病变，实验室检查指标异常，求于中医，施以中药，求之于效，这在于我们自身的努力，坚定中医的辨证思维，从经典中去寻找方药，引为今用，有的还是能够取效的。

就临床实际而言，如何把现代科学有机地融入中医，尚存在不少潜而未述的问题，其中最常见的问题就是在处治疾病中，往往单纯依赖实验报告去处方用药，而没有很好地在为我所用上下功夫，这样当然会出现疗效不高，甚至把一些本来用中药可以治好的疾病也丢失掉，使中医接触的病种越来越少。因此发挥自身优势，保持特色，才能与时俱进，决不能在武装了自己的同时，捆绑了自己。这是必须有机利用现代科学目的之所在。

当一个人步入"杏林"之门，首先就要领悟天下至难之理莫过于医，至重之事亦莫过于医，因此从医者要有"瘦因吟过万山归"的精神，去深刻感悟治学的艰巨性，才会树立探求真理的决心，迎难而进，方可入中医之堂奥，成为良医。用贴近时代的话来说，自身的修炼，最重要的是树立正确的世界观、人生观、价值观，坚定专业信念，只有这样，才能避免出现"急功近利"、学业难成的局面。老一辈要摆好自己的位置，去面对后学，这将会起到潜移默化的作用，有利于中医的传承。

中医药事业蓬勃发展,需要培养更多专业的中医人才。在人才培养上,我们现有的本硕博院校教育、高级中医人才研修班、名老中医师带徒、学术培训继教班等,各有特点,也培养了很多优秀人才。但是就当前来看,所培养的能够真正运用中医传统思维处理临床问题的传承人数量上仍有很大缺口。

这有"传"和"承"两方面的原因,就名老中医"师带徒"而言,传承工作的主体是"师""徒",客体是"师"的学术经验。其前提是"师""徒"的选择,在"师"的遴选上,首先老师要负有使命感,认识到自己的责任,教育学生,不仅是教授专业技能、临床经验、诊疗思维和学术思想,更要教会学生如何关心病人,要培养好的医德医风,树立忠诚敬业的思想,要看到传承既是技术经验的传承,又是综合素质的培养,并要认识到高层次的人才往往不仅仅是学术上的比拼,更是品格和素质的较量。因此要以"人生不能越界,底线必须坚持"作为心灵的修养,这也是人格魅力所在。在"徒"的择选上,必须要筛选那些真正在从事中医药临床的,为着学术传承的中医药人,并不仅仅是智商高、学问好就足够,要有一颗为着中医的"心",若其仅是为了"师名"而来,学问再好也要慎重考虑。

传承重心应是"师""徒"这两个主体之间学术经验的授受,具体来说就是"师"如何教,"徒"如何学。"师"的学术经验就是他们在几十年临床诊疗过程中积累下来的对于相关疾病的独到的认知及理法方药的运用,它源于临床,也必须得在临床过程中才能得到验证,"徒"只有在具体的跟师临床实践中才能够更准确灵活地学习和掌握。对于学术继承人的培养,应把重塑中医思维与中医信念放在首要位置。在跟师学习过程中,传承人首先要放下思维定式,真正地运用中医的思维方式,从中医的角度来审视和处治病人,这样就会更容易接受老师的诊疗思路与方法。中医思维和信念的重塑,不是一两天就能够达到的,要通过温习中医经典和接受中国传统文化尤其是古代哲学的熏陶,潜移默化。这远不是跟师几年就能完成的,需要平时不断自我督促,是一个终身的学习过程。

中西并重,融合互补

党的十九大提出,坚持中西医并重,传承发展中医药事业,明确要把中西医摆在同等位置,互为发展,为健康中国服务。在我国医学的发展实践有中有西,这是国情所定的,也是自然科学发展的自我形成和内在规律,这种形成和融合的结果是有利于满足人们健康需求的。我们知道西医学进入我国仅两百多年的历史,其发展是非常迅速的,在我国,某些领域的技术和研究甚至超过西方,西医在与中医药并行中进行有机融合,做到取长补短,相互渗透,发挥了非常好的互补作用。但从另一角度去看,中医药发展虽有几千年的历史,中医药技术传承、研究、创新等方面的发展却相对落后于时代,这种原因既有外界的影响,也有本身的问题,我觉得关键还在于内。中医药有五千年的历史,是中华民族传统文化的瑰宝,它的传承发展长期处在基层,加之受小农经济思想的束缚,视野偏于狭隘,虽有历代先贤著书立说,但很多留在个人手中,很少得到广泛传播。况且,在清末民初时期,由于民族虚无主义的抬头,认为中医药是伪科学,甚至有人恶意提出要废除中医的言论,可想那时中医的处境是何等艰难,只有在农村生存,为民众治病,尚可得到社会的支持。

华夏儿女数亿人几千年的生老病死是靠什么维系的?中医药一直发挥着其独特的作用,在中华民族繁衍发展中作出了特有的贡献。历史上不乏有识者看到中医药从理论到临床实践无不展示出其科学性与实践魅力,如毛泽东早在1913年在《讲堂录》笔记中就写道,"医道中西,各有所长。中言气脉,西言实验,然言气脉者,理太微妙,常人难识,故常失之虚。言实验者,求专质而气则离矣,故常失其本,则二者又各有偏矣。"言短意深,辩证、科学地表明了中医的科学性和深刻哲理,这给了民族虚无主义者一个有力反击。黑暗已经过去,光明早已到来。下面我想就中西医如何并重、融合互补谈几点粗浅的感受。

一、取长补短,坚定中医信念

中华人民共和国成立七十多年来,中西医在取长补短中互为发展,特别是习近平总书记对中医药工作作出的一系列指示和批示,为中医药事业振兴发展指明了方向,提供了遵循,也深刻阐述了在新的历史时期下"怎么看中医药,怎么定位中医药,怎么发展中医药,如何保障中医药发展",把中医药传承发展讲到了位。健康中国的战略决策需要中医药发力,而推动中西医融合发展又是关键一环。我们中医药工作者必须坚定信念,加倍努力,切实把中医药这一祖先留给我们的宝贵财富继承好、发展好、发挥好。我想我们必须从科学角度再认知一下中医学的特点,我认为中医药理论的本质就是开放包容、海纳百川,能够主动吸纳、消化、融合当代先进的人文科学、自然科学的理论和方法而谋求自身发展。历代典籍和先贤经验表明,中医执业者历来都要有较高的知识素养,这是中医药学的源溯基石。所以,今天对传承是有双重要求的,多年来国家中医药管理局按照中央决策要求积极施政,把中医药人才培养放在首位;采取两手抓,一手抓院校教育,一手抓师承传授,并对师承进行多层次多形式的指教,以解决中医药传承发展的短板。只有找准缺口,认真去抓,一抓到底,才能抓出成效,否则如失时机,将会出现学科后继乏人,这可能是我的多虑,望后人去见证。中医人才的培养需注重延续性,特别是临床家的培养,非短时所能成,除跟师学习,还要靠自身努力,更重要的是要有信念,有坚定的信念方可有成。只有不忘初心,牢记使命,联系自己实际,在学习和工作中找差距,用心解决自己的不足,才能传承发展好中医药事业。

二、认识自我,找准中医定位

西学中和中西医结合举措在中华人民共和国成立初期就已提出,数十年过去了,盘点一下现实的情况,"结合"得如何? 融合得如何? 需要我们认真总结一下成效。我身居其中,既看到成果又看到中医药自身的诸多问题。

一是中医辨证思维囿于西医学检查诊断标准,甚至有的中医临床专业人员依赖西医学的检查、检验、超声、病理等报告,先入为主,对号归类于是中医的什么证、什么病，没有中医的辨证思维。然后开出中医处方，下次复诊前再化验、检查，以检查报告指标的变化来判断中医辨证施治的成效。不坚守自己原有的辨证论治核心理论，开出的方药没有君臣佐使的中医药原味，一张处方二十多味甚至三十多味，看不出主攻方向，抓不住主要矛盾，头痛医头，脚痛医脚，试图一张处方解决病患所述的所有症状，没有阴阳五行、相生相克的分析，缺乏中医病因病机的判断。稍有中医知识者也会质疑，中医是讲究配伍的，这不是中西医结合，更谈不上融合互补。

二是中医人自身的不自信。不可否认西医学站在生命基础科学的基础上，从人的基因、细胞、生理、病理的角度去认识疾病，从微观的层面去观察、检查、认识、治疗疾病，给予精准手术，靶向性治疗，生命支持辅助。应该说对人类的生命健康做出了巨大的贡献。但尺有所短、寸有所长，我们不能因此而心怀自卑、自愧技不如人，无用武之地而丢弃中医药或是挂羊头卖狗肉。之所以出现这种现象，我认为还是对中医药自身定位不准，不清楚如何发挥其优势和独特作用，缺乏艰苦、朴实的临床实践，没有临床疗效何来的自信，说到底还是专业思想不牢固，对中医西医融合定位不清的表现。

三是少数中医人自恃清高，夜郎自大，包打天下的情况亦有之。比如面对肿瘤患者，中西医协同应该说非常必要，西医化疗，我们得扶正；西医杀肿瘤，你也要去杀癌细胞，只会适得其反。其实也是对中医辨证施治核心理论认识不清、把握不住的表现。

三、做好"结合"和"融合"的大文章

正确理解把握"中西结合，融合互补"非常重要。从字意来说，"结合"是结聚、合作在一起而形成一个共同体，团结起来做好事情。至于现时提出的融合，从"融"字的涵义来说，"融"有调和融洽之意，对两种不同的事物进行相互渗透，取长补短，融会贯通，使之得到更好的发展。前不久国医大师孙光荣教授在《中国中医药报》连续发表"传承、融合、创新是发展中医药事业的三大攻坚战"文章，深入阐述中医药其旨、其理、其法，并从医学、技术、跨界（目的在于为人类健康服务，在学术上无分你我）、文化等四个方面对"中西医融合互补"展开讨论。其发声是深刻领会习近平总书记

关于发展中医药的重要论述,牢牢把握了新时代新要求,其用心之苦应为共鸣。应该说中西医融合是时代赋予医者的使命。

中西医结合,我认为不是简单的"1+1=2"或表象上的你中有我、我中有你,更不是中医院有一整套西医检查手段、手术和治疗方法,也非综合西医院设有中医科那么简单。中西医结合治疗的对象是病家,是因病结合、对症融合。

(一)辨证诊断上坚持两个思维

即"借西守中"思维和"衷中参西"的思维。应该积极地借助西医学的检验检查等手段发现、认识疾病。通过西医学手段甄别其有无器质性改变,是否可以选择手术等医学手段进行治疗,是否存在需要生命支持辅助手段进行挽救等。如此,在适当的时期、适合的阶段遵循中医的辨证思维,分析判断病人的阴阳虚实,给予针对性的方药调理,支持支撑辅助西医共同取得临床佳效。特别是对于一些慢性疾病如肿瘤手术、放化疗等恢复期病人,中医药作用是无法替代的。识证上中西医是有差异的,

中医是以宏观和形象思维用"四诊"(望、闻、问、切)去辨识处理。这里还含有哲理,怎样去剖析,必须掌握"八纲"(寒、热、虚、实、表、里、阴、阳)和五脏六腑四肢百骸的生理关系,如此等等,都是思维核心体。所以思维需要用心学习和领悟,这是学习中医的首要。中医临床辨证论治,就是中医处理人体疾病信息所采用科学方法,而辨证有严密的逻辑,论治有严格的规定,不是可以任意施为的。再如就"证"而言,有三个基本要素,即谓之病位、病因、病性,如此也需要去领悟。

(二)施治处理上坚持"宜中则中,宜西则西"和中西互补

中医药讲究"三因制宜"——因人制宜、因地制宜、因时制宜,辨证施治。"三因"体现了一切从实际出发,具体问题具体分析,强调既要注重事物的普遍性和共性,又要研究事物特殊性和特性,从而能够对症下药,取得奇效。比如今年初暴发的新冠肺炎,中西医结合互补就展示了强大的力量,但这种互补结合是有讲究的,疫情初期适宜采用中医药来预防;对付轻症和转阴恢复期的病人要按照中医辨证施治的原则给予辅助、扶正、增强机体的正气,提高抗病能力;至于重症、危重症时期,则必须宜中则中、先西后中,对症辅助生命支持,度过危重期,保证生命体征逐步转入平稳阶段,然后根据个体情况结合"四诊",辨证施策,恢复机体功能达到康复。

再如很多肿瘤患者，早中期有机会手术，应尽可能做根治性手术，即便没有手术机会，也要采取有效化疗手段积极控制肿瘤细胞的发展。西医治疗疗程结束当可辅以中医药以扶助正气，减轻放化疗等的副作用，增强机体的抵抗能力。

（三）创新发展上坚持"百花齐放，借西促中"

中医药的创新发展不仅是要在守正基础上针对自身的理论、临床实践、理法方药、药材的培育、加工炮制、制剂研发、古方新用等方面，更重要的还在于积极借助和利用西医学微观角度下有效成分的检测、提取等先进科学技术手段和方法来不断发现中医药新效能、新用途，不断研发出包括给药途径在内的一系列中医药创新成果。如屠呦呦从中医典籍《肘后备急方》中得到青蒿素提取的灵感，将青蒿素应用于疟疾治疗，挽救了数百万人的生命。

中西医结合，中西医并重是医学发展的必然趋势，两种医学取长补短、优势互补，共同提高我们在疾病预防和治疗中的能力，更好地为健康中国贡献中医力量，更好地创造具有中国特色的医学新体系。

研习经典，引领思路

学习中医，必读经典，医书四部，理为基石。历代先贤，深领经典之意，通过临床实践，从不同的角度领悟经典，又着力著书立说，增书万卷，学习者要想登门求知，必须立志，方可领岐黄之旨。况且今天科学的发展，人类文明的进步，让我们更意识到中医经典的伟大，中医经典是全人类的珍宝。

学经典、做临床是发展中医的原动力和抓手。但如何学经典，方法很重要，要点是把经典内容刻记于心，一点即知。做临床首先要明知病机。病机论述，早见于《素问·至真要大论》中所载的"病机十九条"，迄今虽有数千年的历史，但仍有效地指导着中医临床。所谓"有效"，在于它是通过实践而总结出来的，不是凭空抽象的，是科学的，又涵盖着哲学的内涵，故可以说"病机十九条"其文字虽然简要，但涉及的疾病较多，包含了脏腑，六经，卫气营血等诸多方面，具有执简驭繁之妙，是中医多学科综合性纲目，是临床的指南，即便遇到复杂病症，我们也能做到有"机"可寻。由此认为学经典要着力三个方面：

1. 学经典，着力以"恒"　中医经典，浩如烟海，辞旨古奥，意蕴幽深，条目繁多，不易领会，往往让读者望洋兴叹，尽管如此，只要坚定信念，持之以恒，努力学习，终将会理有所归，大法昭然，深求必得。正如古人有言"读书破万卷，下笔如有神"，这是学习的追求，特别我们为医者，更要本着"瘦因吟过万山归"的精神，深刻感悟治学的艰巨性，只有这样才能树立探求真理的决心，迎难而进，方可到达医学之巅。由此可见，学习中医是非常艰苦的，真是要做到老，学到老，学而不怠，方有所成。

2. 学经典，着力领悟　学习经典有不同要求，初学者要通读熟记，在掌握要领的同时，根据自己的工作定位，有目的地再进一步深研经典，如屠呦呦教授能够获得国际和国家的最高奖项，就是得益于葛洪的医学著作《肘后备急方》中的一句"青蒿一握，以水二升渍，绞取汁，尽服之"，最终获得成功,这是学经典用于实践的典范。这也告诉我们,经典理论内涵丰富,成方治法颇多,要灵活掌握,不要学而不化,关键在于领悟,如能了然于胸,即可纲举目张,答案在握。如仲景《伤寒杂病论》一书,其理法方药俱备,高度体现了中医辨证论治的思维方式,不可将此书看成仅治伤寒的专著,正如柯琴所言"原夫仲景六经为看病立法,不专为伤寒一科,伤寒杂病治无二理,咸归六经节制",此信然哉!

3. 学经典,着力临床　学经典是做临床的根基,倘若不然,中医临床将成为无本之木,无源之水。所以学习经典,做好临床是客观需求,不是可学可不学的,是历史赋予的责任。当今中医药的从业者要深入领会国家把发展中医药列为国家战略,未来中医药将突出发挥在治未病中的主导作用、在重大疾病中的协同作用、在疾病康复中的核心作用,引领大健康服务。所以着力临床,提高疗效至关重要,而疗效的提高又当来自于经典的指点,如能用心将经典"格言"熟记于心,临证时自会左右逢源,处方用药皆有所本,疗效便可彰显。如对"口疮""唇风"等疾病,按照"诸痛痒疮皆属于心"的指点,从心肝而论,明辨虚实,虚以交泰丸,实用荆连汤,如此识证用药方可收到满意效果。由此而知中医治疗这类疾病,切不可单纯"以外治外",应遵循"有诸内必形于外,有诸外必由于内"之言,多可收到事半功倍之效,经典引领,可见一斑。

中医"治未病"理念溯源与思考

当前医学模式的转化与民众健康观念的改变对医疗目的也产生了较大影响。"治未病"这一古老而前沿的理念,再次成为医疗保健的热点,说明了中医学的思维是先进和超前的。时值我国健康产业飞速发展的今天,"治未病"以其承载着几千年中华文化底蕴的理论及临床实践,渐已上升为健康产业的重要方向之一。新形势下开展"治未病"工作,是一项弘扬中医的社会系统工程,必须高起点谋划、高标准要求,构建中医特色预防保健服务体系,才能满足现代社会人们对健康的追求。

"治未病"是中医学的重要组成部分,是中医养生保健与疾病防治的主导思想,代表着健康产业的未来发展方向。"治未病"的理论体系与临床研究成果在实践中得到不断的丰富和发展,对于提高中医药健康服务能力及中医药参与社会贡献度,具有深远的影响。希望医者能就"治未病"理论寻根探源,吹响时代号角,做好中医"治未病"的健康工程,努力增强全民健康意识及提高全民健康素质,推进我国健康产业快速良性发展。

一、历史溯源

"治未病"作为中医学理论的重要组成部分,有着悠久的历史。《黄帝内经》中提及"治未病"一词的有三处。第一处,《素问·四气调神大论》曰:"圣人不治已病治未病,不治已乱治未乱",说明养生中未病先防的重要性。第二处,《素问·刺热》曰"肝热病者,左颊先赤;心热病者,颜先赤;脾热病者,鼻先赤;肺热病者,右颊先赤;肾热病者,颐先赤。病虽未发,见赤色者刺之,名曰治未病。"即医者要洞察秋毫,发现疾病的先兆症状,并在疾病伏而未发之时,四诊合参,采用针刺治疗,以防止疾病发作。第三处,《灵枢·逆顺》曰:"上工刺其未生者也;其次,刺其未盛也;其次,刺其已衰者也……故曰:上工治未病,不治已病。"后人将上工刺其未生者引为治未病,即未病先防,早期施治,救其萌芽。《黄帝内经》吸收《周易》、儒、道中先进的养生和预防思想,明确提出"治未病"的概念,并完善"治未病"的理论体系。

张仲景在《金匮要略》中根据脏腑关系、五行相克的理论,提出了"见肝之病,知肝传脾,当先实脾"的观点,被历代医家奉为"治未病"圭臬。唐代孙思邈比较科学地将疾病分为三个层次(未病、欲病、已病),于《备急千金要方》中写到"上医医未病之病,中医医欲病之病,下医医已病之病",告诫后学者要"消未起之患,治病之疾,医之于无事之前"。清代医家叶天士在《温热论》中指出:"务在先安未受邪之地",体现了"治未病"的思想。这些对"治未病"理论和实践的发展产生了深远影响。

二、时代召唤

近年来,随着国家对"治未病"的理论及临床实践越来越重视,"治未病"的理念在人民群众中得到广泛传播,社会对"治未病"的认知度和认同性有明显的提升。加之西医学正经历着从生物医学模式向"生物-心理-社会"医学模式的转变,中医诊疗模式也在探索中前进。

"治未病"是中医防治疾病的最高境界,"治未病"的理论为了适应西医学模式的转变,与时俱进,将服务内容向预防转变,以求有效、持久地指导中医的临床实践,发挥其无与伦比的"简、便、验、廉"的特色及优势。医院通过建立"治未病"科,开展"治未病"服务,发挥中医预防保健服务技术在养生保健、重大慢性疑难疾病的预防及早期干预上的优势,将疾病防治关口"前移",使人们尽可能不得病、少得病、晚得病。同时,形成医药大健康产业,不局限于治疗疾病,更多关注中医养生保健及预防疾病,更可能多地满足人民群众预防疾病、追求健康的现实需求。同时,中医"治未病"的深厚理论底蕴也符合我国医改中战略"下移"的卫生方针,符合时代的要求。

三、定位在防

中医的"未病"指的不仅仅是西医学所讲的"亚健康"状态,同时包括尚未发生和被认识的无自觉症状及体征的各种状态。"治未病"就是要做到未雨绸缪,未病养生,防微杜渐,防病于先,已病早治,已病防传。《千金要方·卷一》指出:"上医医未病之病,中医医欲病之病,下医医已病之病。""未病"之"病"是指病已有,处于未成未发的萌芽阶段,临床早期没有疾病症状或表现不典型,作为上医就要洞察秋毫,识别危险因素,防治于初始,进行健康干预及体质调理,避免机体生理功能的失调,防病于未然。《史记·扁鹊仓公列传》中所记载的扁鹊为齐桓侯诊病的故事中,扁鹊就是通过中医的望诊来预测疾病发生、发展,这是具有代表性的能够反映"治未病"理论的典型案例。《素问·疟论》:"夫疟之未发也,阴未并阳,阳未并阴,因而调之,真气得安,邪气乃亡。"指出疟疾的治疗,应在未发的时候,就进行适当的调理,则正气足而邪气消矣,故"治未病"当定位在防。

四、如何防病

我国地域辽阔,人口众多,尤其是中华人民共和国成立七十多年来,社会经济发展和人民生活水平出现了翻天覆地的变化,当前国家提出"没有全民健康,就没有全面小康"的建设理念,只要努力,不久将会实现。所以"健康"与"小康"是内在关联的,而健康居于首位,如何求得健康,从广义来说是一项系统工程,全社会都要关注。中医作为一门传统医学,应用"治未病"思想,做好预防疾病工作。具体如下:

1. 法以阴阳,顺应天时 《素问·生气通天论》:"自古通天者,生之本,本于阴阳,此寿命之本也。""阴平阳秘,精神乃治;阴阳离决,精气乃绝"。阴阳二者的相互协调,相互制约,相互为用,以求其统一,保持相对的动态平衡,从而维持正常生命活动的最高标准。《管子·内业》说:"凡人之生也……和乃生,不和不生……论治在心,此以长寿。""精气"是人体的精微物质,又是五脏六腑各种功能发挥的物质基础,精气充沛,生命力顽强,方可长寿。

《灵枢·岁露》"人与天地相参也,与日月相应也",指出天时的变化对人体有重要的影响。《素问·四气调神大论》曰:"四时阴阳者,万物之根本也,所以圣人春夏养阳,秋冬养阴,以从其根",要求人们的生活、起居、精神活动等要顺应自然界阴阳消长的变化规律,春夏之时顺应自然生长之气,秋冬之时顺应自然收藏之气,防止六淫邪气侵袭,乃养生防病之精髓。然在调整人体阴阳偏盛或偏衰时,应注意因人、因时、因地制宜,使二者协调合和,恢复相对平衡。

2. 形神修养,自我心知　心神是人体生命活动的主宰,能统摄全身气血阴阳。"治未病"不仅关心形体的健康,更关注形与神俱,终其天年。《素问·灵兰秘典论》曰:"主明则下安,以此养生则寿,殁世不殆""主不明则十二官危,以此养生则殃";又《素问·上古天真论》言:恬淡虚无,真气从之,精神内守,病安从来……是以志闲而少欲,心安而不惧,形劳而不倦"。指出"主明"即是心神清明,气血调和,阴阳平衡,精神情感调达,五脏六腑安康,一世无灾病。"不惧于物,德全不危"《素问·上古天真论》,使形神得到全面的修养,为预防疾病起到潜移默化的内在作用。

人虽有喜、怒、忧、思、悲、恐、惊等七种情志活动,但要作为一个掌舵者,驾驭好自己的心神,不使其不及或过之,将养心神作为自己健康的内在要素。《灵枢·百病始生》曰:"喜怒不节则伤脏,伤脏则病起",提示因生活节奏加快,工作压力增加等,导致突然或持续的忧思恼怒过度,情志内伤,均可使人体气机紊乱,脏腑气血阴阳失调而发病或加重病情。所以要做到"嗜欲不能劳其目,淫邪不能惑其心",通过调节精神情志,使全身气机出入升降通畅,阴阳相济,气血津液相互协调、相互为用,从而维系人体五脏六腑生理功能相对平衡与统一,促进人体健康。

3. 居住适宜,环境为要　《素问·宝命全形论》曰:"天覆地载,万物悉备,莫贵于人""人以天地之气生,四时之法成。"说明人类是自然界的产物,在能动地适应自然环境中不断关注自身健康,从而预防疾病。今从居住环境来说,身居农村者多,而村落大小不一,其建房的坐落,按照地势大都为坐北朝南,面向阳光易于得到新鲜空气的射照,起到预防疾病的目的,可见居住环境对人体健康尤为重要,这正是"治未病"的客观要求。随着社会经济的不断发展,国家非常重视人们居住的问题,早已谋划从城市到农村的基础建设,现在城市住房可以说是美中有优,农村住房条件也得到大幅度改善,重视"三改"(改水、改灶、改厕),清理环境,杜绝病源。王孟英曰:"冬夏衣被过暖,皆能致病,而夏月为尤甚……亦勿过于贪凉,迎风沐浴,夜深露坐,雨至开窗,皆自弃其险而招霍乱之来也,不可不戒",提出为预防霍乱,除重视环境卫生之外,还应审慎起居,增强自身免疫力而防治疾病。

4. 饮食有调，注意偏盛　食物是机体生长发育必需的物质，是维持生命活动的不竭动力。《周易·颐卦·象辞上传》："君子以慎言语节饮食"。强调饮食养生的重要性。孙思邈指出："安身之本，必资于食……不知食宜者，不足以存生也……是故食能排邪而安脏腑……若能用食平病，释情遣疾者，可谓良工。"孙氏根据五谷为养，五果为助，五畜为益，五菜为充（即饮食当以谷物为主食，以水果、肉类和蔬菜等为辅助）的原则来补益精气，无病期间要调节饮食，有病则先用食疗，食疗不愈而后用药。在食疗养生方法上提出：五脏所宜食法、五脏不可食忌法、五味动病法、五脏病五味治疗等观点。如多食咸则脉凝泣而色变，即咸入胃中，其气走中焦，布散于诸脉，血行于脉中，与咸相得即血凝，易发生高血压、脑血管疾病等。《养生录》中提及养生"六宜"，即食宜早些、食宜暖些、食宜少些、食宜淡些、食宜缓些、食宜软些。这是对日常生活中调节饮食的建议。

《素问·生气通天论》指出："味过于酸，肝气以津，脾气乃绝；味过于咸，大骨气劳，短肌，心气抑；味过于甘，心气喘满，色黑，肾气不衡；味过于苦，脾气不濡，胃气乃厚；味过于辛，筋脉沮弛，精神乃央"。可以借此引申为长期的饮食不节（过饥过饱、过寒过热、过食膏粱厚味、辛辣醇酒，或饮食有所偏嗜偏废）会成为致病的高危因素，影响健康。

5. 运动有度，贵在坚持　《黄帝内经》强调要和于阴阳术数，主张用导引、按摩等方法来运动形体，促进健康。同时提倡动静结合，静能养神，动可养形，形神共养，健康长寿。葛洪言："导引疗未患之患，通不和之气，动之则百关气畅，闭之则三宫血凝。实养生之大律，祛病之玄术矣。"指出运动可调脏腑、通经脉，不运动则气不行血，血脉瘀阻，变生诸疾。汉代名医华佗通过模仿禽兽（虎、鹿、熊、猿、鹤）的特点自创"五禽戏"，具有动中求静，刚柔相济，内外兼练的特性，能强身壮体，防病养生，是经典的古典保健养生操。以上中医传统功法注重强身健体以预防疾病的经验是难能可贵的，值得珍视。

《吕氏春秋·古乐》记载：昔陶唐氏之始，阴多滞伏而湛积，水道雍塞，不行其原，民气郁阏而滞着，筋骨瑟缩不达，故作为舞以宣导之。古代人们多为阴邪所困，风寒湿阻滞筋骨关节，四肢拘挛，身重而痛，不得屈伸。通过练习舞蹈，活动肢体，舒展筋骨，调畅全身气血，通达经络，以动济静，祛除阴邪，增强体质，延年益寿，正所谓："流水不腐，户枢不蠹"。缺乏锻炼或过之，则如《素问·宣明五气》篇所言："久视伤血，久卧伤气，久坐伤肉，久立伤骨，久行伤筋"，变生他病。

总之，中医"治未病"起源于远古，雏形于《周易》，形成于《黄帝内经》，后被历代医家所重视而不断充实、发展和完善，趋于成熟。当代，为给人们提供更好的卫生保健服务，我们应当将疾病"关口前移""重心下沉"，对疾病的调控要定位在"防"，做到"法以阴阳，顺应天时""形神修养，自我心知""居住适宜，环境为要""饮食有调，注意偏盛""运动有度，贵在坚持"等。中医"治未病"是一项功在当代、利在千秋的伟大事业，需要我们加以挖掘和研究，继承和创新，理论和实践，重新审视中医"治未病"的特色与优势，使之特色更特，优势更优，推进中医药持续健康发展。中医"治未病"的理念与实践应顺应时代的召唤，重新焕发更璀璨的光辉。

百花齐放，继往开来

——在第二届中医学术流派传承发展论坛上的发言

从 2013 年 7 月国家中医药管理局在广州召开全国中医学术流派传承工作室建设项目启动会，成立国家中医药管理局中医学术流派传承推广基地及理事会迄今已有 6 年。这些年来流派传承的发展，大家有目共睹，中医学术流派研究和传承工作更是令人振奋。去年学术流派传承分会成立，并举办了首届学术流派传承发展论坛，盛况空前。今天是中医药事业传承发展"天时地利人和"的最好时期，继承发展中医药是历史赋予学术流派传承分会的光荣使命，需要各流派引领者用心发力，弘扬传承流派学术，这是初心之所在。现拟从以下几个方面谈谈我的感想，以求共识，谋划发展。

一、"一源多流"百脉传

中医药是我国原创的独特医药学体系，是历代名医先贤在长期与疾病做斗争的过程中，在中华传统文化背景下孕育、形成和发展起来的，并直接引用了中华传统哲学的概念，理论和方法借以表达和反映人体生理和疾病的规律，是宝贵的中华文化财富，蕴含着丰富的哲学、医学、自然和社会科学的知识，在数千年的历史发展中不断丰富与完善，为中华民族的繁衍与繁荣保驾护航。

回顾中医学术传承数千年，今天依然屹立在东方，在人民健康服务中发挥着重大作用，它之所以能够绵延久长，核心动力在于不断地传承。尤其新中国成立七十余年来，中医药有了长足发展。习近平总书记多次指出"中医药学是打开中华文明宝库的钥匙""我们要把老祖宗留给我们的中医药宝库保护好、传承好、发展好"。因此中医药的首要任务是传承，而学术流派的产生与发展即是传承的具体体现，学术流派是中医学这个"一源"的时空具象，也是学术延传的必然要求。中医学的发展是历代名家在中医基本理论指导下，通过各自经验总结，上升为实效可验的学术观点，进而成为学术流派的指导思想，丰富和推动着中医学术的持续发展。

各医学流派的应运而生，如追其源，是在《神农本草经》《黄帝内经》《伤寒杂病论》等中医经典的熏陶下逐步形成的。随着历史的发展，各家针对人民健康的需求都以仁术思想探求经典，扩大思路，升华医理，以临床为抓手总结经验。从自己的专科角度，提出不同的学术观点，充分丰富了中医学的宝库。打开历史看流派，从东汉张仲景著《伤寒杂病论》专门探讨伤寒杂病的诊疗规律，为中医学辨证论治奠定了基础。后学者由此而发，各展所长，逐步形成了枝繁叶茂的伤寒学派。时至金元，文化的多源更加促进了中医学流派的发展，催化了流派的百家争鸣。刘完素、张子和、李东垣、朱丹溪乃为金元四大家，各自创立了学派，如"寒凉学派""易水学派""补土学派""滋阴学派"，四派林立，有力推动了中医学的历史进程。到了明清中医学派的争鸣更加显耀，源于自然环境、社会变动、疾病谱的转变，吴又可、叶天士、吴瑭等医家领悟经典面临实际，探出规律，创立温病学说解决了中医热病的治疗，多流派的创立，使中医学成为一门完整的医学科学。由此可知，任何一门科学都是随着历史变迁而不断完善的，中医学的发展也正是如此。历史证明中医各流派的涌现是各家处于不同的地域，面临社会的需求，以"知彼之苦，若己有之"的大医精神，深研经典，扩大思路，破解难题，影响一方。可见明清时期的中医流派更是应时而出，展现出百花齐放的盛况，如新安、岭南、海派、巴蜀、金陵、陇中等流派都为中医宝库中的重要组成部分。今天各流派正按"三大作用"的指令要求，各施技艺做好健康服务，展示"一源多流"的作用。

二、"根深叶茂"在临床

流派纷呈，各有千秋。各流派处于不同的地理位置，都需要顺应需求而施展技艺，解决患者的痛苦。今各流派能够一代代延传，其核心动力在于临床服务和疗效。各流派的传人都是践行者，深知临床疗效是硬道理，是传承发展的抓手，但随着时代的要求需要提高自我，在中西医学并存的今天能够更好地发挥自己的特色优势。回顾流派的历史,在推动中医学发展的过程中所发挥的作用已载入史册,在这里不一一表达我的感悟。不过借此主题让我略谈一下新安医学流派的学术贡献,并在此对其他流派的贡献表示敬仰!

大家都应知道新安医学流派,现虽具有地域性,但其学术影响绝不是那种单纯的地域性医学流派,可以说是中医学中一个既古老又现代的综合性学术流派。她的璀璨在于上下 800 余年间涌现出 800 多位医家,编撰了 800 多部医著,可谓学术纷呈,学派林立,创下了许多中医之最,对整个中医药学的发展走向产生了深刻影响,为中医理论体系的构建和完善作出了举足轻重的历史性贡献。新安医家辈出,其中大多数都是临床大家,他们著书立说,著作都是指导临床之作,薪火相传,至今仍为临床所用。特别是我从事内科临床工作,更有深刻的感受,新安名家重视"治病求本",强调病机辨析在诊疗中的关键作用。回望新安内妇儿外科,惜杨氏儿科今无传人,妇科虽有而不外传。现在尚有活力的是王氏内科和郑氏喉科。领悟中医临床的重要性,多层次、多形式的培养模式是中医药传承发展的需要。新安如此,其他各流派想必都在谋划传承与发展,让特色更好地发挥作用,疗效更胜一筹,优势则得显示,这才是中医学的真正优势所在!

三、"融会贯通"待后贤

中医的学说理论是一脉相承的,以一源而贯百脉,所谓学术流派都是有根而叶则茂,流派的发展在传承,让其独特的学术和经验得到继续延传是时代的要求。今天国家中医药管理局和中华中医药学会在关注中医药事业传承发展的同时,也十分重视流派的传承。我们这辈人是时代见证人,亲眼看到党和国家对中医药事业的传承发展无比重视。特别是《中医药法》的颁布,让中医药事业得到政策保护。今天从业者应当勤奋耕耘,勇于担当历史赋予的责任。近期《中国中医药报》连载了国医大师孙光荣教授的三篇文章,结合当前中医药工作实际,提出推动中医药振兴发展的三大攻坚战——传承、融合、创新,并深入阐述其旨、其理、其法。他的发声得到呼应,关键在于决策者怎样去谋划实施。我们要清楚地看到现在是中医药传承发展的最好时期,也是关键时期,从业领导者要少形式,做实事,一步一个脚印做好传承，如失时机将要受到历史的问责！

至于流派的传承，不存在师生分离的问题，问题指向是人才的选择和传者的思想，要祛除旧习，以宽广的胸怀去做传承的引领；时代要求传承形式要打破地域格局。按要求各学术流派应组织联合体，建立实验基地，这样既能做好各自的传承又能互相交流，扩大知识面和影响力，让中医药传承发展后继有人，薪火相传。中医后继在传，而传在临床。历史证明中医药学延传千年而不衰，是临床在发力，要紧跟时代就需要我们从业者不负使命，认真去做理论与临床的连接工作，不断总结提高自我，创新发展就在其中。后学者要不失众望，要青出于蓝而胜于蓝，凝心聚力为传承发展奋勇前行，展望未来。

格物致知,不忘初心

——《黄帝内经》解读及其临床应用

"格物致知"一语,源出儒家典籍《礼记·大学》。所谓"致知在格物,物格而后知致",就是说做学问要推究事物的原理,方可获得正确认识。作为中医人,所格之物即是经典,要以经典深知人体、疾病、药物等诸多方面,做到勤求古训,融汇新知。所提"不忘初心"更有时代感,要深刻领会党和国家对中医的政策要求。为医者的"初心"就是掌握医技,救死扶伤,国家把"健康中国"的战略任务交给我们,我们要肩负起发扬光大的重任。

一、解读经典,思维为要

《黄帝内经》所包罗的内容实在是太过丰富,要想解读它,必须要有广阔的视野,很高的视角,通古达今,博学广识,非一般的文字解释所能尽意。解读《黄帝内经》,需具两大基本要素。一要有深厚的古典文学功底,建立中医思维,因为中医是根植于中国传统文化的医学科学,与中国历史和哲学、自然、文化等息息相关。中医思维(中医思维内涵:四诊合参,审察内外,知常达变,审证求因,明察病机,治病求本,临床诊断,辨证施治,机灵变通,随证化裁,调养结合,以平为期)具有整体性、平衡性等特征,这些特征都与西医思维迥然不同,所以作为中医,首先要建立中医思维,培养中医思维,必须阅读古典医籍,不断从与古人的对话中,认清中医思维模式,才能在临床游刃有余。二是要有丰富的临床经验,方可带着问题联系实际去找经典之言,这样不仅可以提升自我能力,而且也能更好地理解经典的精髓。回顾历史,解读《黄帝内经》,自仲景而下,历代先贤的经典之言和临床经验的聚积,著书立说,无不都是从不同角度对《黄帝内经》进行诠解,一直指导临床。惜之20世纪以来，西医学超越式发展，在一定程度上替代了中医的治病，社会求西的倾向明显，加之中医本身缺乏自信，没有很好地借助现代科技，为我所用，在临床上就难以显示出中医药的疗效。然而，今天党和国家高度重视，形势大好，前所未有，给中医人带来自信。对提高自我，做好中医临床，已引起重视。在读经典方面，都有求实的要求，如《黄帝内经》的阴阳二字，乃为总纲，是天地万物之纲领，天人合一，以人为本，人之形神都能以阴阳来说之。它高度概述了生命现象，病理变化，辨证依据，药物分类等内容。其中如《素问·阴阳应象大论》之"阳化气，阴成形"的理论，为中医破解了对生命疾病的认识，指出有形的脏腑形体结构与无形的气之间的辩证关系，为加深理解，有针对性地用景岳"阳动而散，故化气，阴静而凝，故成形"的解言，另如景岳所创的"左归""右归"，就是对"阴阳"的具体解释，提出"善补阳者，必于阴中求阳，则阳得阴助而生化无穷；善补阴者，必于阳中求阴，则阴得阳升而泉源不竭。"这都明确告诉我们从事临床者，有形物质的形成，是由无形之气决定的，人体出现积聚性疾病是由阳不化气，阴成形而不化所致，并为指导治疗提供了理论依据。当然，强调阴阳平衡，保持常态，这是中医立足的根本。以上对阴阳的阐释告诉我们，解读经典，不管是大段落，还是简短的注语，都要联系临床实际来验证经典的正确性，做到学以致用，古为今用。因《黄帝内经》辞旨古奥，意蕴幽深，条目繁多，涉及面广，为求实效就得踏踏实实，从中探取真理，指导临床，在学习中遵循《黄帝内经》中"知其要者，一言而终，不知其要，流散无穷"这两句话来引领我们学习，就不会有误。不可脱离临床，过度解读，切不可再回到各说各话的老路，不结合临床实际，最终会"流散无穷"。在这里，我就"辨证思维，以平为期"引《素问·至真要大论》的"谨守病机，各司其属（此句是病机十九条的纲领，即在治疗前必须审慎地把握病机的关键，进一步审察疾病的归属，鉴于在某些疾病症候群中有症同因异或因同症异之别，所以要严格加以分析，探求它的病因，才能明确归属，而后采用恰当的治疗方案），有者求之，无者求之（"有者求之"是说对任何疾病所出现的症状，应当根据病机十九条的原则，找出病因，审察是否符合病机十九条的某条病因；"无者求之"是说若疾病出现的症状所属病机在"病机十九条"中没有符合的条文，则必须从其他方面去寻求），盛者责之（即指在实证中有着不同的病因和症状，治疗各异，即使在同一治法中，仍需分清轻重缓急的不同），虚者责之，必先五胜〔是指对患者必须辨五脏五气盛衰。而五气的盛衰,是指风(春)暑(夏)湿(长夏)燥(秋)寒(冬)。因自然界的气候有常有变,其变化最主要的是太过和不及,二者皆为反常之象,均能成为致病因素或影响疾病的进展〕,疏其血气,令其调达,而致和平"明言,说明临床辨识病机的重要性。

若知人之病,先知人之常。何谓"人之常"?《素问·调经论》里明确指出"阴阳匀平,以充其形,九候若一,命曰平人"。此处所言"平人"即是人体的正常生理功能状态,是指人体五脏和谐,气血匀调,形体官窍俱得充养,四肢百骸无不畅达,正气存中,形乐志宁,安时处顺,百病不侵,此即人身富于生机的表现。医生当先知人身之常,方能知病变之所在,而辨证就是通过望闻问切,四诊合参,采集病人信息,然后以中医阴阳五行为基本原理,以藏象学说为方法论,辨别出人体病变之所在及其表里、虚实、寒热之异,归纳出病变之"机"。而后针对病机的不同立法处方,以达到祛病安身的目的。

病机之辨,具体而言即是辨病之"机微""机关"与"机宜"。

辨"机微",就是本着"有诸内者,必形于外"的原则,"司外揣内",仔细分析四诊所得资料,尤其重视那些容易被忽略的变化,"见微知著",从而得出正确判断。比如问诊病人主诉口干时,还要细问口干是否喜饮,饮水喜温还是喜凉,饮水之后口干可否缓解,由此就可以直接分辨出是阴虚津亏还是湿浊阻滞;又如病人诉及腹泻时,又需细问便前腹痛与否,便下有无黏冻,便后腹痛可有缓解,从而辨别是肝郁脾虚之泻还是饮食不洁之泻。

辨"机关",就是在面对采集到的各种繁杂症状时,要透过现象看本质,抓住其最主要的矛盾,集中力量解除关键,即所谓"擒贼先擒王",从而达到"四两拨千斤"的效用。比如临床上经常有一些"抑郁症"患者,他们的主诉很多,如头痛头晕,眼干口苦,烦躁乏力,肢体酸痛,失眠纳差等,甚至全身从头到脚都不舒服,这个时候我们一定不能被那些症状所迷惑,针对症状用药,而是要把握住"肝气郁结"这一最关键的病机,采用疏肝调肝的方药,肝气条畅,则诸症自消。

辨"机宜",一是辨别病情所处阶段或者病变部位的不同,随机应变,因势利导,如《黄帝内经》中所言"因其轻而扬之,因其重而减之,因其衰而彰之……其高者,因而越之;其下者,引而竭之"(《素问·阴阳应象大论》);辨时宜,要考虑到患者所处的时空环境,季节的更替,日夜的变化对病情的影响。

以上之辨，说起来容易，做起来不是那么简单，所以，为医者就是要在病机辨识上下功夫，能否提高临床疗效，关键在于能否辨明病机，这也是对良医的要求。

二、为医务实，必求病机

诊治疾病，四诊为先，以求病机。中医诊病，首先是望闻问切，"望以目察，闻以耳占，问以言审，切以指参，明斯诊道，识病根源，能合色脉，可以万全（《医宗金鉴·四诊心法要诀》）"。故称四诊为识病之道，则病机得明。如就病机，当以《素问·至真要大论》文中的"病机十九条"为纲，就其文字而言，"十九条"字数尚不足三百，但其内容涵盖诸多方面，从疾病的不同症状和体征，不同的发病原因着眼，外以六淫之害，内以五脏所伤，归列诸病。细审每句条文，均以"诸"字起首，所谓"诸"，此处有"众多""诸如"之意，以首条"诸风掉眩，皆属于肝"而言，在临床所遇见高血压、颈椎病、梅尼埃综合征等所引起的眩晕，虽立法取方用药有异，但均可从肝论治而收效；再如第六条"诸痛痒疮，皆属于心"，对天疱疮、口疮、唇风等体表疾病，以从心肝脾（火）论治，均收到满意效果。不过对此，我又引用丹溪的"有诸内必形诸外"和汪机《外科理例》"治外必本诸内"之言，两句合而为用，这都指明体表之病单纯以外治外的局限性。更要知人体内脏病变，有些征象显于体表，通过审察体表的征象，可以得知脏腑内在病变，这也是中医诊断"司外揣内"方法的具体运用。说明中医对疾病的认识和方法，与西医相比多出一招，也告诫我们，研习经典要融通条文和对应后贤所言，这样更有助于提高临床疗效。

比如，临床上经常遇到"唇风"的病人，找到中医内科诊治，当然要应对，不得推诿。因此要了解，"唇风"是以口唇红肿、痛痒，日久破裂流水，或脱屑脱皮，或嘴唇不时响动为主要表现的口腔疾病，西医学所指慢性唇炎和继发感染性唇炎即属于此类。多因风热湿邪外侵，或脾胃湿热内蕴，上蒸口唇所致（湿邪未热化，一般走下，一旦热化就会上侵）。治疗本病，首先要考虑到中医脏腑官窍隶属关系，即"脾开窍于口，其华在唇"和"心开窍于舌"，唇舌相依，口唇之病，多从心脾着手。热积既久，必蕴而成毒。从清泻心脾积热着手,清心、泻脾、解毒,为治疗本病之良法,方以景岳玉女煎合导赤散加减出入,其他如人中黄、青黛、蒲公英、玄参等清热解毒之品皆可参伍为用。如此施治,收效确切,绝非单纯药膏外搽可比。

再就"病机十九条"内涵而言,个人认为当以五"火",四"热"而论,其"火""热"乃是依病理而言,是疾病在变化过程中,身体功能亢进的一种表现,因此,但凡感受种种病邪,或七情所伤,或五志过极,都将会使五脏功能产生变动,如《黄帝内经》所言"心志为喜,肝志为怒,脾志为思,肺志为忧,肾志为恐",这五志过度,都能化火,因之刘守真论病多责"火、热",创"寒凉派"。这种病理之"火",临床上又应区分为"实火""虚火"两类,而"实火"又有"火邪""邪火""郁火""火毒"等名;"虚火"则多由内伤渐次而致。若以"热"论之,外热以实,则有"风热""暑热""湿热""燥热"之别,内热多虚,多因五脏阴虚而成,所谓"阴虚生内热"之意。对于因"火、热"而致诸疾,一旦气候骤变,酷热反常,则产生烈性致病物质,人若感受就可能发生疫病的流行,谓之"戾气",因此,当注意热病的转化。综观"病机十九条",其文字虽然简要,但涉及疾病较多,包含了脏腑、六经、卫气营血诸多方面,具有执简驭繁之妙,是中医多科综合性纲目,是指导临床之指南,即使当今疾病谱发生变化,病机还是可寻到的,万变不离其宗。

三、取用格言,指导临床

"格"字是规格、标准之意,"格言"之称,有其深刻的文学底蕴,它以一两个短语或文字就能指明问题,解决问题,是一般语句难以比拟的。今以中医经典来说,其中很多语句具有"格言"之意。如"病机十九条"就是格言典范,所以用"格言"来指导临床,为辨证论治提供理论依据。今就本题,以《黄帝内经》格言结合病案来谈证治。

(一)诸风掉眩,皆属于肝——眩晕

此言源于《黄帝内经》,所谓诸风之病,皆属于肝。因肝为风木之脏,善行多变,病多居上。其性体阴而用阳,故阳之潜藏,风之宁谧,全赖肝脏平衡协调,条达濡养,使其刚劲之质得以柔和,则可得安泰,一旦失调,风病兴起。今论眩晕,其病机概属于肝,但就其性质,当以虚实立论,虚则有阴阳气血之分,实则有痰瘀风火之辨。在临床上往往以虚实互见、下虚上实

为基本特征，而下虚不外气与血，上实不外风、痰、火；下虚是本，上实是标。故图本为主，辅以治标，是治疗本病的基本原则。但要认识到，随着医学的发展，临床检测手段的日益增多，从微观上将大大有助于我们疾病诊疗水平的提高。如检查提示椎-基底动脉供血不足的颈椎病所引起的眩晕，这不仅弥补了中医诊断手段的不足，而且对从脏腑、经络及周边器官关系分析病机提供了客观参数和辨证内容。针对病机，提出治疗五法：条达，柔平，和降，升清，养荣。

1. 郁结气逆宜条达　气郁致眩，乃肝失条达，气逆于上而致。治用加减逍遥，切中病机。

王某，女，40岁，患者眩晕病史数年，经诊为梅尼埃综合征。不时头晕发作，今检查提示椎-基底动脉供血不足。临床表现为头晕目眩，泛泛欲吐，动则欲仆，行不自持，心悸自汗，左上肢发麻。月事周期虽属正常，但血紫兼块，脉象弦涩，舌现瘀斑。此乃肝郁气逆，升降失衡为患。拟用逍遥散出入为治：柴胡梗10g，杭白芍20g，煨葛根25g，代赭石15g，姜竹茹10g，明天麻10g，茺蔚子15g，桑寄生30g，合欢皮30g，远志10g，建泽泻10g。嘱其先进3剂，服2剂则症状明显好转。药进获效，又连服5剂，无头晕之感，活动自如，予以原方加减再进旬日。嘱若无反弹可停药观察，但需心情舒畅，勿动肝气，可防覆辙。

2. 肝风上扰重柔平　肝为风木之脏，一旦失调，内风因动，病见眩晕，方用一贯煎合二至丸与天麻钩藤饮出入为用。

王某，男，75岁，患者诉反复发作双目胀疼伴眩晕20余年，近半年症状加重，每因体位改变而致眩晕，下午及晚间尤甚，严重时可伴有恶心欲呕，半年来一直坚持服用中药治疗，但疗效甚微。观其口干欲饮，舌红少苔，舌中有裂纹，脉弦细数。综合脉症，此乃肝肾阴虚，内风上扰所致，拟予柔养下元，平肝息风为治：北沙参20g，熟女贞15g，石斛15g，远志10g，杭白芍30g，生石决明30g，天麻15g，清半夏12g，茺蔚子15g，代赭石15g，竹茹10g。二诊：药后双目胀痛、口干等症有所减轻，眩晕如前，患者诉静坐不曾眩晕，唯活动后眩晕随起。原方去石决明、半夏、远志、茺蔚子，加用煨葛根25g、山萸肉15g、五味子10g、炙龟板20g、覆盆子15g。三诊：患者诉药后眩晕大减，偶有发作，双目胀疼，口干等症有明显好转，嘱其原方制以膏方继服，加以巩固。

3. 痰浊蒙空取和降　湿困脾土致中阳不伸,再加忧烦扰肝,则厥阴气逆,风痰上扰,阻遏清阳之路,发为眩晕。治用半夏白术天麻温胆出入,则病去体安。

许某,女,49岁,患者眩晕,头重昏蒙,胸闷,恶心,偶有痰涎,胃纳欠佳,大便稀溏,小便淡黄,舌红,苔薄滑,脉弦滑。证属肝气横逆,脾胃不和,浊邪上干。拟仿半夏白术天麻汤合温胆汤加减:煨葛根25g,淡竹茹10g,焦白术15g,姜半夏10g,广橘红10g,明天麻15g,代赭石12g,茺蔚子15g,建泽泻15g,首乌藤25g,煨姜5g。二诊:药后头晕好转,唯胃脘不适,眠差。拟方:煨葛根25g,淡竹茹10g,焦白术15g,酸枣仁20g,明天麻15g,代赭石12g,广陈皮10g,姜半夏12g,绿梅花20g,煨姜5g,香谷芽25g。三诊:药后平善,诸症好转,守方巩固:煨葛根30g,淡竹茹10g,远志筒10g,酸枣仁25g,明天麻15g,姜半夏10g,广陈皮10g,代赭石15g,绿梅花20g,合欢皮30g,煨姜5g。

4. 脾虚下陷用升清　脾为后天之本,水谷精微的运化,全赖于脾,脾运正常,阳升浊降,则安然无恙;若脾阳不振,转枢失权,则出现升降失调,逆转为眩。治用补中益气汤最为合体,方中升麻、柴胡并升二阳(阳明、少阳)之清气,使阳升则万物生,清阳升则阴浊降,全方合力而收效。

余某,45岁,患者自述胃病数年,曾经检查为慢性胃炎、胃下垂(轻度)。近年来脘胀绵绵,作坠不舒,倦怠无力,大便溏薄,带下稀白,今又以眩晕为重。诊其舌胖嫩,质淡红苔薄,脉虚缓弦。此证属脾阳不振,胃土不和,清阳不升,中气下陷之象。用以益气调中,升阳托举为务,使气机运行周旋有力,脏器能升。药取生黄芪30g,炒潞党参15g,苍、白术各10g,炒枳壳12g,广陈皮10g,西当归10g,柴胡梗10g,绿升麻6g,明天麻15g,鹿角霜15g,煨葛根30g。嘱其取服5剂,症状均减,二诊又进7剂,眩晕获解。复诊4次改用丸剂,缓以图之,以资巩固。

5. 气血两虚施养荣　气血两虚致因较多,多责于先天不足,后天失调,或久病不愈,或失血过多,耗伤气血,致使精髓失布,脑失所养,上下俱虚,发为眩晕。治用养荣(人参养荣汤),同补五脏,取下治上,以收全功。

倪某,女,52岁,患者因车祸被送至安徽医科大学附属医院急诊外科,头颅CT示:左侧颅骨骨折,枕部及左侧颞部血肿,血常规、心电图、腹部B超、肝肾功能等其他检查皆未见明显异常。经住院治疗,病情稳定,现已出院，在家调养，刻下：头晕明显，稍微活动则更甚，乏力懒言，双下肢浮肿，睡眠较差，头枕后及左侧触按即疼，饮食一般，口淡无味，二便尚可，舌淡红，苔薄白，边有瘀斑，脉沉细无力。按其病症，系气血两虚，瘀血阻滞，颅脑失养之象，治宜大补气血，活血清脑，拟予人参养荣汤加减：生黄芪 30g，太子参 25g，炒白术 15g，炒白芍 30g，当归 10g，川芎 10g，天麻 15g，酸枣仁 25g，丹参 15g，茯神 20g，田七粉 6g，丝瓜络 30g。另：每隔 3 日备老母鸡一只，以生黄芪 15g，当归 10g，天麻 10g 纳入鸡腹中，添水熬汤饮服。二诊：药后头晕、懒言乏力明显改善，睡眠好转，下肢浮肿亦较前减退，头部仍有触痛，饮食一般，舌淡苔薄，脉沉细。考之外伤后，气血大损，难以骤复，应守前法加减续之：生黄芪 30g，煨葛根 25g，桂枝 6g，杭白芍 30g，炒当归 10g，川芎 10g，天麻 15g，炒白术 15g，太子参 25g，甘枸杞 15g，田七粉 6g，泽泻 12g。三诊：服药近 1 月，诸症明显好转，双下肢水肿已退，去户外走动亦不觉头晕、乏力，头部触痛亦有好转，其他如常。经诊两次，病情大为改善，继守前法，嘱其再进旬日，观其病情变化，若药后诸症皆平，可停药观察。

以上五法，乃是个人在临床实践中归纳总结而得的一些不成熟的经验。在多种证型中，对伴有椎-基底动脉供血不足的，主治方可选用代赭石、葛根、白芷等药，以取降逆升清，调和气血，扩荣经脉，平衡阴阳之用。

（二）阳络伤则血外溢——咯血

临床上经常遇到一些出血性疾病患者，病因不一，治法各异，有时难收确效，这时有必要从经典格言中寻求答案。如《灵枢·百病始生》篇中"阳络伤则血外溢，血外溢则衄血；阴络伤则血内溢，血内溢则后血"，即可作为临床处治出血病的基本原则。此句原意是根据出血部位不同，分作内（下）外（上），出血部位在外部在上部者，如咯血、衄血等证，宜从阳络受损来考虑；出血部位在内部在下部者，如便血、血尿等证，首先从阴络受伤着手。我在临床上治疗咯血、咳血患者，一般就是遵从此句，常获良效。咳血患者，虽然其病位在肺，但有时单纯治肺，收效欠佳，需从肺肝肾三脏同时考量。如我曾诊治一咳血患者，年逾五旬，形体丰满，素无特殊病史，无烟酒嗜好，唯数年来入冬则发咳嗽，后渐次出现咳痰带血，以早起为重，为此曾去省内外知名医院进行多方检查，提示为血管炎，西药消炎止血均无效，就诊时仍见晨起咯血，脉来弦滑，右大于左，舌质黯淡，苔薄滑。此系肝气横逆，木火刑金，阳络受损所致，治当以镇逆肝气，和络止血为先策。处方：北沙参 20g，杭麦冬 15g，竹茹 10g，丝瓜络 20g，干生地 12g，代赭石 12g，炒诃子 10g，芦根 20g，藕节炭 10g，鲜荷叶 1 张，飞青黛 3g，甘草 5g。药进一周，二诊仍见晨起呛咳难抑，咯痰量少，夹少量鲜红血丝，无胸闷胸痛情形，小溲色偏黄，脉来略弦滑，左寸偏数，舌质黯淡，苔薄白。虑其有见心肾失交之征，前法增入"交泰丸"继服。处方：沙参 20g，杭麦冬 12g，北五味 10g，竹茹 10g，代赭石 15g，仙鹤草 30g，炒诃子 10g，炒川连 5g，肉桂 1g，车前草 12g，藕节炭 20g，甘草 5g，三诊之时，咳嗽大减，痰血已弭。后随访未见覆辙。至于"阴络伤则血内溢"，其出血多指前阴或者下肢皮下出现散在性紫癜，多为阴虚内热所致，但需明辨，宜当借助实验室检查，辨明虚实，为我所用，治之从虚实论，方可无误。

（三）头痛巅疾，下虚上实——头痛痛经并病

此句语出《素问·五脏生成》篇："头痛巅疾，下虚上实，过在足少阴、巨阳，甚则入肾"。临床以此为指导，治疗顽固性头痛病，效验非常。头痛、痛经并病，是少女中常见的一类内伤疾病。今举一例，是一位年近 30 岁的已婚女性，反复发作偏侧头痛合并痛经，病史已有 10 年之久，曾多次做相关影像学检查，未见明显器质性病变，迭用中西药物对症处理，往往只能短时缓解，间断发作仍较频繁。每发头痛甚则泛泛欲呕，心悸难平，夜寐多梦，且多与痛经同时出现，其经水色黯量少；痛作时晨起口干，饮水不解。诊其脉象弦数，左脉略沉，舌红苔薄。按其头痛偏于一侧，以六经辨之，当属少阳，而痛经则有责于厥阴肝经，就此分析，以寒热来说，在上者乃为一派热象，在下由厥阴寒冷，经脉凝滞，不通则痛，证属肝胆同病。初以天麻钩藤饮合三物汤、独胜丸等方化裁为用，连进多剂，症状仍时轻时重，鉴于本病系属阴阳失衡，寒热交错，取方用药不得偏移。因为厥阴为阴尽阳生之脏，与少阳为表里，诚如《黄帝内经》有"厥阴之上，风气治之，所谓本也，本之下，中之见也，见之下，气之标也"。故厥阴之为病，气上撞心，心中疼热，饥而不欲食，食则吐蛔，下之，利不止。所列之症，乃为厥阴本病之提纲。由此可见，其病之进退，全在中见之化。视其素禀阳旺，邪从阳化，如何图治，应须改弦，上以降阳和阴，下暖厥阴，方取半夏泻心汤合吴茱萸汤加味投之，药组：太子参 15g，姜半夏 12g，炒黄芩 10g，川连 5g，干姜 5g，杭麦冬 15g，吴茱萸 9g，川芎 12g，炒白芍 30g，细辛 6g，甘草 5g，玳瑁壳 10g，石楠叶 15g。本方连进多剂，(间断服用)头痛缓解，发作时间间隔延长，并能不药

自减。近欲求嗣来诊，按其症情，拟用益母胜金丹加减，调理冲任，药进两月，随之受孕待产。

至于头痛一症，是中医内科临床常见的病症之一，既可由原发的单一病因致病，也可附属于许多急慢性疾病之中而发。对此中医早有认识，并积累了很多成功诊疗经验，用于指导临床。

其论述早见于《黄帝内经素问》的《五脏生成》《平人气象论》《腑气法时论》和《灵枢·经脉》等。后世综述头为诸阳之会，太阳、阳明、少阳等手足经脉皆上会于头，五脏精血，六腑清阳之气亦上荣于头，故以此而分外淫、内伤，言及证候类型诸多，临床往往难以掌握，故有需追溯，再探病机。余认为其因虽有外淫、内伤之别，但以"六经"定位识证当较为切体。欲明知其理，当考《伤寒论》，视此书中对头痛仅提及太阳、少阳、阳明、厥阴四经，而未言太阴、少阴。故引思考，追溯其因主要是太阴、少阴两条经脉未上行于头面，后东垣深研仲景六经学说，始提出太阴、少阴头痛的论点，所谓"太阴头痛，必有痰……少阴头痛，为阳虚（昏厥）"（少阴为阴脏，寒化居多，热化较少，故《伤寒论》以脉微细但欲寐为提纲），并提出"苍术、半夏、南星、麻黄、附子、细辛"的具体方药。而后诸贤就东垣的太阴头痛专举于痰，意见非一。如《医宗必读》云："痰厥头痛，太阴脉缓，清空膏去羌活防风，加半夏、天麻"。从本方分析，又说明湿热壅滞，亦是太阴头痛之因。不过景岳在《景岳全书》中表明对太阴头痛非见痰症不可持否定态度，提出了还有其他原因所致。然就太阴头痛的临床分析，其所产生的痰浊、湿热、气虚等病理变化均责之于脾。因脾为湿土，主司运化，为生痰之源，乃后天之本。其经脉虽不上行于头，但一旦被痰浊、湿热所困，或中气虚损，或脾胃不足，均可引起清阳不升，脑失所养，或气血流行不畅而导致头痛，因此这种头痛可称之为"太阴头痛"。

东垣从病因将头痛分为外感和内伤，并在《黄帝内经》和《伤寒论》对头痛证治的基础上，又补充了太阴和少阴头痛，这一分经用药的方法，对后世影响颇深。后叶天士更注重临床，对头痛证治，在用药方面指明阳虚浊邪阻塞，气血瘀痹而头痛者，用虫蚁搜逐血络，宣通阳气为主，对风火变动与暑风邪气上郁而头痛者，则用鲜荷叶、苦丁茶、蔓荆子、山栀子等辛散轻清为主，又如厥阴风木上触而头痛者，则用滋肾柔肝为主等。可见其药随证转，值得效法。综上所述，头痛之机，倡以"六经"论之，是可以有"机"可循的。如从病证结合考虑,对头痛可分急性和慢性两类,而范围涉及内、外、神经、官窍等各种疾病中,在内科常见有传染性和感染性发热疾病,并可见于高血压、颅内疾病、神经症等病中,如此联系临证,才能做到心知其意,更可彰显仲景"六经"头痛之机,提高临床疗效。

余认为头痛病症,外淫多见风寒,风热,以"六经"辨之,见于太阳、少阳二经,而阳明也有见之;若因内伤则多及太阴、厥阴,其性则有寒有热,有虚有实,痰浊瘀阻,经络不仁等相互交错,其痛状则时作时止,时轻时重,特别遇见顽固性头痛,施治起来,往往需要左右筹谋,选方用药,方可除此沉疴。前人对常见的太阳、少阳头痛和太阴、厥阴头痛的论述已十分详实,但阳明头痛,临床虽不多遇,其证治亦有法可寻。阳明其居三阳之间,若受外邪,直受少见,多由太阳之邪不解而传之。其病因多热,循经上攻前额,故痛位在额,而本经归属于胃,胃为燥腑,易生燥热,途循两路,上行则头痛,热漫全身,入腑则易生燥热结便秘,症见日晡潮热,腹痛拒按,这对阳明头痛经传入里的鉴别。病在经,拟用白虎,入里便秘又当用大承气之类以清燥结,导热下行,则头痛得解。阳明腑实,这是本经病邪入里的特点因素,只得顺应图之使其转为常态,但如何顺应,在用药上不得只顾攻下,应注意引经药物,按昔人经验,取用白芷较为切合,以辛温利窍与苦寒攻下并用,既可引药上达阳明经所,又可防止"承气"苦寒伤胃之弊,双管齐下,收效快速。

(四)脾胃者,仓廪之官,五味出焉和脾藏营

这句格言出自《素问·灵兰秘典论》,所谓脾胃者,乃为"后天之本",对这一认识的形成与脾的生理功能密切相关,就整体论之,脾与胃又是有内在联系的,两者不可分离,故称脾胃为仓廪之官,其功能又各司其职,胃主受纳,脾主运化,把纳入的食物和水液化生成人体所需要的水谷精微物质("后天精气")转输五脏六腑,供养全身。由此可知,精微物质是人自出生以后维持生命活动所需能量的主要来源,故说"脾胃为气血生化之源"。不过还要看到气血生化又与肝的制化有关,乃为相克反佐之理,因肝属木,实为五脏生克的动力,故脾运化作用,又在于肝的制化,如以阴阳论之,人体的每一脏都有阴阳两个方面,主司动静,以脾来说,脾阳当以健运,脾阴则以秘藏为贵。如从《灵枢·本神》篇"脾藏营",指明脾有贮藏营血的功能,"营血为阴""脾阴"之说自然而立,此说自仲景而下,时至金元脾胃大家李东垣《脾胃论》的问世,又详于脾阳而忽略脾阴。直至当今,有论脾阳多见,对

脾阴的学术论说较少引起探讨，致使临床研究出现偏离，即重脾阳略脾阴。从临床而言，在脾阴虚的论治上，前人亦有独到见解，如缪希雍，吴澄，胡慎柔等医家曾总结出脾阴虚治疗以甘凉益阴，芳香甘平及甘淡实脾之法。对于脾阴虚证的成因及治疗，通过多年临床，略有感悟，跟大家分享。个人认为，脾阴不足证，不是脾本身所产生的，而是肝肾阴虚和阳明燥热所致。前者因患者素体阴虚，或生活失于调摄，劳心竭虑，营谋强思，致伤于肝，郁而不达，日久而致肝肾阴虚，阴虚产生内热，伤及于脾，耗伤津液，引起脾阴亏虚；后者为阳明及肺经燥热所致，因土为脾胃，又分阴阳，脾为阴，胃为阳，或肝气不舒，郁而化火，或嗜食肥甘厚腻，辛辣香燥，热积于脾，日久伤及脾胃，形成阳明燥热，消灼阴津，累及于脾，而形成脾阴不足证。又肺主燥，肺经燥热，日久子伤及母，二燥相炽则成脾阴虚证。治疗上首选二至丸、一贯煎以养益肝肾，滋阴条达；若见食欲不振，口干咽燥，舌红少苔等阳明燥热证者，加养阴益胃、清热润燥之品，如沙参、麦冬、生地、玉竹、石斛等。取方用药要注意滋而不腻，防止偏盛。针对病机提出"滋而不腻，温而不燥，补而不滞"的用药法度，此之法则用于临床，疗效彰显。

以上乃为自己学经典、做临床的一点感悟，至于具体如何学、如何做，在这里以"学"和"用"两个字来作简要阐述。中医经典深奥，内容广泛，要达到有所领悟和运用，以"学""用"二字来说解，认为"学"要着力于三点：一要着力以"恒"，二要着力"领悟"，三要着力"临床"；而"用"在于从经典中引出"格言"，来解决临床问题，所谓"格言"，诸如"病机十九条"此类。我们要深知中医治病首明病机，病机明则证方明，而法明，方药则随法可出。所以临床引用"格言"，既易记于心，更可引领思路，提高临床疗效。在实践中我深深认识到，中医阴阳五行，藏象经络，辨证论治，理法方药，是一套相当严密的理论体系，要学好用好，一定要坚定信念，持之以恒，非浅尝者可得。医生的成长，离不开临证的磨炼，只有诊治的病人越多，经验才会越丰富；同时，医生的成长，离不开反复的学习，从行业动态中探索新的诊疗技术，从同行经验中总结纠正自己的错误，弥补自己的不足。

谈"和法"在中医临床上的运用

中医药学凝聚了深邃的哲学智慧,体现着中华文化的本质特征。中医药不仅是弘扬中华优秀传统文化的重要"抓手",更可作为中华文化走出去的"生力军",是中华文化"软实力"的重要支撑。发展中医药,保证人民享有安全、有效、方便的健康服务,满足人民群众的中医药健康需求,是我们的出发点和落脚点。

做好临床,是中医药发展的客观要求,而能否达到这一要求,关键在于中医从业者的自身努力,其重点在于从业者能否运用纯正的中医思维来进行疾病诊疗和遣方用药。临床疗效不佳,中医中药都有责任,但很大程度上来说,当前在临床上能运用中医思维处治问题的中医越来越少,不少医生喜欢依着西医学的检验检查结果套用中药,看不到任何中医的理法,有的甚至就是堆砌出几十味饮片,这就是不运用中医思维的后果,其疗效肯定不会好到哪里去。

中医思维是什么? 就是在中国哲学思维下,对以外感六淫、内伤七情、饮食劳倦等为主要内容的病因发病学;以脏腑经络、气血痰湿等为主要内容的病机辨证学;以整体调治、标本缓急,正治反治和八法为基本法则的治疗学等为核心的中医学理念进行思辨整合。而"尚和"是中国哲学思维中重要的组成部分。

当今疾病谱发生诸多变化,各种内伤杂病颇为常见,很多是西医学处治疗效欠佳的,这时我们就要运用中医思维,从中医的角度采取措施,这是我们的特色,也是我们的优势所在。就我在临床上所见,多半属于功能紊乱的病症,在中医治疗上要纠其偏盛,以"和"为准,故本题就如何在临床上运用"和"法,略谈拙见。

一、"和"义简述

汉字是中华文化的载体,是中华智慧的结晶,其形状丰润,结构精美,意境深邃,韵律悠扬,是世界上其他文字所无法比拟的。从字形的演变来看"和"字,由"龢"到"咊"的写法,后经演变成为今天的"和"写法,"和"字本义即"在矛盾对立诸因素的作用下,实现真正的和谐统一"。据现有文献记载,周宣王太史史伯第一个提出"和"的哲学概念。更重要的是"和"字为道家、儒家所赋予的涵义,指明为人处世,社会交往都要本着一个"和"字。人之修身,以"和"为先,待人接物要"和善""和易""和睦"等。尚"和"的思想,深深影响了中华民族的思维模式、价值取向和情感,在中华文明五千年的历史进程中,"和"文化对于维护社会稳定、增强民族凝聚力,起到了重要作用,可以说其用之广,意义之深,不可小视。其用于医学,早在《灵枢·邪客》篇中即提到"和得"之词,说"经络大通,阴阳和得者也"。以"和"立说来于临床,是指导临床的一种大法,其有广义和狭义之别,广义指将机体调整到"和"的状态的各种方法,外延为中医的一切治法;狭义乃指调和肝胆少阳转枢之机,当以辩证唯物论的观点加以认识,认为广义是由狭义产生,而狭义又出于广义,两者既有差异又有共同点,广义可指全局,但狭义只有具体的点,所以对治法要多方位、多角度去分析认识,方可得出正确的答案,立法治病。

二、以"和"为法

中医治病之法,源于《黄帝内经》《伤寒论》,随着中医学理论的完善,对疾病认识的深入,其后历代医家皆有发展,时至清代新安医家程国彭在他所著之《医学心悟》中总结出"医门八法",即"汗吐下和,温清消补",而谓之大法,正如他说,"盖一法之中,八法备焉,八法之中,百法备焉"。后世医家由是推之,有清而和之,有温而和之,有消而和之,有补而和之,有攻而和之,有燥而和之,有兼而和之等。我曾粗检《中医方剂大辞典》,其中以"和"字为首字的药方约30首,而从药物组成看,有治表治里,治寒治热,治虚治实。纵观其中含义,皆在于"和",以"和"为法方药多出。

病变虽多,而法归于一,由此认为,"八法"之中的"和法"可盖全局,不管取八法中哪一法,最终的目的都是涵着一个"和"字,所以"和"法是"中庸"之法,是调和疾病矛盾的抓手,也就是通过和解或调节的作用,祛除病邪。凡脏腑气血之失调,皆可用和法以调之。可见"和法"在临床上运用之广,常用者如:和解少阳,调和营卫,降阳和阴,潜阳和阴,调和肝脾,交通心肾,透达膜原等,都以"和法"为效。但在临证中要以常应变,才能参悟玄机,做到圆机活法,知一反三。所以有人说中医是"调和医学",中医所言的"调和"是有针对性的,漫曰和解,则不能尽其"和"之法,因为临床遇见的慢性损伤疾病,只得拟用调和的方法取方用药,而能否达到调和,关键在于开什么方,用什么药,以及药物的用量,这都是调和的具体要求和目的所在。认识问题要灵活思辨,中医临证思维在于灵活,所谓灵活就是要有扎实的理论基础和临证经验,两者结合方可得出正确结论,对"和法"的运用贵在辨识。

三、"和法"运用

临床运用"和法",是有时代性的,虽然从《黄帝内经》《伤寒论》而下,但"和法"在治疗中成为大法,是从实践中逐步得来的,可说是一种普遍法则,以解决人体病理变化的矛盾,只要运用切体,即可取效,况且当今临床中虚实夹杂的沉疴顽疾较多,由情志不畅引起的疾病更为多见,故"和法"应用之广,真可谓是"立法求调和,用药畅轻灵",体现了对生命的敬畏和珍视,但临床哪些疾病需要用和法治疗,识证又是关键,如何识证,须以"八纲"为依据,针对病因进行辨析,领用"和法",以应其效。

1. 和解表里,通达内外 表里两字的涵义,有浅有深,看待具体事物都是相关联的,即有表就有里,这是客观存在的。表里用于人体为在外为表,在内为里,两者都负有预防的责任,以"八纲"的寒热虚实表里阴阳八个字排列,表里列于其中,以病辨之,即可得知病位的深浅和症情轻重。在表者多见于外感,而首犯于肺,因肺主皮毛,主司卫表,一旦受邪,症见恶寒,这是表证的特征,具体又当分表寒、表热、表虚、表实。而表里相传则又为表里同病,当辨两者俱寒,俱热,还是表寒里热,表热里寒。从虚实又需辨表实里虚,表虚里实的病理表现。今见寒热,当以和解,以通达内外,方用小柴胡,本方为寒热不解的一个有效之剂。药以寒热并用,升降协调,具有宣通内外,和畅气机的作用。如曾治一张姓男孩,年方 16 岁,素有过敏性紫癜,以下肢皮下散在出血点为主,两年前曾来诊治转好,今值阳春,阳盛于外,突然外感,高热数日不解,去某家医院诊为外感,施以退热剂未效。当晚询问我住址,登门求治,视其身倦乏力,寒热以下午为重,汗出得解,口干、溲黄、舌苔薄黄,脉象弦数。析之少阳不和,里虚伏热,治以和解宣通,养阴清热,方用小柴胡出入,两剂热退身安。药组:太子参 18g,柴胡 10g,黄芩 10g,嫩青蒿 15g,竹叶 10g,麦冬 12g,芦根 20g,干荷叶 10g,连翘 10g,桔梗 10g,甘草 5g。

又如,盛夏时节人们喜欢待在空调房间内,临床常见表寒里湿的证候,散寒不利于湿,利湿有碍散寒。或暑湿相兼症候,清暑则湿浊难化,化湿则暑热易盛,需以"和"法调之,方选藿香正气散加减为宜。本方也是和解之剂,药以藿香为君,其性味辛温,具有理气和中,辟秽止呕,调和表里的作用,配以紫苏、白芷、桔梗更助散寒利膈,疏发表邪之力,陈皮、半夏以疏理气机,降逆和胃,方中苓、术、草以益脾扶正,使气机通畅,则邪逆自除。若暑湿为重,注意加减,暑重加用两鲜(鲜竹叶,鲜荷叶)即可应效。本方实为寒湿、暑湿证的良方,不过临床只把它看作一般的成药取用,应引为思考。

2. 降阳和阴,消痞散结   降阳和阴,于"和法"更有深义。所用主方为仲景之"半夏泻心汤",临床主症见有心下痞满、干呕欲吐、舌淡红,苔薄黄,脉弦数而重按无力等。按照八纲"阴阳"分析,为"阳不降、阴不升",而致邪不外解,浊结不散的病理表现,病为"痞满"。取用半夏泻心以寒热并用,辛开苦降,益气和中,气得升降则痞满和解。所谓"欲通上下交阴阳,必和其中",此言是也。如治一妇人,年逾花甲,形体偏盛,既往血压、血糖均偏高,诊时主以胸闷,嗳气吞酸,口感不欲饮,双目不时流泪,而每晚入睡起卧时陡现肢体战栗,复睡消失,诊脉虚弦数,舌红苔腻。四诊合参,此系木郁热伏,寒热互结,格拒于中,胃失和降之征,取以半夏泻心汤加味,药组以太子参 15g,姜半夏 12g,炒黄连 3g,干姜 5g,黄芩 9g,柴胡 9g,石斛 15g,赭石 12g,竹茹 10g,炒谷芽 25g,灯心草 2g,生甘草 5g。药进一周,诸症消除,生活如常。可见经方今用在于权变。

3. 潜阳和阴,以期其平   "潜阳"为针对阴虚阳亢的一种治法,富有"和"法的深层内涵。取用此法是针对肝肾功能失调,阴阳偏盛所致阳浮于上而出现头晕、头痛、耳鸣失聪、头颈多汗、自汗盗汗交作、心悸眠差且下肢欠温等症,以舌脉认证,多见舌淡红而润,脉虚弦数,证析清楚,如何揆度,拟用桂枝加龙牡汤最为切体。本方为仲景为虚劳而设,此具有和气血,调阴阳,镇惊安神,敛阴潜阳之用。

如曾治一余姓病人,劳累无度,近入寐时后颈部以上盗汗不已,脉证相参,以桂枝加龙牡汤加味,药进3剂,盗汗即止。药组:北沙参20g,炒白芍30g,煅龙牡各20g,桂枝6g,浮小麦50g,碧桃干30g,酸枣仁25g,远志10g,炒桑叶15g,竹茹10g,生甘草5g。

再如治一王姓妇人,年近半百,前有支气管扩张咯血史,不时咯吐带血痰涎,体力倦怠,胃脘畏寒,足胫不温,颈后易出汗,食纳可,大便数日一行,干结,夜眠且安,舌质淡红,苔右半边剥脱,脉来弦细而缓。考之乃属阴虚内热阳浮于上之征,拟用桂枝加龙牡加味以和之:桂枝6g,白芍20g,煅龙牡各20g,枳壳15g,炒桑叶10g,淮小麦50g,竹茹10g,枣仁25g,麦冬12g,干生地12g,橘络20g,甘草5g,药进10剂,咯血渐止,体力恢复。方中未用一味止血专药,而症减血止,由此有感于中医方药之多,在于临床应用,经验积累,寻求规律。

4. 和煦肝木,调理脾胃 "健脾需理气,养胃用甘平,脾以升为健,胃得降则和",这是调理脾胃的基本原则。而和煦肝木,又是理脾和胃的重要环节。因为肝胆和脾胃是有内在关系的,从五行生克来说,肝属木,脾属土,其生理变化既有克制又有制化的正反作用,所谓克制即是木旺乘土。如"见肝之病,知肝传脾",同时又为制化以促进脾的启发和生机,一旦失调,又将使胆胃不和而出现胃气不降,则致嗳气、嘈杂、胃脘疼痛等诸多症候,不一而起。可见肝胆脾胃位居于中,人之生命供养赖于脾胃,而肝胆助之,如其失常,当以调之。今大内科杂病多见肝郁脾虚,胃气不和的症候,以病机来说,有肝胆郁热,脾胃虚寒或为肝气横逆,胃失和降等,从治疗而言,尽管有虚实寒热之不同,均可以"和法"统筹而概之。常用方药约有15首。

如胃脘痛,属寒湿者,良附,枳术,二陈;寒热夹杂者,连理汤合丹参饮;虚寒者以香砂六君子汤,嘈杂吞酸者取温胆、左金丸(假左金,黄连与红豆蔻)、代赭旋覆出入,木贼土虚而泄者,用痛泻要方加味以扶土泻木;肝郁不达,气机不畅者,予以四逆散、小柴胡、芍药甘草汤之类,而对肝肾阴虚,气郁失疏用一贯煎、二至丸等方,切合病机,随证加减。所取之方,在这里不作列举,有望诸君领悟,自我提高。

　　当前中医大内科所见杂病为多,这类疾病多半由情志所致,而在演变过程中,情志变化使得病情更变化多端。在临证中要认识到治疗宜和,宜缓,故又要领悟昔人所称良医为"和""缓"的深意。这是对少有经验和凭一时之意者的诚言。

"杂病因郁,治以安中"论

"郁"有积滞、蕴结义,我认为"郁"是导致诸多疾病的一种潜在因素。中医所言之"郁"应分广义与狭义两类。广义的"郁",包括外邪、情志等诸多因素所致气机郁滞而出现的各种阻滞不通,脏腑郁结病症,狭义的"郁"即指情志不舒为主要表现的郁证。

一、历代对"郁"的认知

中医对"郁"的认识早在《黄帝内经》即有描述,虽无郁证病名,但以五行生克之理提出"五气之郁"。《灵枢·本神》和《素问·本病论》中所说"愁忧者,气闭塞而不行""人忧愁思虑即伤心""人或恚怒,气逆上而不下,即伤肝也",认为郁之致病皆与情志有关,然后《金匮要略·妇人杂病脉证并治》篇中就对"郁"之致病明确提出"脏躁"和"梅核气"两种证候,并给出具体治疗方药,如甘麦大枣汤、半夏厚朴汤之类。到了隋·巢元方所辑《诸病源候论》,在"气病诸候""结气候"篇中说"结气病者,忧思所生也,心有所存,神有所止,气留而不行,故结于内。"明确指出忧思会导致气机郁结,这一论点对后世发展因郁致病论更具有指导意义。时至金元,《丹溪心法·六郁》中将郁证列为一个专篇,更赋予了新的内涵,论述了"气血冲和,万病不生,一有怫郁,诸病生焉。故人身诸病,多生于郁"的观点,强调了气、血郁滞是导致许多疾病的重要病理变化,并提出六郁(气、血、火、食、湿、痰)之说,创立了六郁汤、越鞠丸等相应的治疗方剂,由此更加丰富了中医对郁证的认识,扩大了治疗范围。到了明代,王履在其《医经溯洄集》中列有"五郁论"专篇,篇中提出"凡病之初多由乎郁。郁者,滞而不通之义。或因所乘而为郁,或不因所乘而本气自郁,皆郁也。"发展了丹溪对于郁而致病的认识。新安医家徐春甫医著《古今医统大全·郁证门》中说,

"郁为七情不舒，遂成郁结，既郁之久变病端"；张景岳在《景岳全书·郁证》篇中说"凡五气之郁则诸病皆有，此因病而郁也，至若情志之郁，则总由乎心，此因郁而病也"，将五气之郁称为"因病而郁"，而将情志所致之郁，称为"因郁而病"，并对治疗郁证的方药又作了比较详细的归纳和补充，列方34则。明代以后的医籍中记载的郁病，多单指情志之郁。后叶天士《临证指南医案·郁》所载的医案，均属情志之郁，对六郁之间的关系也提出"郁则气滞，气滞久必化热，热郁则津液耗而不流，升降之机失度，初伤气分，久延血分"的论点，并认为"郁证全在病者移情易性"，要注意精神治疗，而用药又较清新灵活，颇多启发，扩大了对心理学方面的研究。其后王清任所著《医林改错》对郁证中血行郁滞的病机，提出"平素和平，有病急躁，是血瘀"，当用活血化瘀法，其血府逐瘀汤是郁久血瘀证的有效之剂。但受历史的影响，历代医学家对由郁所致的疾病总泛泛所指，没有提出更多新的内涵。

二、杂病的致因与郁的关系

历代医家普遍将外感温病、伤寒之外的病症统称为杂病，以内科病为主，所包含的病种十分广泛。如多脏腑功能失调者，外感内伤互见者，上下左右俱病者，心身皆失其常者，久治不愈的疑难杂症等。杂病由于症状繁多，涉及不同脏腑系统，症情深浅不一，又寒热虚实交错，病因不明，很多疾病并没有明显的器官实质性损伤，西医学多名之"某某神经症"或"某某综合征"。

关于杂病致病因素，《金匮要略》中"夫人禀五常，因风气而生长，风气虽能生万物，亦能害万物，如水能浮舟，亦能覆舟。若五脏元真通畅，人即安和。客气邪风，中人多死。千般疢难，不越三条：一者，经络受邪，入脏腑，为内所因也；二者，四肢九窍，血脉相传，壅塞不通，为外皮肤所中也；三者，房室、金刃、虫兽所伤"强调的是"客气邪风"伤人而致病，奠定了内科杂病"致因三分"的基础。至宋代陈无择将其归纳总结并发展为"六淫天之常气，冒之则先自经络流入，内合于脏腑，为外所因；七情人之常性，动之则先自脏腑郁先。外形于肢体，为内所因；其如饮食饥饱，叫呼伤气，尽神度量，疲极筋力，阴阳违逆，乃至虎狼毒虫，金疮踒折，疰忤附着，畏压溺等有背常理,为不内外因"的"三因致病说"增进了对"七情"致病的认识。

根据临床实践经验体悟,我认为疾病所生俱是气机失调所致,首先表现即是气机郁滞,即"百病生于气"之谓,内科杂病尤是如此。《素问·六微旨大论》"出入废则神机化灭,升降息则气立孤危。"早已明言气机和调的重要性。从内科杂病机因可见,诸多杂病虽在症状体征上千差万别,但在具体治疗上需要从证辨治,方可切中病机。但在论治之中,皆需考虑"郁"的因素。

"郁"多缘于志虑不伸,气先为病,而气与郁又是有相互为因的内在关系,气为体内富有营养精微物质之功力,它是脏器组织的功能,以其来维持平衡人体功能正常活动,若失所常则产生病理变化,即为由气致郁,气郁疾病,临床所见如气喘、咳嗽、气淋、气厥、气胀、气痛、气疝、脘痛、胁痛、眩晕、心悸、不寐、积聚、不孕等证都包含着"郁"在其中,由此可见郁之为病涉及面广,这正是"郁"的广义所在。不只限于脏躁和梅核之类的疾病,即使以"六郁"来说,其病种也非一二。然以"气"言之,按《素问·举痛论》所指:"……怒则气上,喜则气缓,悲则气消,恐则气下,寒则气收,炅则气泄,惊则气乱,劳则气耗,思则气结",说明气之为病既有六淫又有七情而引起"气"之病变,如以证候,怒为肝阳亢逆,喜为心神不定,悲为肺虚少气,恐为肾虚精却,惊为肝风抽搐,思为脾伤不运,劳为虚损等之称。纵观气与郁,则气为因而郁为果,二者同曲,也能互为因果,可见内科杂病由郁所致是有依据可循的。

随着现代社会的高速发展,特别是当今工作、生活节奏的快速发展,以及社会环境的外向型发展,人们欲求也随之增加,如欲而不达,则久而成郁,人之内伤杂病由郁所致为之多见。就临床所见疾病谱的变化,更知内科杂病不管是外感还是内伤,由寒转热,由湿温化热,由实变虚,虚实交错的转化,其演变和归宿虽有不同,均寓"郁"于其中。

三、"安中"以治郁的内涵

杂病因郁而致,郁以气机失调为因,而气机升降之枢纽则在中焦,因此,以"安中"之法,使气机升降平衡而达到舒郁的目的。中焦应当包含肝胆脾胃四者,而非以往认为的中焦即是脾胃而已,并从肝胆的解剖部位、生理功能、病理变化及临床诊疗等方面给予充分论证。

首先从中焦及肝解剖部位来看,《灵枢·营卫生会》《难经·三十一难》都明确指出"上焦出于胃上口,并咽以上,贯膈而布胸中""中焦亦并胃中,出上焦之后""下焦者,别回肠,注于膀胱"及"上焦者,在心下,下膈,在胃上口;中焦者,在胃中,不上不下;下焦者,当膀胱上口。"肝脏位于腹腔之中,右胁之下。根据三焦部位的划分,肝位于中焦,已无疑义。

从脏腑生理功能上来看,肝胆脾胃四者在水饮食物的消化、气血的化生、气机的调节上,相互协调,共同完成。

在水饮食物的消化吸收上,肝主疏泄,调畅气机,促进脾胃气机升降,增强脾胃对水饮食物的腐熟运化作用,促进消化吸收,胆居肝之下,与肝相为表里,胆汁为肝之余气所化,胆汁的分泌与排泄有赖肝之疏泄调节。肝疏泄功能正常,则胆汁分泌与排泄正常,脾胃运化正常,水饮食物则得以正常消化吸收。即《素问·宝命全形论》所说"土得木而达",清·唐容川《血证论·脏腑病机论》也说:"木之性主于疏泄,食气入胃,全赖肝木之气以疏泄之,而水谷乃化。设肝之清阳不升,则不能疏泄水谷,渗泄中满之症,在所不免。"

中焦为气机升降之枢纽,脾气主升,胃气主降,升降相因,相反相成。而脾胃升降的动因则在肝之疏泄,诚如清代医学家周学海所言:"肝者,升降发始之根也",又"凡脏腑十二经之气,皆必借肝胆之气化以鼓舞之,始能调畅"。清代沈金鳌也说:"一阳发生之气,起于厥阴,而一身上下,其气无所不乘,肝和则生气,发育万物,为逐脏之生化,若衰与亢,则能为诸脏之残贼"。肝之疏泄,能够调畅气机,促进脾胃气机的升降,共同维持全身气机的协调平衡,若肝失疏泄,横逆犯脾胃,脾胃一失,百病丛生。

在气血化生上,脾胃运化水谷,为气血生成提供原料,即《灵枢·决气》所说"中焦受气,取汁,变化而赤,是谓血。"但气血化生,不应单指脾胃运化,其与肝的作用密切相关。因肝主疏泄,助脾运化,肝脾协调,饮食得化,清升浊降,气血化生充足。又《素问·六节藏象论》云:"肝者……以生气血。"指出肝不仅能藏血,而且能化生血液,如《张氏医通》所说"气不耗,归精于肾而为精;精不泄,归精于肝而化精血。"肝主疏泄及藏血功能正常,则肝血充足;反之,肝失疏泄或肝不藏血,则易出现血虚诸症。

从病理演变上来看,肝胆脾胃关系更显密切,《难经》及《金匮要略·脏腑经络先后病脉证》中均有"见肝之病,知肝传脾,当先实脾"之言,肝脏病变多与脾胃有关,且多反映于中焦部位。《灵枢·胀论》曰:"肝胀者,胁下满而痛引小腹";《灵枢·本脏》亦有:"肝偏倾,则胁下痛也"之言。肝失疏泄,不仅导致局部气滞不畅,而且会影响中焦脾胃的功能,而致脾胃升降失常,出现"浊气在上,则生䐜胀;清气在下,则生飧泄"等肝气乘脾或肝气横逆犯胃之证。反之,脾胃有病,亦常常累及肝胆。如脾胃湿热,蕴蒸肝胆,则见胁胀口苦,或目睛黄染。另外,肝藏血功能失常,亦会影响脾主统血功能,而导致月经过多,甚或崩漏等。因此肝脏病变,常常累及脾胃,导致气机失常,影响饮食物的消化吸收,或血液运行,出现中焦功能失常之症。

从临床诊断上来看,舌诊,脉诊也将肝脏归入中焦。如舌诊分部:以脏腑分,舌尖属心肺,舌中属脾胃,舌根属肾,舌边属肝胆,如《笔花医镜》所说:"舌尖主心,舌中主脾胃,舌边主肝胆,舌根主肾";以三焦分,则舌尖部属上焦,舌中部属中焦,舌根部属下焦。不论何种方法,肝病皆从舌中部或舌边部反映出来。脉诊上,《素问·脉要精微论》中的尺部诊法,将尺部分为尺、中、上三部,分别主察下焦、中焦及上焦相应脏腑的病变,并指出"中附上,左外以候肝,内以候膈;右外以候胃,内以候脾";王叔和在《脉经·分别三关境界脉候所主第三》中说:"寸主射上焦""关主射中焦""尺主射下焦""肝部在左手关上是也";《医宗金鉴·四诊心法要诀》中亦云:"左关候肝、胆、膈;右关候脾胃",尽管对于脏腑在具体分属部位上表述不尽相同,但对于肝胆脾胃的分属部位是一致的,即认为双侧关部主中焦病变。其中,左侧关部主肝胆,右侧关部主脾胃,皆指明肝属中焦,其病变可从寸口脉关部或尺中部得以察之。以此为肝属中焦的切诊依据。

由此可见,肝胆脾胃四脏腑同属中焦当无异议。明确中焦即肝胆脾胃,对理解"安中"以治郁,意义重大。因气机升降枢纽在中焦,若肝胆脾胃关系得以调和,中焦生化气血及升降气机功能正常,则气机郁滞自然得解,此是其一;其二则是在针对内科杂病的辨证论治之时,既要注意到顾护脾胃,又要防止郁折肝气,用药宜平和不宜偏颇。

气机和调本质即是气机升降有"度"。欲要气机得调,当知气机运行之枢纽在中州脾胃,脾以升为宜,胃以降为顺,脾胃之升降,主一身之升降,调气机须以中州为要,正如《格致余论》所说"脾具坤静之德,而有乾健之运。故能使心肺之阳降,肾肝之阴升,而成天地之交泰。是为无病之人。"重视脾胃气机的升降状态,使其升清降浊、纳运协调当为治病之先。而脾胃之调,其制又在肝胆。因脾胃之升降,全赖肝之生发,胆之顺降作用,从而达到运化如常,保持正常状态,脾胃肝胆四者之间升降相因,息息相关。调气机关键在于掌握"升"要升到什么程度,"降"要降到什么位置,才可使之平衡,恢复常态。此升降之"度"的衡量标准只能是临床疾病症状缓解的程度,譬如胃气上逆,嗳气频频之症,如药后症减,说明降已到位;又如头昏乏力,血压值低,拟用升举之法而得解,说明升已应效。这种"以效为度"才是评价中医的标准,远非实验室指标所能及。用药最忌矫枉过正,稍有偏颇即会出现临床不适表现,须中病即止。处方用药上,我临床善用具有双向调节之方,尤喜以黄连温胆汤加减,作为调和肝胆脾胃气机之基本方,以其方能升降相兼,四者同调,根据数十年临床经验,依黄连温胆汤化裁出"消化复宁汤"一方,临床用之,屡收捷效。

四、"安中"以治郁的运用

内科杂病因郁而致,治以"安中",始终要抓住"气"与"郁"两字,而气有九种,郁有六郁之称。就治疗而言,当以脾论治,调肝为主的原则,其治当分两途:一则健运脾胃,一则疏调肝胆,健运脾胃以使气血生化有源,舒调肝胆以使气机升降如常,而二者又是相辅相成,不能分开的。

人身之气宜通不宜滞,宜行不宜郁。诸气之郁,先责之肝,又肝主藏血,肝气一病,脏腑气机失调,导致气血失和,气血运行不畅,经络不通。治肝之法准《素问·至真要大论》"疏气令调"之论,至后世刘完素讲玄府,李东垣讲胃气,朱丹溪讲开郁,叶天士讲通络,都具一部分疏肝的道理寓在其中。如在用药方面,朱丹溪本来就是以善用苦寒而知名,但他却很注重开郁,常用之药,总不外香附、川芎、白芷、半夏之类,很值得深思。前人所谓平肝之法,主要是芳香鼓舞,舒以平之。当然,肝气盛之还得用泄,但又不要一概用泄,以免伤肝,要善于调之。关于如何条达肝木,历代医家总结出很多行之有效的治法,我对清代医家王旭高的"治肝三十法"颇有领悟,通过数十年临床,将其归纳总结为4句话,即:疏肝理气,条达木郁,方选道遥散,四逆散,温胆汤之类;理脾和胃,和煦肝木,方选归芍六君汤,芍药甘草汤等;补益肾水,清平相火,方选魏氏一贯煎等;活血化瘀,燮理阴阳,方选燮枢汤、三阴煎之类。就杂病论之,不管病在何脏,认为由郁而致都应以此调之,和缓中州转枢少阳,达到抑制木郁反克取胜,从而使病邪去而正安。

对内伤杂病的治疗,则应采取"调养""调整"的方法。所谓"调养",即扶助正气,使正气得充而祛邪有力;所谓"调整",即调整人体阴阳,使之归于平衡。因病久缠绵,根深蒂固,若治疗方向正确,方药能切中病机及其病位,就不必轻易改弦更张,应守法守方,缓以图之。然根据内伤杂病的病理机制,就人之整体而论,我认为在治疗中不能单一从病位考虑,应注重于脾,以达到"调养""调整"的目的。这是"脾为后天之本"的道理所在。盖脾胃位居中州,为生化之源,濡养五脏六腑、四肢百骸,在"五行"中属土,脾为阴土,胃为阳土;以表里来说,脾合胃腑,脾主里、胃主表;其主升降,脾主升,胃主降,是其气机运行的内在形式,也是阴阳表里"相输应"。因为脾胃的升降对水谷输运、运转、吸收精微、排出糟粕,所起的作用是他脏所不能替代的。正如《脾胃论》中所说,人之清浊之气,皆从脾胃而出,清阳出上窍,浊阴出下窍,一升一降,升降出入迟数往复的运动,使人体保持生理的平衡;一旦失常,则病来至。可见人的营养物质,有赖脾胃的升降作用,胃之受纳,脾之运化,为各脏腑器官组织的生长和功能活动提供物质基础,这正是脾胃的内在作用所在,故有五脏六腑枢纽之称。然杂证的病程演变,往往不是脾胃直接受病,就是他脏所累及,其所见症状,常常有纳谷不香,胃脘痛胀,大便稀溏或干燥秘结等。故此时当先治脾,使胃受纳,修复消化功能,方可发挥中药的治疗作用。至于如何调好脾胃,需要掌握两点。一要掌握证治规律:按其生理特性,应遵循理脾宗东垣,和胃效天士之旨。如叶天士提出"脾宜升则键,胃宜降则和""太阴湿土得阳始运,阳明燥土得阴自安""以脾喜刚燥,胃喜柔润"之理,其别开生面,独树一帜,创立甘平、甘凉濡养胃阴之法,使调理脾胃更臻完备。归纳起来,在治疗过程中须掌握"补不峻补、温燥要适度、益脾重理气、养胃用甘平"的原则,即可运筹帷幄,理好脾胃。二要掌握方药选择:治理脾胃的方药,历代先贤所创立而用之有效的颇多,如何选择运用是关键。特别是如今人们生活普遍提高,膏粱厚味已成日常,每每伤及脾胃运化而生湿邪。而湿浊内生化热多见，气血瘀阻，伤及胃阴亦为不少。所以治疗用药不能尅伐太过有伤于脾，当适度掌握方药配伍及剂量大小。针对病情，应以平和多效方药，并采用双向调节的方法使脾胃升降平衡，则五脏六腑随之而安。

尪痹非风论

　　"尪痹"为中医痹证中一个特殊证,其临床特点表现为小关节肿痛明显、病程漫长,晚期引起关节僵直、畸形和功能严重受损。《金匮要略·中风历节病脉证并治》篇描述:"诸肢节疼痛,身体尪羸,脚肿如脱。"其症状描述极类似于西医学中的类风湿关节炎。由于尪痹属"痹证"范畴,而痹证的病因,历代医贤多推崇风寒湿三气杂至合而成痹之说,在风寒湿三气中又首推风邪为患,故时常从感风寒、风湿、风热之邪入手。导致后学者见"痹"则以为有风、治痹不离祛风。然我根据有关理论及临床实践,认为尪痹非六淫之风所致,而是阳气虚怠,肝血亏损致寒凝血滞,痰湿流注所形成的一种疾病。现对其理由阐述如下。

　　从风邪性质而言:盖风为阳邪,其性善行多变,有外感疾病的先导之称。因为其性开泄,流动性较大,善于扩散,自外而入,首着肌表,自内而生,常现头面,表现都具有阳的性质,所以在病理上谓之阳邪。《素问·风论》说:"风者百病之长也。"风的性质是多变,有走而不定的特点。故风邪(或风邪夹他邪)所致的痹证,如风湿性关节炎则有明显的风邪特征,其具有游走侵害组织的多样性和化热所出现的关节红肿热痛等特征。然尪痹则表现为患处多长期胶注不移,病情变化缓慢,证型以阳虚多见,化热者极少,它与风邪的游走性和动摇性显然有别。昔有"风善行数变,胜之则动"之说,正是前人通过实践不断总结出来的,是对风邪为病的基本认识。

　　从临床表现而言:尪痹所表现的小关节痛剧而不移,晚期患处肢节肿胀变形、僵直拘挛等症状,都是寒湿之邪的特征,因为寒性为阴,阴胜则寒,所以阴的一方偏盛,阳的一方必然要减弱,其侵袭人体以后,最多见的为凝滞和牵引性病变,临床常有经络不畅,关节酸痛等体表症状,这正是寒邪稽迟,注而不行的特征。再言湿为水生,其外流乃阴雨,低洼土地富含水湿,人体受侵则有沉重如裹,四肢酸懒的感觉。在临床上两者都有外受内生之途,上述为外所侵,内生则相互依存并为因果。因寒湿均为阴邪,互错为病则阳气受伤,水液内停,即可出现运化不全,吸收而有余留,排泄而有不尽的湿邪产生,其病在里,犯于脾胃,常见食欲不振、大便溏泄等症,若注及四肢,气血受阻又可见肢节肿痛、痛处不移、屈伸不利、活动障碍等。之所以如此,是寒湿阻遏气机,损伤阳气,难以施化之故。正如《素问·痹论》对痛为寒因的描述"痛者,寒气多也,有寒故痛也"。因寒则凝,遇湿则滞,互相胶注,发为肿痛。以上见症是痹的特征,非风邪表现。论尪痹与风有关,本人认为此风为"内风"。因肝为风脏,尪痹为筋病,其与肝脏条达、肝血充盈与否密切相关,肝一旦为病,往往筋失濡养,血虚生风,若尪痹即受所扰,但伴随游走性症状不明显,充其量不过是其症状加重或变化之诱因,并非是六淫之风所致。

从西医学观点而言:风湿病因为溶血性链球菌感染后引起全身变态性反应,其病症侵犯部位是复合性的,如心脏、关节、肾脏等组织器官,病情变化较为复杂,常有明显的炎性反应,符合风邪为患的特征。类风湿关节炎则为一种慢性全身性自身免疫性疾病,起病缓慢,隐匿起伏,病位固定,鲜有多变、游走等明显的风邪为患特征。其病因至今虽然尚未完全明确,但主要是寒冷、潮湿、疲劳、营养不良、精神因素等,从临床表现来看,所涉及病位符合尪痹的特有体征,这也对讨论本病非风所致提供了客观依据。

从治疗而言:无论是仲景治疗历节病的乌头汤、桂枝芍药知母汤,还是后世治疗尪痹的治法,多从补益肝肾、温阳除湿、活血通络入手,少有祛风之法或药物。今有经验者都认为其"本"在肾,故取"益肾壮督"的治本之法,常可收效。我认为尪痹顽疾非风所致,在治疗上如仍囿于祛风,势必会出现津液耗散,筋骨失养,病情加重的结果。所以辨明病因,掌握变化规律,拟定恰当的治疗方案是我们攻克治疗本证的关键所在。

根据我从事临床多年经验,我认为本证是痹证中的一个特殊证,其主要由寒湿流注经络,气血不和,筋骨受累,损及肝肾为患,临床常见寒热错杂、痰瘀互结等复杂证型,病程日久,还可见到"内舍于脏"之脏腑痹证候,临证论治更加困难。若损及脾胃,病无所养,则难以收拾,因此在尪痹诊治过程中,顾护脾胃尤为重要。

脾胃虚弱是尪痹发生发展过程中的重要因素,健脾和胃的治疗方法在补气养血、扶正固本以及抑制某些药物副作用方面起着重要作用,在本病的活动期针对脾胃运化失司,湿聚为痰,流注关节之证,常应用急则治标,兼顾本虚的原则,以健脾燥湿药,配合清热散寒、活血化瘀之法。

在尪痹的治疗过程中,不可避免地要应用具有活血、破血、通络、止痛之类的中、西药物,这些药物在改善病情的同时,会对胃肠道产生一定的刺激,善用健脾和胃之法会在一定程度上减轻这些药物的毒副作用,提高临床疗效。且中医治疗给药途径单一,剂型虽有几种,但都需口服入胃,通过吸收方可切中病位,若药进伤胃而不受纳,则难以收到应有之效,相反还会加重病情,影响疾病转归,在尪痹治疗过程中顾护脾胃应贯穿始终。

根据尪痹的病位不同,在辨证的基础上有针对性地使用药物,以提高治疗效果。痹在上肢可选用片姜黄、羌活、桂枝以通经达络,祛风胜湿;下肢疼痛者可选用独活、川牛膝、木瓜以引药下行;痹证累及颈椎,出现颈部僵硬不适,疼痛,左右前后活动受限者,可选用葛根、伸筋草、桂枝、羌活以舒筋通络,祛风止痛;痹证腰部疼痛、僵硬,弯腰活动受限者,可选用桑寄生、杜仲、巴戟天、淫羊藿、䗪虫以补肾强腰,化瘀止痛;痹证两膝关节肿胀,或有积液者,可用土茯苓、车前子、薏苡仁、猫爪草、晚蚕沙以清热利湿,消肿止痛;痹证有四肢小关节疼痛、肿胀、灼热者,可选用土贝母、蜂房、威灵仙以解毒散结,消肿止痛。适当加用虫类药以祛痰瘀。尪痹久病入络,抽掣疼痛,肢体拘挛者,可用虫类药搜风止痛,深入髓络,攻剔痼结之痰瘀,以通经达络止痛,常用药物如全蝎、蜈蚣、土鳖虫、地龙、穿山甲、白花蛇、乌梢蛇等。这些药物多偏辛温,作用较猛,也有一定毒性,故用量不可太大,不宜久服,中病即止。其中全蝎、蜈蚣两味可焙干研末吞服,既可减少药物用量,又能提高临床疗效。现代药理学研究也发现虫类药含有多种异性蛋白,具有免疫抑制、激活、调节等作用,对自身免疫性疾病有一定的治疗作用。

尪痹缠绵难愈,晚期会出现关节畸形,功能破坏,严重影响患者生活质量,患者往往情绪低落,临床上常见情绪郁结,肝失疏泄的表现,肝气郁结则脾胃升降失常,就会影响消化和吸收功能,出现腹胀脘闷、纳呆、嗳气、吞酸、恶心、呕吐、泄泻等症,脾主运化水湿的功能减弱,导致脾虚湿盛,使病情反复发作,难见效果。因此,病人需要保持乐观心境,使肝气条达,脾胃健旺,则内湿自除,气血调和,有利于疾病的康复。因为本病是一种全身慢性进行性疾病,身患此病不仅形体虚弱,且精神常悲观失望,徒用峻攻之法,往往伤正碍胃,于病不利;反之,祛邪之中注重调理气血,则能从根本上改善机体状态,最终达到控制病情,趋向好转的目的。

"冬令进补"与膏方论

随着社会经济的快速发展和人民生活水平的日益提高,人们不再仅仅注重疾病的防治,对中医学中的养生保健知识也越来越重视,诸如"春夏养阳,秋冬养阴""顺时养生""冬病夏治""冬令进补"之类。今就"冬令进补"和膏方处方的一些认识跟大家交流一下,并供参考。

一、何谓"冬令进补"

"冬令进补"蕴含着深厚的中医文化,是我国几千年来防病强身的传统方法之一。中医讲求"天人合一"的整体观,按四季气候不同来进行顺应性调节,以摄生养命,祛病防疾。早在《素问·四气调神大论》即有:"四时阴阳者,万物之根本也。所以圣人春夏养阳;秋冬养阴,以从其根,故与万物沉浮于生长之门,逆其根,则伐其本,坏其真矣"的记载,还指出春生、夏长、秋收、冬藏,是万物变化的总规律,养生者必须遵循这个规律,从而达到天人相应的境界,这样才能长生久视,尽终天年,反之则灾祸临降,疾病丛生。"冬令进补"正是遵循了这个自然规律,因此又有"冬藏于精,春不病温"的说法。中医经典提出"冬至一阳生",认为冬至是冬三月气候转变的分界线,在此阳气渐生、阴气始退之际进补,扶正固本,萌育元气,使营养物质最大限度储存体内,闭藏之中蕴藏活泼生机,有助于体内阳气之升发,增强身体抵抗力,滋养五脏,亦可有效地预防疾病及开春的时行温病。在民间也有"今冬进补,明年打虎""三九补一冬,来年无病痛"之说。可见冬令进补的目的是预防和修复疾病,其作用不可小觑。从"治未病"来说,"冬令进补"的健康意义更值得关注。

二、膏方进补特点

"冬令进补"又可分为"食补"和"药补",其中"药补"尤以膏方最为适宜。膏方俗称为"膏滋药",以其剂型为名,属于中医丸、散、膏、丹、酒、露、汤、锭八种剂型之一。其制作工艺是将复方中药饮片反复煎熬,去渣滤清,取汁浓缩后,以胶或蜜等赋形剂调制而成半流体状内服制剂,与普通的中医治疗方法相比,具有应用范围更广、吸收方便、便于携带、便于操作等优势。膏方在我国有着非常悠久的历史,早在西汉《五十二病方》中就有记载,东汉张仲景《金匮要略》记载的大乌头煎、猪膏发煎是内服膏剂的最早记载。宋朝膏逐渐代替煎,基本沿袭唐代风格,用途日趋广泛。明清以来膏方运用上至宫廷御用,下至民间滋补养生,有了更大的发展。如《寿世保元》中的"人参膏""琼玉膏"等。

三、膏方处方宜忌

膏方处方的开具,跟其他处方一样,也必须在中医理论的指导下,通过对服用者的四诊合参,辨证论治,遵循中医理法方药的一致性和完整性,这样开具的膏方处方才能达到强身健体,祛病延年的目的。并不仅仅是简单地罗列一些症状,写出一张处方就算了事。

由于膏方需要长期服用,所以处方必须要做到中正平和,不偏不倚,采取双向调节的方法,而且要调补而不碍脾胃。总的来说,开具一张好的膏方处方需要注意以下几个原则:燮理阴阳,以平为期;诸法同施,顾护脾胃;量体选药,因人而异。

1. 燮理阴阳,以平为期　膏方的组方应以阴阳平衡为总则。人体始终处于动态稳定的内环境之中,它是通过阴阳的对立、互根互用、消长转化来实现的。《医贯砭·阴阳论》说:"阴阳又各互为其根,阳根于阴,阴根于阳,无阳则阴无以生,无阴则阳无以化。"一阴一阳,相为表里,一形一气,互佐生成。人的生命活动,是以阴阳为依据的,阴阳平衡,则健康无恙,延年益寿。人之所以生病就是因为阴阳失去相对平衡,出现阴阳偏盛或阴阳偏衰,这也是人体衰老的根源。"形不足者,温之以气""精不足者,补之以味",利用药物的偏胜之性,恢复人体阴阳气血的动态平衡,还需熟知张景岳《新方八略引》所言:"善补阳者,必于阴中求阳,则阳得阴助而生化无穷;善补阴者,必于阳中求阴,则阴得阳升而泉源不竭"从而最终达到"阴平阳秘,精神乃治"的目的。

2. 诸法同施,顾护脾胃 脾胃同居中焦,一脏一腑,互为表里,通连上下,为水火之机,升降金木之轴,实为人体气机升降出入运动之枢纽。脾为阴脏,藏而不泻,其性主升,为胃行津液,升清降浊,输布水谷精微,为气血生化之源,阳气升则水谷精微赖以上输,胃为阳腑,泻而不藏,其性主降,水谷之气得以下行,全赖胃腑下降之功。胃强脾健则水谷气盛,精足神旺,气机畅和,先天得养,后天得济。"脾胃者,五脏之宗也,四脏之气皆禀于脾,故四时皆以胃气为本。""若脾胃一弱……虽滋肾而肾不生精,虽养心而心不生血,虽清肺而肺不生液"。可见,脾胃之气的盛衰情况,对于疾病的转归,人体体质的恢复有着极其重要的意义。正所谓"治脾胃以安五脏"。脾胃为后天之本,气血生化之源,因此顾护脾胃对身体的调治尤有重要意义。故在膏滋药物的选配上尽量多选平和之药,不用或少用伤胃、败胃药物,在使用有碍脾胃之剂时均应参以和胃、护胃之品。总之,脾胃健运,方能彰显功效。在具体的处方遣药中,应注意立法上的双向考虑,以达到方药的平和而不偏颇,益养而不过位。以下将从寒热并用,升降平衡,通补结合,润燥适宜四个方面来谈如何做到顾护脾胃。

(1)寒热并用:寒热并用法,在八法中属温、清两法,又叫温清合法。寒与热、凉与温,药性截然相反。《素问·至真要大论》曰:"寒者热之,热者寒之",又强调"治寒以热,治热以寒",这是中医的治疗原则。如治疗脾胃病时,病邪交阻于中焦,寒热错杂,若单用辛温芳香化湿则有助热化燥之弊,纯用苦寒清热又有助湿阻气之嫌,故须辛开苦降,寒热并用。《医碥》曰:"寒热并用者,因其人有寒热之邪夹杂于内,不得不用寒热夹杂之剂"。李时珍《本草纲目》曾盛赞寒热并用法,谓:"此皆一冷一热,一阴一阳,寒因热用,热因寒用,君臣相佐,阴阳相济,最得制方之妙,所以有成功而无偏盛之害也。"膏方配伍亦要顺应生理特性,适应病邪特点,据病情变化而并治寒热、平调阴阳。寒性药、热性药共同组方,其作用既相互制约,又相互促进。如临床所见呕逆、吐酸多为火热上冲所致,故假借左金之意,取红豆蔻散寒燥湿,醒脾和胃,佐黄连辛通苦降,抑制肝木,如是寒热相配,则呕逆、吐酸自止。而对于肝胆有热,脾胃虚寒之病人,则多以煨姜奏和中止呕,温胃散寒之效。就其证型,临床实属多见,在论治上当以清肝利胆,温中和胃,取方用药需要紧扣病机,因为过于清则有碍脾胃,温燥失度又加重郁热,所以常取煨姜或桂枝 3~5g 即可达到温中和胃的目的。所取二药乃属温而不燥之品,非干姜、炮姜所能替代,药之炮制可谓极为重要,对疗效将起到潜移默化的作用,即使是当今疾病谱下,药物的演革,制作创新,仍需关注中药的传统制作,不得一概而论。此乃针对肝胆郁热,脾胃虚寒的证治取效之感,并非虚言。

(2) 升降平衡:临证时必须重视中焦脾胃,调理中土时又应十分注重气机的升降,而且谨守升降相衡之"度"。也就是掌握"升"要升到什么程度,"降"要降到什么位置,才可使之平衡,保持常态。此升降之"度"的衡量标准只能是临床疾病症状缓解的程度,譬如胃气上逆,嗳气频频之症,如药后症减,说明降已到位;又如头昏乏力,血压值低,拟用升举之法而得解,说明升已应效,均须以疗效作标准。处方时升降药物的使用,如提升之柴胡、枳壳,降气之旋覆、代赭等。为使脾升胃降的功能协调,升降药物常配对使用,如葛根配代赭石,取葛根醒脾和胃,除烦止呕,配赭石重镇降逆,两者一升一降,和胃安中。用葛根时必煨之,如《本经逢原》有云:"葛根轻浮,生用壮阳生津,熟(煨)用鼓舞胃气",且用量可为 25~50g,超过教科书常规用量的 2~3 倍,未见任何不良反应。可谓实践是检验真理的标准。

(3) 通补结合:膏滋药以补为主,即《黄帝内经》"虚者补之""劳者温之""损者益之"之谓,但用药要恰到好处,宁取循序渐进而不可峻补太过,不要求速成,大剂猛进。膏方内多含补益气血阴阳的药物,其性黏腻难化,若纯补峻补,会妨气碍血,留邪内闭,于健康无益,故配方用药必须动静结合,才能补而不滞。如生脉散可益气生津,敛阴止汗。但人参性味甘温,若属阴虚有热者,常以沙参代之。微苦补阴,甘则补阳,沙参味甘微苦,厥阴本经之药,又为脾经气分药。方中沙参既可补气,又抑麦、味之滋,三者相伍既气阴两补,又无过偏之害。总之,补而不滞,滋而不腻,以气血流通,脾胃健运,阴阳平衡为度。膏滋药除用于补虚,也可应用于一些慢性病、虚实夹杂者,但此时用祛邪之品,当慎重,攻邪"衰其大半即止"。

在膏方中配以轻灵流通之药,不仅可以避免因过度补益致中焦窒塞、脾胃迟钝之弊,而且能协同诸药起到补益疗效,其法有二:

1) 疏肝理气:常用绿梅花、佛手、延胡索、木蝴蝶、香橼皮等,由于这些理气药凉而不寒,温而不燥,适宜在膏方中调配以久服,故为临床所喜用。如绿梅花"芳香不燥,能鼓动津液";延胡索"行血中之气滞,温而不燥"等。

2)和胃通降:常用鸡内金、陈皮、香谷芽、炒麦芽、檀香等。如鸡内金一药,"对肝脾两经最合。健脾和胃,消滞而不伤正气""檀香则香而不燥,拌炒谷麦芽为最佳开胃药之一"等。两者又相辅相成,相得益彰。临床常选用滋阴降火之大补阴丸,滋补肝肾之二至丸,二者皆为清上补下的代表方。

(4)润燥适宜:在阴阳五行学说中,脾胃属土,脾为阴土,胃为阳土,脾喜燥恶湿,胃喜润恶燥。脾为阴脏,体阴而用阳,阳气易不足,然脾阴得阳气温煦始能运化无穷,故脾阳当健;胃为阳腑,体阳而用阴,津液易不足,但胃阳得阴津滋润方可受纳不断,故胃阴当润。正如《临证指南医案》所云:"太阴湿土得阳始运,阳明燥土得阴自安。"脾喜燥恶湿,用药忌柔用刚;胃喜润恶燥,用药忌刚用柔。因此在脾胃的调治过程中,对温燥及寒润药物的使用,应慎重有加,以防出现胃燥津伤或湿困脾阳之弊端。即使出现胃阴不足或脾阳不振之证,亦应牢牢把握脾胃之生理特性,以刚柔相宜,燥湿相济为原则,掌握寒温、燥湿之度。如白术与白芍相伍,健脾阳而不燥胃津;有胃阴不足之象,以怀山药、香扁豆健脾和胃,免白术之燥性,使用山药能滋养脾胃之阴,加石斛、沙参润养胃阴;见湿困脾胃之时,加用苍术、佩兰温燥以祛湿。

3. 量体选药,因人而异 膏方适合人群较为广泛,其用药多,服药时间较长,且每人的体质类型和疾病情况不同,不宜用成方膏方。秦伯未在《膏方大全》中指出:"膏方并非单纯之补剂,乃包含救偏却病之义。"其用药不仅重视补气、补血、滋阴、壮阳、益精、生津,还需注意其体内之所偏,详察病情,谨守病机,分气血,辨寒热,知开阖,分缓急,别脏腑。遣方用药注重扶正不留邪,祛邪不伤正,补勿过偏,循序渐进,否则易致阴阳气血失衡,诱发或加重病情。

(1)于常人来讲,据年龄的大小,年老者脏器衰弱、气血不足运行迟缓,宜在补益气血的同时增加行气活血之品。但应注意老年人元气已衰,用攻之法,及病即止,不可猛攻伤正,损伤元气;中年人脏气始衰,又多为七情劳逸所伤,用药宜补泻并行;小儿为稚阴稚阳之体,调养宜用甘淡之品。据男女性别之异,女子以肝为用,常伤于情志,故用药常以疏肝理气解郁之品。

（2）于病者来说，气虚者以补气为主，重在健脾益气，常用药物为生黄芪、炒白术、茯苓、当归、陈皮、杭白芍、桂枝、麦冬、五味子、防风、炙甘草等；血虚者以补血为主，重在补脾益肝肾，常用药物为怀山药、熟地、阿胶等；阴虚者以养阴为主，重在滋养肝肾，常用药物为甘枸杞、杭菊花、生地、怀山药、山萸肉、炒丹皮、泽泻、石斛等；阳虚者以温阳为主，重在温补肾阳，常用药物为肉桂、补骨脂、菟丝子、仙灵脾、鹿角胶等；痰湿者以化痰为主，重在健脾利湿，常用药物为党参、清半夏、扁豆、砂仁、莱菔子、苏子等；湿热者则以分消湿热，清泻伏火为原则，常用药物为藿香、山栀子、石膏、龙胆草、茵陈、大黄等；气郁者宜疏肝解郁，安神定志，常用药物为淮小麦、炙甘草、柴胡、枳壳、制香附、绿梅花、合欢皮、酸枣仁、佛手、延胡索、川楝子等；瘀血者当以活血化瘀，疏通经络为原则，常用药物分上、中、下，在上取以丹参、川芎、三七、地龙为宜；在中当用五灵脂、土鳖虫；在下拟用桃仁、红花、三棱、莪术、乳香、没药、赤芍、水蛭、坤草等，而三七、川芎、丹参等用于上中下皆宜，特别是三七在治活血中更有他药不能替代的作用。

还应注意先天禀赋、后天调养等。均需经仔细辨证后一人一方、量体用药配制膏滋。这样膏方的针对性强，疗效才能得以充分发挥。

膏方之制订，遵循辨证论治法度，具备理、法、方、药之程序，具有补中寓治，治中寓补，补治结合之特点。不仅养生，亦能治病。因膏方服用时间长，医者必须深思熟虑，立法力求平稳，不能有偏差。偶有疏忽，与病情不合，不能竟剂而废，医生与病家皆遭损失。故开一般处方易，而膏方之制订难。

"药尚平和,善用反佐"论

简便廉验是中医药的特色与优势,疗效是中医立足的根本。我在临床处方用药之时向来慎重,无论是普通常见病还是疑难顽疾,从来都是诊询入细,明审病机,所选用方剂虽然药味不多,也不曾见偏怪之药,却能屡屡治愈疑难顽疾。选方用药多采取"调养""调节"的方法,重视守方与变方的关系,我认为处方用药切不可操之过急,只要辨证不误,治疗方向正确,药方能切中病机和病位,就不必轻易改弦更张,而应守法守方,缓以图之。鉴于疑难病症机因复杂,在用药中往往需要超越常规,另辟蹊径,取以"兼备"及"反佐",正合前辈医家裘沛然"假兼备以奇中,借和平而藏妙"之说。

人身是一个整体,人之所以生病,就是整体功能的协调出了问题,失去了常态,无论是外感还是内伤,无论器质性病变还是功能紊乱,用药之时都应从整体着眼。中医治病就是以具有不同寒热温凉偏性的药物通过组方配伍,来纠正人体偏颇失常之处。但在这个"以偏纠偏"的过程中,又应注意不能矫枉过正,以免造成新的失常,出现因药致病,需以平和之剂,既能治疗疾病,又不伤及本体。我所说的"平和"之剂,并非单是指方剂配伍的药味少,剂量轻,而有其更深层次的含义。

一、"平和"之义

"平",大而言之就是《黄帝内经》所言人身"阴平阳秘"的平衡状态,其义重在各脏腑本身的阴阳平衡状态及功能活动的正常,因脏腑各有其阴阳,阴阳没有"太过"或"不及",就能发挥其正常功能。如对肝脏而言,肝阴不足则易出现肝阳上亢,从而出现自身系统的功能障碍,表现如头昏头胀,眼目胀涩,口干苦,胁肋胀痛等症状;肝阳上亢又会反过来导致肝阴的损耗,出现恶性循环,最终使脏腑功能及本体受损。

"和"是中医文化之精髓，具体到人之脏腑来说，即指其功能之间的和谐，即五脏六腑之间的制化如常。主要是指脏腑之间"五行生克制化"关系没有"太过"或"不及"的偏颇情形，没有"相乘"或"相侮"现象。比如按照五行生克关系，"木生火，木克土，金克木"，具体到脏腑五行即是阐释"肝，脾，心，肺"的关系，若肝木太过则克伐脾土，在临床上则表现为肝病患者会出现脾胃消化功能的异常，胃脘胀痛，嗳气不舒，便前腹痛，泻后痛减等；肝木太旺，扰动心火，则会出现情绪烦躁，口腔溃疡，小便短涩黄赤，失眠等症；肝木太过，反侮肺金，即是所谓"木火刑金"，易出现咳嗽咯血等症。

"平和之剂"的配伍，即是建立在对人体正常生理把握之上的，对人体脏腑生理特性与功能，脏腑之间的相互制化关系十分明了，然后在诊疗过程当中去抓住病人所述异常症状进行分析，归纳出疾病的病机，针对病机来拟定治疗大法。

临证应十分注重脏腑生理病理的演变，知常达变，以复其平。如治肺系疾病重"翕辟"，中医认为肺为华盖，翕辟之脏，主司呼吸，以宣降通调为顺，并认为"上焦如羽，非轻不举"，肺喜宣通，而恶壅塞，故治疗用药宜轻而不宜重，重则易过病所，因此用药上敛散结合，复肺之宣发肃降；治肝系疾病重"体用"，因肝脏为升发之机，主司疏泄，又主藏血，体阴而用阳，用药宜条达肝气、柔养肝体同施，根据临床症状的不同，又有疏肝、调肝、清肝、平肝、柔肝、养肝之不同；治脾胃疾病重"升降"，脾胃为一身气机升降之枢纽，用药注重升脾气与降胃气的结合，并认为脾胃的气机升降功能正常有赖于肝胆的制化，升降要有"度"，应以"效"为"度"，升降不过位，用药要把握平衡，"治中焦如衡，非平不安"；治心系疾病重"通养"，心主血脉，心脉要通畅，又要重视心阴，治疗上以温通心脉，益养心阴共用；治肾系病重"补泻"，因肾为"水火之脏"，内寓先天之"元阴、元阳"，主司封藏，宜补不宜泻，但又要注意，实中有泻，泻中有补；在治疗皮肤病方面，以"肺主皮毛，脾主肌肉"立意，主张"以内治外"，重肝、脾、肺的调和。

"平和之剂"的配伍，离不开对中药性味功效的纯熟掌握。因每味中药本身就含有多种成分，兼具多个功效，可以说是一个复方。我临床上常采用一药多效的中药，通过精当配伍，使其多种功效得到有效发挥，既减少了药味，又达到了全身调整的目的，提高了整体疗效，这也是中医"整体观念"所在。如我临床善用竹茹，以其性微寒而味甘，既入胆胃二腑，又归心肺两脏,为上中二焦之要药。善开胃郁,降逆胃气,具有止呕和胃,清肺祛痰,通利三焦之功,为宁神开郁之佳品。如脾胃虚寒,兼有他疾,以姜炙竹茹,无碍于脾,反可起到和胃健脾,使胃受纳,药半功倍之效。临床中发现竹茹能调和诸药,功过甘草,又可起到治疗作用,可谓有益无弊,一举双得。又如桂枝与白芍的伍用,既能调和营卫,又可通调血脉,温通阳气,启发生机。正因对药性的纯熟,我临床用药之时,多以平和多效之药组方,而绝少选用偏性过强或者毒性药物。在药物用量上或"重拳出击",或"点到为止",或"润物无声",或"多管齐下",十分灵活,以临床取效为目的。如针对肝郁不达导致肝胃不和的病人,我常用绿萼梅以开郁和胃,教科书中绿萼梅的常规用量为5g,而我一般用量在15~20g,因其芳香开郁之功,非小量可达。我开具的处方多是十二味左右,但仔细分析则能发现,其一方之中有多方,一方之中有多法,有时方中只取成方中某几味药,有时只取方义而另组新方,是师前人之法,而不泥前人之方,为善学古人之意者。

临床上用药炮制也是一大重点,药材的生制不同,其性味与功效大有区别,药物的炮制确是有其深刻临床意义的。如"九制地黄",即通过九蒸九晒所得到的熟地,其滋阴补血的功效与当前药房中所售熟地可谓有"霄壤之别"。在治疗肝胆有热,脾胃虚寒的病人时,我喜用"煨姜",生姜煨用,减其辛热之性,留其温胃暖中之功,疗效颇佳。又有古人常用的"砂仁拌熟地"滋补而不碍胃,"熟地捣麻黄"以疗阴疽,"蒲黄炒阿胶"补血、止血兼得等。

二、"反佐"之法

反佐法的运用所针对病症多错综复杂,如真寒假热,真热假寒,大实有羸状,至虚有盛候等情形。如真寒假热者,处方当以大辛大热之品治其寒,是治其本,但常因病灶真寒格拒,药难达病所,疗效多不佳。须有向导引之,避实就虚,巧寻经隧,直达病灶。这个向导就是引药,如真寒假热者在大剂量热药中加一点寒药,真寒病灶受到同气相吸,就会很容易接受热药,从而使热药长驱直入,直达病所,其治当效如桴鼓。

反佐之法,肇始于《素问·五常政大论》中所说"治热以寒,温而行之;治寒以热,凉而行之"与《素问·至真要大论》中"奇之不去则偶之,是谓重方,偶之不去则反佐以取之,所谓寒热温凉,反从其病也"。可谓其发端。至汉代张仲景《伤寒论》中有"白通加猪胆汁汤"的用法,其中以苦寒的猪胆汁加入大辛大热的白通汤中,防止寒热格拒不受,引药破阴,是为善用反佐之典型方剂。

临床常用治疗肝火犯胃证的元代朱丹溪名方"左金丸",所治之证见胁肋疼痛,呕吐口苦,嘈杂吞酸,舌红苔黄,脉弦数,乃肝经火郁,横逆犯胃所致,治当清泻肝火,降逆止呕。方中用黄连为君,清泻肝火,治病治本,肝火得清,则不再横逆犯胃。但方中以少量吴茱萸配伍(黄连∶吴茱萸=6∶1),一者取其辛热之性,以制黄连苦寒,防止苦寒伤胃;二者吴茱萸可疏肝降逆,疏肝则肝郁得解,降逆则呕吐得止,又吴茱萸性热,可入肝经区,引黄连直入肝经以泻其火。

我临床善用反佐之法,认为其意有二:一是指药物寒热之性的反佐,即大队温热之药中加入苦寒之品或诸多寒凉药队中加入少许辛热之味以佐制其性;一是指药物升降之性的反佐,即针对病位及病性,在沉降药中加入升提药味防其过于重坠,或在升发之品中制以重镇之药,防其升发太过,并以此发明了诸多升降相制的药对,如在治疗"眩晕"时,我喜用葛根配赭石,二者一升一降,相反相成,共同达到平衡气机的作用。

反佐法不仅体现在药物配伍上,还有药材饮片的"制法反佐",就是用药时虽然没有加反佐药,但在制法上别有妙法。如治真热假寒药,将寒凉药适当经火炒制,这样取其火性,使热性附于寒药,从而使寒药趋之病灶而不会产生格拒。还有服药时的"服法反佐",即汤药内服的反佐法,热药冷服,寒药温服,以免出现格拒现象。总之,反佐法的运用意在防止配伍偏颇,进而使人体升降气机趋于平衡,恢复正常生机。

由此,我认为"引火归原"法也可以列入反佐之列。"引火归原"也称"引火归源"或"导龙入海",即是指引虚浮之火,归于本源。是针对虚火上浮、火不归源而设的一种中医特色治法。《素问·至真要大论》"微者逆之,甚者从之"之说,开其先河。新安医家程钟龄言:"肾气虚寒,逼其无根失守之火,浮游于上。当用辛热杂于壮水药中导热下行,所谓引火归源,导龙入海。"因肾水亏于下,心火炎于上,多见口干唇裂,频欲饮水的症状,而患者舌脉均无阳证之象。若是独用滋阴降火之法,往往见效不明显,这种情况,滋阴降火方药中少佐肉桂,以"引"浮越之"火"下"归"其"源"。

　　"火不归原"又有一种为"阴盛阳衰,阴格阳于外"。如《医理真传》载有"潜阳丹",治疗少阳之真气为群阴逼迫,不能归原出现的"面目忽浮肿,色青白,身重欲寐,一闭目觉神飘扬无依者"。方中龟板"有通阴助阳之力",用以引游龙归位。以附子与生龙牡、磁石同用,于咯血、失眠、心悸、男子遗精、女子梦交等属于虚阳上越者,以介齿质重之品交通阴阳,防止大热之药难以入阴。仲景名方"金匮肾气丸"中有"三补三泻"的配伍,即是泻肾中格阳之阴,更防止桂、附补火引起上焦火旺之偏。

　　临床常用反佐药物当推黄连与肉桂。肉桂,辛甘大热,入肺、脾、心、肾、胃诸经。有温中补阳,散寒止痛之效,还有温通经脉,鼓舞气血生长之功,其浑厚凝降,守而不走,偏暖下焦,能助肾中阳气,并能纳气归肾,引火归原。吴仪洛《本草从新》中称其能"引无根之火,降而归源",为历代医家引火归原的常用药。但作为反佐药使用时,在大队滋阴壮水药中仅需少佐几分(我常用1~3g)即可,肉桂要选上等的官桂,只有官桂才是酸甜苦辣诸味俱全,引火下行之功才能有效发挥。黄连苦,寒。归心、脾、胃、肝、胆、大肠经。清热燥湿,泻火解毒。苦以降阳,寒以清热,善去中焦湿热而泻心火,我常用炒黄连3~5g以制药性,过多则处方之性易为改变,这是临床经验所得。我曾治一糜烂性结肠炎患者,其反复腹痛腹泻夹白色黏冻,服用西药糖皮质激素治疗多年,症情反复发作。兼见口干咽痛不欲饮,眼目干涩,头胀痛,腰膝酸软,足胫怕冷,小溲频数,时有排解涩痛感,入睡困难。求诊于我,初以健脾除湿,通利腑气之法,药后腹痛消失,大便日一到两次,尚成形。但其兼症未见明显改善。按其病症非一腑之疾,心肾亦有受及,故出现诸多症状,诊其脉细弦,舌淡红苔薄白,予以引火归原,调和胃肠继之。处以:北沙参20g,怀山药20g,石斛15g,枸杞15g,茯神20g,远志10g,炒川连3g,肉桂2g,淫羊藿15g,酸枣仁30g,琥珀10g,灯心草3g。药进3剂病人即反馈其腰膝酸软及足胫畏寒改善,睡眠亦有好转,唯咽干痛加重,眼目干涩仍见。嘱其余药肉桂减至1g,续进4剂,咽干眼涩大减,他症亦未见反复。因其久泻之下阴阳俱损,现阴虚阳浮之象,予引火归原之法,只宜滋阴药中稍佐辛热之味以为引导,且不宜久用,故于方中仅减2g肉桂用量,其效立殊。

"经寒纬热"论治外感热病

外感热病是人体感受六淫之邪或寒热疫毒之气,以发热症状为主要临床表现的一大类外感病证的总称,包括了西医学中的部分感染性疾病与传染性疾病。中医与外感热病的斗争史已经有两千多年,在漫长的过程中,中医逐渐形成了行之有效的诊疗外感热病的理论和方药体系,捍卫了人们的健康,并且留下了大量的学术典籍,有力地推动着中医学术的发展。

早在两千年前的中医学奠基之作《黄帝内经》中即有"热论"及"评热论",从外感热病的病因病机、症状、治疗原则等方面做了全面的论述。至东汉末年,"医圣"张仲景在《黄帝内经》认识基础之上,结合自身对伤寒类外感热病的诊疗经验,撰写出《伤寒杂病论》,该书中所说伤寒所指乃是广义伤寒,即外感热病的总称,书中建立了一整套的辨证论治方法,提出了辨治外感热病(伤寒)的"六经辨证"法,为后世诊治外感热病提供了可师之法。随着历代医家对外感热病的认识不断深入,尤其至金元时期,刘完素倡"火热论",创表里双解之法,开外感热病"寒温分论"之先河。明清时期,在外感热病诊疗的发展上,涌现了大批与前代见解不同的医家,他们在总结和继承前人的基础上,结合各自的临证体悟,对外感热病进行了开拓性的深入研究,形成了大量的专著。其中以清代叶天士、吴鞠通等为代表的温病学家在《伤寒杂病论》及前贤理论的基础上提出"卫气营血辨证"和"三焦辨证",更是成为指导温病辨治的重要方法,使得中医在诊治外感热病的理论和方法上都更加成熟完善。在其后诊治外感热病方面,逐渐分成了"伤寒学派"和"温病学派"两大派别,后又有"寒温一体论",但在"寒温一体论"中,有以伤寒统温病的"伤寒温病学派"和以温病统伤寒的"广温病学派"的不同。"寒温分论"对外感热病的研究做出了巨大贡献,完善了中医外感热病的诊疗体系,但由于医家所处时代、地域、认识水平的不同,学术上难免会有偏颇,也造成了长达近三百年的"寒温之争",时至今日,仍在影响着临床外感热病的辨治。

近代以来，西医抗生素的发明，给人类治疗感染性疾病提供了利器，在治疗发热性疾病中发挥了巨大作用。不到一百年的时间里，人工发明的抗生素已经更新换代了几代，当前治疗发热性疾病俨然已经成了抗生素的时代，对于外感热病，但凡有发热情形，人人悉知"消炎"之法，某些中医工作者清热解毒之药用之始终，伤阳损阴，戕害本体，殊不知中医治疗外感热病有寒温之分，阶段层次之别，客观上造成中医在治疗外感热病方面渐无用武之地。但抗生素的滥用，导致其副作用越来越突出，也使很多细菌发生变异，耐药性增强，使人们不得不寻求更高级别的抗生素用来对抗。尤其是近年来屡屡出现大规模病毒感染性的传染病，因其对抗生素不敏感，发病难以控制，成为西医学的难题。中医在防治"非典"上显现出来的独特优势，使更多的学者开始聚焦到中医治疗外感热病的理论和方药上来。

中医认为外感热病的病因多是六淫或疫疠邪气，由于病因的不同，及在疾病发展过程中受到患者体质因素的影响，而产生不同的变化。因此，不论是寒邪还是热邪所导致的外感热病，均可随疾病的发展而发生转化，且皆可导致伤阴伤阳的证候出现，除了发热症状，不仅临床表现各不相同，其发展变化与转归、治疗，都不尽相同。古人受所处时代的历史条件限制，不可能逐个细加区别；且各医家遇到的疾病流行的病种和病情表现各不相同，只能根据自己所见到的情况，发掘它们病理过程中所表现出的通性，总结辨治规律，无法深入到每个疾病的具体细节。

我自幼跟祖父徐恕甫老中医学医，徐恕甫先生是名满合巢的中医大家，曾任安徽省中医研究所研究员，中医理论及临床造诣颇深，在治疗外感、内伤病方面均有独到见解。他在安徽中医学院（现安徽中医药大学）教习《伤寒论》时，认为"用古方治今病，如拆旧屋造新房，必经大匠之手斧之削之，长短适中，节节中窾，方能成其大厦"。主张对仲景"六经辨证"法的学习要结合临床实际，要"临机应变，因证制宜，活泼运用"，不可拘泥于《伤寒论》之方而不知变通。我受祖父这种以临床实践为准则的治学思想影响，在辨治外感热病之时，不拘于伤寒以"六经辨证"，温病以"卫气营血辨证"的定式，倡导将伤寒和温病对热病证治的理论统一起来，使伤寒与温病融合，然后根据辨证选方用药。

"六经辨证"是仲景在《素问·热论》等篇的基础上,结合伤寒病证的传变特点总结而成,以太阳、阳明、少阳、太阴、少阴、厥阴来划分疾病的深浅及邪正盛衰的辨证方法。从病变部位上讲,太阳病主表,阳明病主里,少阳病主半表半里,而三阴病统属于里。"六经辨证"的重点,在于分析外感风寒引起的一系列的病理变化及其传变规律。

"六经辨证"以六经病证作为辨证论治的纲领,概括脏腑、经络、气血的生理功能和病理变化,对外感疾病的发生发展过程中的各种脉证进行分析、综合、归纳,用以说明病变部位、性质,正邪的盛衰,病势的趋向及六经病之间的传变关系,并据此确定治法、处方、用药。

"卫气营血"辨证是叶天士在《黄帝内经》的基础上,引申仲景的表里辨证理论,经过临床实践总结而得出。它既是对外感热病四类不同证候的概括,又表示着外感热病发展过程中浅深轻重各异的四个阶段。

卫分证主表,病变部位多在皮毛、肌腠、四肢、头面、鼻喉及肺,邪在卫分,宜辛凉汗解,祛邪外出;气分证主里,病变部分多在肺、胸膈、脾、胃、肠、胆、膀胱等,邪在气分,宜清热生津,既不能汗解,又忌用营血分药,不致引邪入阴;营分证是邪热深入心营,病在心与心包,用清营透热法;血分证则多侵及心、肝、肾,宜用凉血散血兼以养阴之法。

临床所见大多数外感热病都遵循从表入里,由轻而重,或自上而下的趋势,"六经辨证"及"卫气营血辨证"即是依此而设,无论是"六经辨证"还是"卫气营血辨证",两种辨证方法对于外感热病的分层次、阶段的认识,须得灵活对待,"六经"的层次和"卫气营血"的阶段区分,在临床上有各自的优点,但也有不足,都未能全面地认识和诊治外感热病。"六经辨证"及"卫气营血辨证"二者都是辨证论治的产物,不应对立,须结合起来,对外感热病的论治,以"六经辨证"为经,以"卫气营血辨证"为纬,在辨证以及用药上将二者灵活应用,才能使外感热病辨证施治更加完善。在方药的选用上,可不必过分拘泥经方和时方的界限,宜在临证时灵活掌握运用。应该通过确定病邪病因的种类、病变所处的阶段、病性的寒热虚实、传变的趋势,根据患者发热不同阶段,予以分别诊治。

我曾诊治一石匠,连续数年,每到炎夏时节就会出现持续性恶寒发热,体温高达39.5℃以上,发热后汗出,但病情并未得到缓解,每次发作均持续多日,直到天气转凉发热才会消失。曾在当地求诊中西医多次,病情未得到解除。接诊之时,病人症见口苦溲黄,口渴喜饮,饮食少进,体软乏力,舌红苔滑,诊脉弦数。曾做 X 线检查,提示右肺尖部陈旧性结核,右中肺野外带斑片状模糊影。询问病史得知,宿有肺部结核病史多年。我认为此病应属中医温病理论中所谓"伏气"所致。"伏"者,乃温毒深藏于内,移时而发,因为伏气属温,温者为热,故往往多发于夏秋之际,况且病人宿疾在肺,而肺主燥,为秋之当令之气,症现口渴欲饮,大汗不已,此正是邪伤气分征象。而患者恶寒发热,口苦溲黄,饮食少进,以伤寒"六经辨证",则病属少阳。综合脉症,将其病机概括为"热毒内伏,邪及少阳,木火刑金,肺失宣通",予和解少阳,清透热毒法,方用白虎合小柴胡汤加减,方中石膏、竹叶、芦根以清阳明气分之热,柴胡、黄芩、青蒿以和解少阳,清透伏邪。温病最易伤津耗气,故方中佐麦冬、沙参以益气阴。药进 1 周,身热得解。此案正是我灵活运用温病"卫气营血辨证"和伤寒"六经辨证"相结合辨证而取效。

又治一六十多岁患者,畏寒高热,咳嗽胸痛,时见铁锈色痰,素有咳嗽病史,诊时呼吸急促,口渴喜饮,舌苔色黄而滑腻,脉象浮数。体温 39.6℃,心率 82 次/min,血压 132/84mmHg,心音较低,右肺下叩浊偏低,呼吸减弱,可闻及少许湿啰音,左侧未闻及异常,伴有轻度脱水;X 线检查示:右肺有大片均匀致密影。实验室检查:白细胞高达 3.1×10^9/L,中性粒细胞的百分数增强至 80%。西医诊断为"大叶性肺炎"。我认为患者是因起居失常触感新邪,首犯于肺,以致宣降失职,卫气被遏,而见寒战身热,所谓寒战并非寒象,而是热盛的表现。咳嗽痰色铁锈,苔黄滑腻等症亦属邪热蕴结于肺,伤损肺络所致,属温病热在气分证。处方以鲜竹茹 9g,瓜蒌皮 12g,生石膏 60g,川贝母 9g,黄芩 9g,冬瓜仁 12g,银花 12g,杏仁 9g,连翘 9g,芦根 30g,甘草 3g。连服 2 日,每日 1 剂,但药后体温仍在 39.5℃,咳喘加剧,痰中加血,舌尖红苔黄腻,脉浮数。证属肺热壅盛,热伤于阴,宣降失司,急予《伤寒论》之麻杏石甘汤加减,方药:麻黄 3g,杏仁 10g,生石膏 80g,瓜蒌皮 10g,银花 12g,蒲公英 15g,北沙参 15g,丝瓜络 15g,芦根 30g,甘草 5g,每日 2 剂。药后体温降至 37.5℃,咳喘减轻,但见自汗不止,血压下降至 90/60mmHg 以下,呈虚脱危象,故急予独参汤频饮,以扶正救脱。病情趋向好转,自汗渐止,血压为 98/66mmHg,有回升,体温在 37℃ 上下;舌质尖红腻,苔稍退,脉虚微数,属气阴两虚,余邪未肃之征,以益气养阴,清热化痰之剂善后。以温病"卫气营血辨证",但不拘于仅用温病时方,终以大剂麻杏石甘汤加减获效。

对"六经辨证"和"卫气营血辨证"两种辨证体系的结合运用,是建立在对经典理论的熟识之上的,更重要的是要勇于在临床实践中运用,只有多多临证,才能够做到融会贯通,用之得心应手,不至于被条文所束缚。

由于近一个世纪以来,大众习惯于外感热病初起寻求西医学方法治疗,所以当前中医所接诊的外感热病病患多非外感初期的病人,有时症情表现并非单纯寒热之象,而是寒热错杂,虚实互见,辨治更要入细,对刻下症情的分析须经寒纬热,从不同角度着眼,确定症情的发展阶段,根据病情灵活运用经方时方的化裁,才能有效地阻断病情的进一步发展,祛除外邪,恢复常态,发挥中医在治疗外感热病上应有的特色与优势。

"阴常不足"论见解

对丹溪"阳常有余,阴常不足"以及张介宾"阳非有余,阴常不足"的观点,我感悟颇深。张介宾说"凡物之死生,本由阳气,顾今人之病阴虚者十常八九,又何谓哉?不知此一阴字,正阳气之根也"(《类经图翼·真阴论》),从阴阳互根的角度提出阴精是阳气的物质基础。故而治临床虚证犹重于阴液的保养,或滋阴补肾,或养阴清热,或养阴生津,或养阴益气,或补阴止血,或坚阴泻火,或育阴潜阳,随证变迁,竟能出神入化。

结合当今国人习惯,生活水平日益提高,膏粱厚味已成平常,人无节制者,每每化湿、生热、伤阴。且渴求欲壑而所愿不遂者甚多,因病而郁,因郁而病,病患多郁,久则五志过极,皆能化火,火热内生而伤阴,故阴虚体质者众。倘若见之湿郁,一味温燥化湿,孟浪以辛香理气,则更耗其阴,非但无功,反致益疾延祸。

一般地说,肝阴亏虚多选生地黄、北沙参、白芍、枸杞子,常用一贯煎合芍药甘草汤;脾阴不足,多加用太子参、山楂、鸡内金、山药之类;肺胃阴伤,多选石斛、北沙参、麦门冬、白芍、百合、生地黄等,常用生脉饮、麦门冬汤和养胃汤;心阴虚或心肝阴虚,多选酸枣仁、柏子仁、白芍、百合、合欢花、生地黄,常用天王补心丹;病久及肾,肝肾阴虚,多选熟地黄、枸杞子、山茱萸、山药、白芍、女贞子,常用归芍地黄汤合二至丸。另外,滋阴药性滋腻,易碍胃肠,临床运用滋阴法时,常配以绿梅花、香橼皮、白扁豆等运脾和中之属,使方中静中有动,滋而不腻;对湿热较著者则宜慎用滋阴法或酌加藿香、佩兰等芳香开窍之品。

用滋阴法,或疗疾,或防病。在治病之前,即治疗未病之所,此经言所谓"上工"是也。如治疗脾胃病,用药既不能克伐太过,有伤于脾,又当适度掌握方药配伍及剂量大小。辛香理气药,少投则可行气化湿,悦脾醒胃,过用则破气化燥,反损脏腑,对阴血不足及火郁者更当慎之,以防止耗阴助火,故用丁香、沉香等辛窜温燥之品,均不过投,并常配伍白芍以制约其性。至于濡养胃阴之石斛、竹茹、北沙参等,则不吝于用。

临证不仅用于内科杂病,即使对于小儿夏季热治疗,仍不忘"未病"养阴。因小儿有"脾常不足"的生理特点,运化力较弱,稍有不慎即容易发生脾胃疾病。运用清热解毒药时,为防其苦寒伤胃,每施用太子参、鸡内金、山药等养阴药以守脾胃之阴,并酌配谷芽、甘草等佐药,时时不忘顾护胃气。

脾阴一说,《黄帝内经》虽无提及,但后世学者认为书中提到的"脾藏营"及营阴的概念蕴含脾阴的雏形,脾阴不足的证候常为脾胃病证与阴虚证并见的症候群,在脾阴治疗上有独到见解者首推缪希雍、吴澄、胡慎柔三位医家,分别代表着脾阴治疗之甘凉益阴、芳香甘平及甘淡实脾三法。而对于脾阴虚证的成因及治疗,我有我的见解,认为脾阴不足证并不是脾的本身产生的,而是肝肾阴虚和阳明及肺经燥热所导致。前者因患者素体阴虚,或生活失于调摄,劳心竭虑,营谋强思,致伤于肝,郁而不达,日久而致肝肾阴虚,阴虚产生内热,伤及于脾,耗伤津液,引起脾阴亏虚;后者为阳明及肺经燥热所致,因土为脾胃,分阴阳,脾为阴,胃为阳,或肝气不舒,郁而化火,或嗜食肥甘厚腻,辛辣香燥,热积于脾,日久伤及脾胃,形成阳明燥热,消灼阴津,累及于脾,而形成脾阴不足证。又肺主燥,肺经燥热,日久子伤及母,二燥相炽则成脾阴虚证。治疗上首选二至丸、一贯煎以养益肝肾,滋阴条达;若见食欲不振,口干咽燥,舌红少苔等阳明燥热证者,加养阴益胃、清热润燥之品,如沙参、麦冬、生地、玉竹、石斛等。取方用药要注意滋而不腻,防止偏盛。针对病机提出"滋而不腻,温而不燥,补而不滞"的用药法度,此之法则用于临床,疗效显著。

"肝胆郁热,脾胃虚寒"论

"肝胆郁热,脾胃虚寒"病机理论,虽然我们可以从前贤所立诸方中找到相关的内容,如仲景半夏泻心汤、黄芩黄连干姜人参汤、黄连汤,以及后世黄连温胆汤,都是寒热并用,肝脾同治之例,但明确提出"肝胆郁热,脾胃虚寒"病机并且加以系统论述者甚少。近年来,通过对中医学肝胆脾胃相关病症以及诸多慢性疑难杂病发病机因的探求,发现很多疾病在其发生、发展的过程中,表现出兼具"肝胆郁热,脾胃虚寒",寒热交错并存的病理状况,或肝胆郁热较甚,或脾胃虚寒为重。有鉴于此,今就"肝胆郁热,脾胃虚寒"病机理论进行系统的整理和研究,使其能够更好地指导中医临床实践,将通过以下几点内容对此病机理进行具体的阐述。

一、肝胆脾胃四者之间的内在联系

肝胆脾胃四者的生理功能及特性:肝以血为体,以气为用,有"体阴而用阳"之特点,"体"者为根本,"用"者为功能,肝体为肝用之物质基础,而肝用是肝体的功能体现,肝体喜润喜柔,以阴为主,肝用则喜疏喜达,以阳为用,此阴阳互用,动静相依,是肝脏生理特性中最为独特之处。肝的生理功能有二:一主疏泄,二主藏血。肝主疏泄是指肝脏具有疏通畅达气机,促进全身气机升降出入运动的功能,而肝主疏泄又并非仅限于气机调畅而言,还可涉及血液的运行、物质代谢、精神活动、月经动态等一系列的生理功能。肝藏血则指肝具有贮藏血液和调节血流量的功能,《素问·五脏生成》篇云:"故人卧血归于肝。"脏者属阴,腑者属阳,肝为厥阴之脏,胆为少阳之腑,肝胆互为表里,联系甚密。胆为奇恒之腑,内藏胆汁,而胆汁来源于肝,《脉经》谓"肝之余气泄于胆,聚而成精",故胆藏泄胆汁的功能受肝的疏泄功能影响。而胆主决断,《素问·灵兰秘典论》云:"胆者,中正之官,决断出焉。"肝主谋虑,却需胆之决断。此外,从胆的生理特性来看,胆附于肝,秉性刚直,主决断,胆气宜升,而胆为腑,胆汁宜泄,故胆具升降之特性。

脾胃亦互为表里,从两者生理功能及特性来看,脾胃各有所能,各有所主。脾为"仓廪之官",主司运化;胃为"水谷之海",主司受纳。脾主升清,胃主通降;脾喜燥而恶湿,胃喜润而恶燥,脾胃之间纳运相关,升降相合,燥湿相济,为五脏六腑之枢纽,合称为"后天之本"。胃主受纳,有受纳水谷,腐熟水谷的作用。脾主运化,其气主升,能使胃中水谷精液输布于周身,营养机体脏腑组织,所谓"饮入于胃,游溢精气,上输于脾"。脾主运化还包括运化水湿,其运化水湿的功能在人体水液代谢中又起到极为关键的作用,若脾失健运,水液的输布代谢障碍,可出现各种水湿潴留的症状。再者脾亦有生化、统摄血液的功能,但仍不出其运化之能,升清之用。

肝胆脾胃四者之间的病理制化:肝胆脾胃四者之间,生理相用,病理相因,而非各自为用,各自为病,独立存在。肝主疏泄,脾主运化,胃主受纳,脾胃的纳运功能有赖于肝气疏泄作用的协调,如唐容川云:"木之性主于疏泄,食气入于胃,全赖肝木之气以疏泄之,而水谷乃化。"若肝气郁结,失其疏泄,必病及脾胃,影响脾胃纳运而出现各种肝脾不调、肝胃不和之症。反之,肝木又有赖于脾土的滋培。脾胃为后天之本,一有损伤,不能生气化血,气血不足,阴阳失衡,五脏六腑皆受影响,肝脏亦不例外。故赵羽皇指出:"盖肝为木气,全赖土以滋培,水以灌溉,若中土虚则木不升而郁",出现土不荣木,土衰木横之象。此外,胆腑藏泄胆汁的功能与脾胃升降关系密切,胆气的升发疏泄,有利于脾胃升清降浊,而脾胃升降纳运有常,胆气才能升清,胆腑才能藏泄有度,排泄胆汁,所谓"土气冲和,则肝随脾升,胆随胃降"。若胆胃升降失于协调,则可出现胆胃同病的病理变化。肝胆脾胃四者之间不仅在生理上联系密切,而且病理制化亦互为相关,故临床上出现肝胆脾胃四者同病的状况甚为常见。

二、"肝胆郁热,脾胃虚寒"病机的形成及影响因素

1. 病机形成 在"肝胆郁热,脾胃虚寒"的病理状态中,两者并不是单独存在,互不相干的,而是相互影响,相互制化所形成的复合的病理因素。但寒热犹如冰炭,两者又如何会兼存,而非寒随热化,热随寒化? 从以上肝

胆脾胃之间的生理特性及病理制化来看,肝为刚脏,喜条达而恶郁滞,且体阴而用阳,临床多郁而易热。脾为阴土,喜燥而恶湿,其病多湿而易寒。而胆胃与肝脾互为表里,其病理变化亦多如此。或因胃为阳明燥土而出现腑实不通的情况,但多为外感热病使然。而对于诸多内伤杂病而言,肝胆脾胃四者之间的病理则多从"肝胆郁热,脾胃虚寒"的性质转变,出现寒热交集,寒热各居其位,相互格拒的状态。今从临床实际来看,形成"肝胆郁热,脾胃虚寒"病机不但可责于肝胆气机郁结,亦可由中焦脾胃受损而致。

肝胆郁结在诸多内伤杂病中,气机郁滞首当其因。朱丹溪谓:"气血冲和,万病不生,一有怫郁,诸病生焉,故人身诸病多生于郁。"而"郁"者,又先责于肝胆。肝主疏泄,喜条达而恶抑郁。且肝主谋虑,胆主决断,人的精神情感、思维决策多受其左右,故肝胆之气多郁滞。肝为将军之官,体阴而用阳,其性急而动,若郁滞日久必从火化,耗血劫阴,而见口中干苦、心烦易怒、失眠多梦、头痛眩晕等郁火内炽,肝阳上亢之候。而肝胆郁滞,失于疏泄,必影响脾胃的纳运功能,脾胃纳运失健,升降失宜,寒湿内生,阻遏气机而胀、满、呕、痛、泄诸症丛生,最终出现肝胆郁热,脾胃虚寒,寒热交杂并存之势,正如叶氏所言,"肝为起病之源,脾胃为传病之所"。

关于脾胃损伤,东垣有云:"内伤脾胃,百病由生。""百病皆由脾胃衰而生也。"脾胃乃后天之本,气血生化之源,五脏六腑之枢纽。若脾胃受损,寒湿内生,纳运失常,气血化生不足,肝体失其柔养,肝木条达之性有失,则郁而为病。再者,脾胃受伤,升降失权,清阳无以升,浊阴无以降,从而影响肝胆的升发疏泄,肝随脾升,胆随胃降的生理无以运转,则出现肝胆郁滞,气郁化火,而形成"肝胆郁热,脾胃虚寒"的病理机制。

2. 影响因素　疾病谱的改变:随着时代的变迁,生活习惯、生活环境及自然气候的改变,人类的疾病亦发生了很大的变化,许多疾病如糖尿病、冠心病、肥胖、肿瘤等诸多现代疾病,虽在古代亦有见之,但远非如今之普遍。沿流溯源中医学发展的历史,上从张仲景《伤寒论》以辛温回阳为主导,下则李东垣的"脾胃论",朱丹溪的"阴常不足,阳常有余",张景岳、薛立斋之"温补脾肾",以及叶、薛、吴、王的"温热理论",皆是根据当时具体的人文、地理、社会、生活环境的改变相继出现的不同的医学流派理论和观点。而从当今社会来看,人们生活的环境、生活方式、精神状态都发生了较大的变化,诸多新的病种开始出现,疾病的致病机因亦出现新的变化,其中"肝胆郁热，脾胃虚寒"病机则成为引起临床诸多疾病最为主要的致病机因，故对"肝胆郁热，脾胃虚寒"病机进行系统的整理和研究，正是为了适应这一新变化而进行的。

饮食、情志的影响：饮食、情志对于疾病的发生、发展具有较大的影响，不论是外感还是内伤，都与人的饮食、情志有着密切的关联。正如《素问·热论》说："病热少食，食肉则复，多食则遗，此其禁也。"《伤寒论》曰："病患脉已解，而日暮微烦，以病渐差，人强与食，脾胃气尚弱，不能消谷，故令微烦，损谷则愈。"皆揭示了饮食对于疾病转归预后的影响。而《素问·痹论》"饮食自倍，肠胃乃伤"及《脾胃论》"饮食五味，常则养人，异则为邪"则说明疾病的发生与饮食相关。当今社会，随着人们生活水平的提高，人无节制，纵饮多食，且无规律，而食瓜果冷食、肥甘辛辣更习以为常，终使脾胃受损而化湿、生寒。此外，情志对于疾病的影响较之饮食则更为显著。古人早有"百病皆生于气""喜怒不节则伤脏"的记述。在临床上因情志改变而引起的病症举不胜举，而当前人们生活、工作的节奏不断加快，个人的精神压力亦逐渐增加，渴求欲壑而不遂者甚多，因病而郁，因郁而病，病患多郁，久则五志过极而皆化为火。故饮食、情志对"肝胆郁热，脾胃虚寒"病机的形成有着最为直接的影响。

个人体质的差异：体质即"禀质""禀赋"，是表明人体生命特征差异性的一个概念，个人体质在中医学理论中占有重要的地位，个人体质的情况对于疾病的发生、发展以及转归都有重要的作用。张景岳指出："当识因人因证治辨，盖人者本也，证者标也，证随人见，成败所由，故当以因人为先，因证次之。"影响个人体质形成的因素有先天、性别、年龄、生活环境、地域差别等多个方面，其中先天、性别及年龄对个人体质差异的影响较大。而从体质的内涵来看，体质并非单指人的身体素质，亦包括人的心理素质，有时人的心理素质在疾病发生、发展的过程中作用更为明显。今从临床实际来看，"肝胆郁热，脾胃虚寒"病机在某一类人群中更为易见，如妇女、老人、小孩，这一类人多性情好强、或抑郁寡欢，其对事物的感知较为敏感，所以，凡具有这种体质的人群，在疾病发生、发展过程中每有肝气郁结的病理表现，随着疾病发展到一定阶段，又将影响脾胃的纳运功能，最终形成"肝胆郁热，脾胃虚寒"的病理状态。

三、病理演化

随着"肝胆郁热,脾胃虚寒"病机的发展,亦可产生相应的病理产物,且多相因为病,导致疾病的进一步发展而影响疾病的转归。

1. 生痰　痰之所生有二:一由外感,二因内伤。外感责之于肺,内伤则究之于肝脾。肝主疏泄,气机调畅,脏腑功能正常,则水道通利,津液得行而无生痰之理。若肝郁气滞,津液运行不畅,遂聚而生痰。亦有郁久化火,炼液为痰。叶天士《临证指南医案》"其余诸痰,皆由湿而生,虽有风、火、燥痰之分,亦皆因气化,非风、火、燥自能生痰也",诚属经验之谈。而脾主运化,除运化水谷精微,亦能运化水湿,对维持水液的正常代谢起到关键的作用。若多食甘腻肥腥茶酒,或肝气郁结不舒,每使脾胃阳气受遏,不得转枢而致中州湿滞,痰疾萌生,故前贤有"脾为生痰之源"之说。而痰之为物,随气升降,无处不到。肝胆郁热,夹痰上扰则为头痛、眩晕;痰蒙心窍则神昏、癫狂、厥脱;痰火阻塞于咽部则状如梅核;痰火扰心则心悸、怔忡、不寐。古人所谓"百病皆因痰作祟",即是言此。

2. 化瘀　导致人体出现瘀结的病因众多,气滞、气虚、寒凝、热灼、外伤、痰阻等皆可为患。今就"肝胆郁热,脾胃虚寒"病机而言,气滞、气虚、痰阻是化生血瘀的关键。气为血帅,气行则血行,若肝胆郁滞,气行不畅则血瘀;郁久化热,郁热灼伤营阴,血涩不畅,滞而为瘀,故叶天士云:"气滞久则必化热,热郁则津液耗而不流,升降之机失度,初伤气分,久延血分。"而脾胃为气血生化之源,脾胃受损,运化失司,气血化生不足,气弱则无力推动血液的运行,血脉涩滞,瘀血于内。又营阴亏虚,血枯不荣,脉道涸涩而日久成瘀。此外,痰浊阻于脉络,脉络不通则血滞为瘀。

痰瘀互结痰浊、瘀血相继而生,痰瘀之间相因为病,并搏结为患,且随肝胆郁火升窜而出现诸多病证。痰瘀搏结于胁下则成癖积;痰瘀留于膈间,管腔受阻狭窄而成噎膈;痰瘀蒙闭脑窍而致癫狂、痴呆、痫病、厥证;郁火夹痰瘀上窜脑窍脉络则见中风偏瘫,肢体麻木;痰瘀阻于四肢关节,深入骨骱而成顽痹;痰瘀留于肌肤则皮痹;阻于胞络而成癥瘕。其他如肿瘤、痰核、瘿瘤、瘰疬、乳癖等皆是痰瘀互结所致,而"肝胆郁热,脾胃虚寒"病机则是引起痰阻、瘀滞的症结所在。

四、临床症状及常见病证

"肝胆郁热,脾胃虚寒"病机所表现的症候较为繁杂,但从临床所见,主要表现为胃脘胀满冷痛,饮食不振,多食,饮冷即胀,嗳气吞酸,口中干苦,但喜热饮,或口舌生疮,口中秽臭,或胁满刺痛,或烦躁易怒,不寐多梦,或面部烘热,易发痘疹,或头晕目痛,或咽部不利,似有痰阻,或月经紊乱,经前腹痛腹泻,乳房胀痛,或手足不温,或大便稀溏、干稀不一,小便偏黄,舌偏红、苔薄黄微腻,脉细弦或数等。临床但见一二症便是,不必悉具。

其常见病证则包括:胃脘痛、呕吐、痞满、胁痛、泄泻、吞酸、呃逆、黄疸、积聚、鼓胀、眩晕、头痛、厥证、不寐、郁证、梅核气、惊悸、瘿瘤、乳癖、乳核、痤疮、风疹、湿疹、女子不孕、小儿疳积等,故临床涉及"肝胆郁热,脾胃虚寒"病机的病证极为广泛。

五、诊疗原则及方药选用

诊疗原则:针对临床诸多疾病所表现的"肝胆郁热,脾胃虚寒",寒热交错并存的病理特点,若单以苦寒之药清解郁热,则恐伤脾胃阳气,有碍纳运;而独以辛温之品健脾暖胃,则又惧助热伤阴,以生他患,临床用药较为棘手。唯有寒热并用,方为得法,故古人辛开苦降之法是治疗"肝胆郁热,脾胃虚寒"病机的基本法则。叶天士指出"辛可通阳,苦能清降",其中"通阳"即温通胃中阳气,宣化寒湿;"清降"即清泻肝胆郁热,降逆和胃。但就"肝胆郁热,脾胃虚寒"病机而言,此法却另有新意。"辛"者,有辛温、辛香之别,辛温可健脾暖胃,燥湿散寒;辛香则可疏肝理气,行气解郁。而"苦"者,有酸苦、苦寒之分,苦寒既可清泻肝胆郁热,亦可通降胃腑;酸苦则能直折肝胆郁火且养肝阴。从具体的临床实践来看,用辛开苦降之法治疗具有"肝胆郁热,脾胃虚寒"病机的诸多疑难杂病,其疗效多较为显著。

古方新用:在中医学古籍文献中,具有辛开苦降用药特点的方剂为数众多,而仲景半夏泻心汤则群冠诸方,历来为医家所推崇。本方原为仲景治疗"伤寒下之早,胸满而心下痞者"而设,后世许多伤寒注家解释其所治痞证乃脾胃虚弱,寒热互结之痞。但寒热如水火,不可能同结于一处,或同时存在于某一脏腑,而对于"肝胆郁热,脾胃虚寒",寒热交错并存的情况却符合临床实际。从肝胆脾胃之间的病理制化来看,"肝胆郁热,脾胃虚寒"的病理状况可使四者之间的气机升降失常,该升不升,该降不降,以致气机壅滞,浊邪内生而出现心下痞结的症状。故柯韵伯认为:"半夏泻心汤名为泻心,实则泻胆也。"此说虽不尽然,却已窥得其中寓意。但"古方不能尽后世之病,后人不得尽泥古人之法",故后世医家亦根据当时具体情况,创立了许多辛开苦降,寒热并用,独具疗效的方剂,如李东垣枳实消痞丸,朱丹溪越鞠丸、左金丸、小温中丸以及陆延珍的黄连温胆汤,皆具辛开苦降之法,是临床治疗"肝胆郁热,脾胃虚寒"行之有效的方剂。

基于当今国人体质状况、发病因素以及症候表现,吸取古人制方特点,并结合个人临床体会,我拟定治疗"肝胆郁热,脾胃虚寒"病机的基本方药:竹茹、陈皮、藿香梗各10g,炒白术、枳壳、石斛各15g,清半夏12g,绿梅花、白芍各20g,炒黄连4g,煨姜5g,谷芽25g。

基本方义:此方取半夏泻心汤、黄连温胆汤之意,以枳壳、陈皮、半夏、煨姜、藿香辛温燥湿、健脾暖胃。其中藿香芳香辟秽,临床与石斛、黄连等清热养阴之药相伍,可除口中秽臭;而煨姜温而不燥,既不若生姜辛温宣散,又不如干姜温热伤阴,于脾胃虚寒,肝胆郁热者用之最宜;炒白术、谷芽以健运脾胃;石斛养阴生津而无寒中碍胃之弊;黄连、白芍合用,酸苦涌泄,直折肝胆郁火;竹茹清泻肝胆,降逆和胃,脾胃寒甚者可以姜制;绿梅花芳香悦脾,疏肝解郁,较之柴胡有升无降,更切合病机。全方用药体现了温燥有度,苦寒适宜,寒不犯中,温不助热的用药特点。

1. 随证化裁　就"肝胆郁热,脾胃虚寒"病机而言,其临床表现多样,且同时可伴有其他诸多变证,故临证时须识同辨异,用药应"活泼泼地,如盘走珠"。

2. 辨兼证化裁　肝气犯胃,胃脘疼痛者,加檀香、丹参、蒲公英;嗳气吞酸,呃逆呕吐者,加代赭石、红豆蔻;肝火内炽,心烦易怒,不寐多梦者,加酸枣仁、合欢皮、琥珀、淮小麦、甘草;肝气不舒,胁满刺痛者,加金铃子散;肝胆郁滞,升降失常,胃腑不通,大便不畅者,加杏桃仁、瓜蒌仁;肝胆郁滞,脉络不通,手足不温者,加桂枝;肝强脾弱,大便痛泻者加防风、薏仁、扁豆花;胆热脾湿相互胶着而见全身黄疸者,加茵陈、车前草、赤茯苓、赤小豆;郁火上扰,头晕目痛者,加天麻、炒菊花、珍珠母;咽部不利,似有痰阻者,加甘青果、木蝴蝶等。

3. 辨变证化裁 临床上"肝胆郁热,脾胃虚寒"病机常致痰阻、瘀滞而引起其他诸多变证,故亦当详辨用药,痰甚者加胆南星、贝母、白芥子、竹沥、天竺黄、僵蚕、白蒺藜等,郁甚者加红花、赤芍、丹参、川芎、王不留行、益母草、三棱、莪术、土鳖虫、地龙、穿山甲等。以上诸化痰、活血之药,可视脏腑病位、寒热、虚实而选用,但最终不能离开了"肝胆郁热,脾胃虚寒"这个总的病机。此外,肝胆郁热,耗伤肝阴者,加熟女贞、甘枸杞、北沙参等。

4. 辨寒热轻重化裁 "肝胆郁热,脾胃虚寒"病机所表现的临床症候寒热轻重不一,其用药亦需细辨。如肝胆郁热较重者,应以苦降为主,温通为辅,可去煨姜,加黄芩、焦山栀、龙胆草等;若脾胃虚寒较著者,则以温通为主,苦降为辅,方中去石斛,加吴茱萸、砂仁,甚则熟附亦可入用。

5. 辨因果关系化裁 导致"肝胆郁热,脾胃虚寒"病机形成的因果关系不同,其用药亦各有侧重。如由肝胆郁滞,木乘土位,而使脾胃纳运失健,虚寒内生者,应着重治疗肝胆,木平则土自健,柴胡、郁金、香附、沉香、合欢皮、玫瑰花等皆可选用,此类药同具疏肝悦脾之功,于病情最符;若脾胃受损,纳运失健而致土壅木郁者,又需以扶土为主,参、芪、枣、草、茯苓、山药、焦三仙皆可选入,所谓土旺则木荣。

六、"肝胆郁热,脾胃虚寒"病机理论的临床意义

对于"肝胆郁热,脾胃虚寒"病机,前贤仅根据相关方剂提出"寒热互结""上热下寒"等较为笼统的概念,并没有明确其所涉及的脏腑、形成的机制、影响因素,以及由此引起的其他变证。今从临床实际出发,根据临床诸多病证所表现的具体症候、脏腑之间的生理病理,以及临床用药特点,对"肝胆郁热,脾胃虚寒"病机进行详细、系统的阐述。近年来,"肝胆郁热,脾胃虚寒"病机已逐渐成为临床诸多病证最为主要的致病机因之一,特别是在许多慢性内伤杂病中,其临床表现多有寒有热,夹虚夹实,而辨证则如千丝万缕,毫无头绪,但以"肝胆郁热,脾胃虚寒"病机理论来指导临床用药,却多能取效,这对于解决中医诸多疑难杂病开辟了新的思路。"肝胆郁热,脾胃虚寒"病机理论的提出,不仅丰富了中医学理论,而且对于指导中医临床实践,提高中医临床疗效,具有重要的实际意义。

"三十二字"调肝法

做好中医药传承发展是时代的强音,是我们需要认真思考的问题。以中医思维去认识西医学的疾病是提高中医疗效的抓手,也只有这样才能承前启后,认识自我。今天,要谈的就是中医肝病的证治。现就其生理特性及病变规律和治疗法则略谈如下。

一、中医肝之生理再识

肝之生理功能覆盖面广,内涵丰富,肝正常,有益他脏的运转,一旦失其所常,不但本体受损,还将不同程度延及他脏的病理变化,故称肝为将军之官,主司谋虑。吾在临床杂病中不仅提出妇科诸病从肝论治,内科杂病也有很多应论治于肝。现首先对其生理功能概括为以下三点,与书本所言有所不同,要我们自己在临床中反复琢磨,从大量的病案中去探索玄妙,求及真识,提高疗效,这正是我们学习理论紧联临床的目的所在。今天所谈肝之生理正是我从实践中归纳出来的认知。

1. 首主疏泄 从五行来说,肝属木,木宜调达,不得曲直,以调则畅,主以疏泄。而在精神情志方面,人之一切谋划和付于行动,都决定于肝胆的施令。所谓出谋在肝,行动在胆,因胆虽属六腑之一,而又有"奇恒之腑"之称,主有决断之权。从物体言,胆是一个中空的器官,其功能是贮藏和排泄胆汁,与肝同主疏泄,以助消化,可见肝胆的内在关系何等密切,而疏泄之能故列于首。所谓疏泄,简而言之即是疏通调达之意,人之水谷消化,气血流通,水液代谢,冲任二脉等功能是否运行如常均赖于此。

2. 阴阳互动 "阴阳"两个字内涵确为深奥,故说其为宇宙万物之纲,既是自然科学的述象,又涵盖着哲学思想,对事物的认识都是相反相成、对立与统一的关系。正如《素问·阴阳离合论》所说:"阴阳者数之可十,推之可百,数之可千,推之可万,万之大不可胜数,然其要一也。"这一观点反映了朴素的唯物辩证法思想,为中医学理论体系的确立和发展奠定了基础。并以"治病必求于本"的经文来说,正是阴阳学说,与医疗实践结合起来,说明人体病理现象的产生同样根源于阴阳的变化。今以人之肝胆而言,其主谋虑,为体阴用阳之脏,阳主动,动则有为;阴主静,静则有守。体阴是指肝的阴血和阴液,以阴的物质来促使阳之运动。因阳无物,其动力需赖阴液去带动,以达到阴阳互用,保持阴阳的协调。由此还应看到肝为五脏贮藏精微物质,要为人体组织利用,成为维持生命活动的基本物质。然五脏的精微既要保持充满,又决不能因满而壅实,但如何保持满而不实,又当赖于肝胆的制化和疏泄,以达到生中有制,制中有生,才能运行不息,相反相成,使人之生命活动处于常态。言及肝藏血,以女子器官的需求,其藏血将起到调节冲任,控制经潮的作用,并化精入肾,助于肾之阴阳,达到乙癸同源,阴阳互根,保持平衡。故以肝体阴而用阳的学理,来指导实践,可见一斑。

3. 主司内外　今以肝论人体结构,肝为五脏之一,居之于内,筋属于肝,肝肾同源,二者相互依托,其筋骨是人体外形的主要支架,内之脉络,上入于目,交至巅脑,循经而下荣于爪甲,并入于阴,归宿于下,达到肢体合一所赋予的物质,可说是中医解剖的部分缩影。由此得知肝在人体结构和生命活动中的作用是他脏不可替代的,与女性器官的生理和病理更有直接关联。

二、中医肝病病因

肝病的病因,按中医病因学认为有内有外,内为七情内伤,外由六淫所侵,但首以风淫为患。而内伤多由情志所致或生活失节影响。因肝主情志,以其条达之性去调畅脏腑气机而保平衡。正如清·周学海所著《读医随笔》明示:"医者善于调肝,乃善治百病。"可见调肝是多病种治疗康复的重要策略和法则。今学者对肝病产生原因叙述更具体,其因有二:一是化学物质的产生对人们生活的影响,食物的有害化学添加剂和药残危害增多,常常引发肝损害;二是现代不良生活方式,高热量饮食及体力消耗过少引发肥胖及脂肪肝的增多。病因是病机之原,以因求机是中医治病的前提,而如何辨明病机又是治病求效的关键。如见积聚性疾病要知其形成是由无形之气所决定;正是阳不化气、阴成形而不化为治疗提供了依据。所以析因求机是做好中医临床的重要环节。

风为百病之长,为诸邪致病之先导,透过腠理侵袭人体,其善行,可谓无处不及,或在皮肤,或在经脉,或在脏腑,为变化多端。尽管如此,还有对策,如祛风药也像风一样,徐徐透散而除之。可说用中医之理并以疗效说话,是自信的。

三、中医肝病治则

从中医辨证学看出肝病的症候诸多,有十多种(肝郁证、肝痹瘀血证、肝气证、肝风证、肝火证、黄疸湿热诸毒证、肝寒证、上热下寒证、肝虚证、肝水证等)。首有气郁,再见郁热、肝着、肝风内动、风痰上扰、肝不藏血、寒凝气滞等。从中医五脏病理学有针对性提出疏肝、利胆、清肝、平肝、潜阳、息风、搜风、滋肝、柔肝、敛肝、暖肝等治疗法则。今就自己的临床体会按照五行生克之理对肝病提出"四法"予以施之。

1. 疏肝理气,调达木郁　肝为风木之脏,喜条达而恶抑郁。按照《难经·四十一难》所言"肝者,东方木也,木者,春也",因肝在五行属木,与春气相通,以木之升发、生长、条达之性来形容肝主疏泄的功能恰如其分。其疏,可使气行而不滞;其泄,可使气散而不郁。可见疏泄正常则能维持全身气机畅达,升降平衡,经脉通畅,气血冲和,情志悦舒,脏腑保持协调。一旦不达则致气机郁结,疏泄失利而由郁为病,见有闷闷不乐,嗳气频作,胸胁痛胀或烦躁易怒,女子月经不调等接踵而起。治当遵条达木郁之旨,在此我们要认识到无论在肝病的初中末哪一个阶段,疏通气血这个原则应贯穿其始终。正如《素问·至真要大论》云:"疏其气血,令其条达,而致和平。"后世医贤李东垣作《脾胃论》也十分注意疏通肝木,而丹溪虽善用苦寒却妙悟开郁之法;后叶天士创通络法并巧寓疏肝,可见"疏通气血"皆贯其中。这就说明治肝方法虽多,掌握"舒气令调"的原则使其达到炉火纯青的程度,是提高疗效的关键。如此提用逍遥、四逆、温胆最为切体;若见少阳不和、身现寒热,以小柴胡加味而和解转枢无不应手获效。

2. 理脾和胃,和煦肝木　理脾和胃的法则符合肝病的必然走向,所谓

"见肝之病,知肝传脾",这是中医根据五行生克之理,认定肝病必传于脾的理论认知,也是经实践检验的真理。因此,这一理论延传至今仍为临床效法。这正是"木得土而达"(《素问·宝命全形论》),以此来助于脾升胃降功能的发挥,肝之疏泄失常,则致"郁而不达,其气乘脾"(张子和),治先理脾和胃、以土资木,相互制约,则达到脾胃调和、肝木和煦的常态。但要注意,此法针对肝偏于实象者,当先实脾,以杜滋蔓之祸;治肝虚者,直补本宫,以防外侮之端,此仲景虚实并举之要旨,如见肝体虚,遂酸、苦、甘三味同用,以补肝体阴血之不足,因酸甘可以化阴,所以取法在于变通。对此,拟用归芍六君、芍药甘草、半夏泻心等方较为切体。

3. 补益肾水,清平相火　此法则的提出是源于肝肾的内在关系,从五行来说肝属木,肾属水,水生木,肾为肝母。而肝藏血,其体阴而用阳;肾藏精,宜封藏而不宜泄。据《医宗必读·乙癸同源论》有云:"盖火分君相,君火者,居乎上而主静;相火者,处于下而主动,君火唯一,心主是也;相火有二,乃肾与肝。"揭示了肝肾同源即精血同源,彼此互化,肝血赖肾精的滋养而不虚,肾精赖肝血充养而不亏。彼此之说,指明肝肾的内源关系是非常密切的,若出现肝病,往往肾受所及,导致肝肾阴虚,阴不制阳,虚火内扰,肝无血养而失柔,肾无精填而失滋。临床常表现出胁肋隐痛、肢体麻木、目干眼花、腰膝酸软、耳鸣耳聋、失眠多梦等。这样则需以母补子,以肾水来养肝木。所以提出补益肾水、清平相火之意在此。拟用一贯煎、二至丸等方以收功。领悟一贯煎为补阴类,本方首见于《续名医类案·心胃痛》,后世所传之《柳洲医话》系清咸丰年间王孟英所辑,非其所作。在《续名医类案》中载有的高鼓峰、吕东庄二案胃痛治验的按语中可见到。魏之琇说:"高吕二案持论略同,而俱用滋水生肝饮,而予早年亦用此,却不甚应,乃自创一方名一贯煎,用北沙参、麦冬、地黄、当归、枸杞、川楝子六味出入加减,投之如应桴鼓,口苦燥者加酒连尤捷,可纯治胁痛吞酸疝瘕,一切肝病。"魏氏认为本方立法遣药本脏腑制化之理,如环相贯,故名一贯。视其组方,首先是高氏滋水以育肝体的薪传,进而更有魏氏养金水以制肝用的创新,可谓滋阴养肝、疏肝开郁的代表方,用之确应此说。不过在滋阴中要注意滋而不腻,防止偏盛。我曾针对病机提出"滋而不腻,温而不燥,补而不滞"的用药法度,若掌握自如,确是疗效彰显。

4. 活血化瘀,燮理阴阳　"新病在气,久病在血",这是经典之言,我确信其然。正因肝之疏泄若失条达则经脉不畅,气血流行受阻而形成瘀血。特别肝病延久,更易出现瘀血积聚,正如唐容川在《血证论·脏腑病机论》中有言,"肝属木,木气冲和条达,不致遏郁,则血脉得畅",这就说明瘀血证的出现是由木郁不达导致的。对此治疗应以活血化瘀、燮理阴阳之法而图之。拟取燮枢汤、三阴煎等方以遵"宜养肝不宜伐肝"(缪希雍所创的活血法)的法度,而达到活血化瘀、燮理阴阳之目的。这一法则是顺行其道的法则,因肝为血脏,出现血瘀证要注重调节气机,不得一味予以活血,否则会促血妄动引起出血。所以取用本法,意在活而不伐,并达到化瘀的目的。不过对调和阴阳,要心知景岳之言:"善补阳者,必于阴中求阳,则阳得阴助而生化无穷;善补阴者,必于阳中求阴,则阴得阳升而泉源不竭。"(《景岳全书·新方八阵·补略》)这是阳中求阴,阴中求阳,阴阳互根互用之理。所以要认知活血遵容川,调和阴阳则守景岳,而理之所归又在于善变。

以上所述的中医肝病证治,内容简略,只是一次传统回归的尝试,虽未言及西医学的肝病,但所用方法和选取的方药对抑郁症、慢性肝炎、肝硬化、肝癌及胆系疾病等都有针对性的治疗作用。不过临证时要随机应变,不得固执,这也是与西医治病的不同。中医对肝病的治疗是用五行生克的理论来决定治疗原则,并预测疾病的转归,以辨证的思维进行论治而求疗效,达到治病目的。

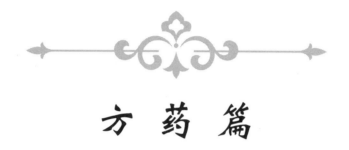

方药篇

自拟临床试效方略解

临床数十年来,我所遇病者万千不同,所治疾病百种不一,对于相似之症所创之方,屡有效验者。临床之时,常以所立验方据症情加减,获效良多,今略取几首,以供同仁参用。

(一) 消化复宁汤

竹茹 5~10g	苍术 10~15g	柴胡 5~10g	黄芩 6~9g
枳壳 10~15g	郁金 10~15g	延胡索 10~15g	白芍 20~30g
山楂 10~15g	蒲公英 15~20g	车前草 10~20g	谷麦芽^各 15~25g

功效:宽中理气,疏肝利胆,健脾和胃,平衡升降。

主治:胆囊炎、胆石症、慢性胃炎、胆汁反流性胃炎等,以胆腑气机通降功能失常为主的胆胃病。症见脘胁痛胀,善太息,口苦纳呆,嗳气腹胀,大便干稀不一,小溲偏黄,苔薄或滑腻或质红少苔,脉细弦等。

用法:每日 1 剂,水煎 2 次,共取汁 400ml 左右,分 3~4 次服下。

方解:临床所见胆胃病多与肝胃不和,脾失健运,湿浊中蕴和疏泄失利有关。中医认为胆既是属于六腑,又为"奇恒之腑",其功能是贮藏和排泄胆汁,与肝同主疏泄以助消化,故有"禀受于肝,乘之于胃"的协调与制约作用。方中柴胡、郁金入肝经,疏肝理气,助肝脏疏泄功能正常;延胡索、白芍养阴柔肝,配伍柴胡、郁金具有理气止痛之效;苍术、枳壳合用可健脾燥湿、行脾胃之气,使脾健胃降,湿邪得以祛除,与柴胡相伍,还有疏肝利胆之功;竹茹、黄芩、车前草同伍可以清热、燥湿、清热利下,引热下行,使热有去处,而竹茹更具协同诸药,引药入胃,使胃受纳之功;蒲公英清热利胆,消炎健胃;山楂、谷麦芽化食消积,帮助脾胃运化,使湿邪不能内蕴化热。用药寒热不偏,针对性强。全方合力,利胆调腑,消炎止痛,健脾和胃,具有调中有利、通调结合的作用,为阴阳转枢之剂。现代药理亦证明,方中药物具有利胆、镇痛等作用,可使药达病所,共奏修复消化之功。

加减:湿浊不化,阻滞中焦,脘闷纳呆,去白芍、黄芩,加厚朴花、绿梅花、建曲,以化湿健脾,理气和胃;湿邪热化,胃脘饱闷,大便不通,去白芍、山楂,加大黄,蒲公英重用,以清热导滞,通腑畅中;肝气犯胃,嗳气吞酸较甚,去车前草、黄芩、山楂,加法半夏、乌贼骨、代赭石,以降逆止酸;胆汁反流而致口泛苦水,去柴胡、黄芩、山楂,加葛根、代赭石、黄连,以镇逆和胃,顺气利胆;出现黄疸,加茵陈以淡渗利湿,利胆退黄;舌红少苔,加用石斛,以益胃养阴,救护化源;有结石可加沉香、玄明粉,以利胆排石。

本方运用之时,应充分注意调护,嘱病人做到劳逸结合,主动适应寒温变化,避免情志刺激和不舒,勿使过度劳累,保持大便通畅,寐时多取左侧卧位,禁食油腻肥厚之品,少进辛辣煎炸生冷之食,配合药疗,常可起到事半功倍的作用。

(二)葛根三仁汤

煨葛根 20~30g　　竹茹 5~10g　　　苍术 10~20g　　　枳壳 10~20g
陈皮 10~15g　　　焦山楂 10~20g　　槟榔 10~15g　　　杏桃仁^各 10~20g
马齿苋 10~20g　　五谷虫 5~10g　　　薏苡仁 20~30g

功效:理脾和胃,利湿止泻。

主治:慢性结肠炎、溃疡性结肠炎等慢性腹泻性疾病。

用法:水煎服,日 1 剂,每煎取药汁 200ml,连煎 2 次兑匀,均分 2 份,早晚饭后半小时各温服 200ml。

方解:临床所见慢性结肠炎、溃疡性结肠炎等病,从症分析,既似脾虚泄泻,又合里急后重的痢疾体征。系属脾虚湿滞,腑气失利的虚实夹杂证。按其病症治不宜偏,既要健脾和胃,收敛止泻,又要化湿导滞,清利肠垢。若偏于收敛则邪留于内,导滞过极,又伤脾胃,所以治需掌握适中,切勿泛用苦寒坠下之品,以伤胃损脾。自拟本方,意在于此。所取药物皆平和多效之品,兼顾升提醒脾、启发脾机、燥湿运脾、和胃培土、宽肠导滞、推陈出新、清热解毒、健脾消饥,理脾和胃、利湿止泻,全方升降有序,寒温得当,润燥适度,攻补兼施,方用切题,用之良可。

(三)解痉止痛散

香附 10~15g　　广陈皮 10~15g　　高良姜 5~10g　　延胡索 10~15g

蒲公英 20~30g　　沉香 5~10g　　煨姜 3~5g

功效:调中和胃,理气止痛。

主治:胃脘痛。

用法:上方为一剂之量,制作颗粒剂冲服为宜(制作按每剂总量可制成 6 包,每包约 10g,一次一包,日 3~5 次,两小时左右一次,开水冲下)。无条件制作也可煎服,日 1 剂,以痛消为度。

方解:胃乃仓廪之官,主受纳水谷,以通为用,不通则痛作。胃气以降为顺,通达胃腑,顺降胃气,即是解除胃脘疼痛之常法,本方便是依此而立。方中香附、良姜配伍取意《良方集腋》"良附丸",加少许煨姜,以温胃疏肝,祛寒止痛;陈皮理气,沉香降气,延胡索解痉,诸药共奏温通理气之功。配伍蒲公英清平胃火,因其气甚平,既能泻火,又不损土,可以长服久服而无碍,意在和其寒温,使全方不失于偏颇,亦可使其适用范围更广,胃脘疼痛,无论寒热均可以此加减运用。

(四)止咳宁

南沙参 10~20g　　炙桔梗 10~15g　　杏仁 5~10g　　炙麻黄 3~5g

蝉蜕 5~10g　　炒黄芩 10~15g　　百蕊草 10~15g　　佛耳草 10~15g

炙五味 10~15g　　首乌藤 15~25g　　车前草 10~15g　　生甘草 5~10g

功效:宣透清里,肃降止咳。

主治:顽固性咳嗽。常见身无寒热,咳嗽少痰,咽部痛痒,越咳越剧,久恋不已,舌红苔薄,脉浮微数。

用法:水煎,每剂煎两次,总量为 600ml 左右,日服 3 次(早、中、晚各服 1 次),因病居于上,饭后半小时服用为宜。

方解:顽固性咳嗽既有表象又有里症,寒热夹杂,使肺失清肃,久恋不已,辗转未效,故称之"顽固"。如何施治? 首先要认识到肺善宣通而恶壅塞的生理特性。其为玲珑通彻,阖辟之机,主司呼吸的清虚之脏,位居最高,又为五脏之华盖。其生理平衡既依于本身功能的转化,又赖脾肾的滋养,一旦产生病理变化,不仅要从病位考虑,而且要着眼脾肾及肝脏的生化及抑制的影响。因此治疗用药上要注意阖辟及非轻不举,如药重则易过病所而不中的;因咳不离肺,嗽不离痰,治咳在于清肃宣通,理嗽必先涤痰,这是治疗咳嗽的总治则。针对"顽固性咳嗽",自拟"止咳宁"以宣透清里,肃降止咳。方中南沙参缓和轻清走上,直养肺阴,与桔梗、甘草为伍起到祛痰止嗽的作用;蝉蜕与麻黄合用以透邪达表,宣肺敛咳,与杏仁相伍以苦通辛降,顺其气机,使肺恢复宣通;佛耳草苦温甘平,轻清走上,直入肺经,祛痰止嗽;五味配麻黄一收一散,收中有散,散中有收,收散结合,起到阖辟之功;而用黄芩与车前以清上利下,引热下行;蝉蜕、首乌藤合用意在祛邪安正;桔梗与甘草谓之甘桔汤,为咳嗽一证的首选之剂,具有轻举止咳之效。纵观药组,配伍切体,功在协同,巧在"兼备",轻清治上,效非一般。

加减:风寒在表者加苏叶(5~10g),合杏仁为杏苏散,以外散风寒,内化痰涎,宣通肺气;若里热痰稠,拟去五味取辛寒之鱼腥草(15~20g)与桔梗合用以清热化痰,宣肺理嗽,表里同治,平衡阖辟。

(五)迪喘舒丸

生黄芪 30g	熟女贞 15g	五味子 10g	冬白术 15g
广橘红 10g	怀山药 20g	杏仁 10g	川贝母 10g
车前草 10g	鹅管石 10g	补骨脂 15g	淫羊藿 15g
煅磁石 30g	胡桃肉 10g	皂荚 10g	田三七 6g
粉甘草 5g	姜竹茹 10g		

功效:补肾纳气,祛痰化瘀,益气固表。

主治:慢性咳喘。常见咳喘不已,疲乏无力,身无寒热,咳嗽少痰,久恋不已,舌黯红苔薄,脉沉细数。

用法:上方 15 剂,配用蛤蚧 5 对,共研细末以水泛丸或以胶囊装入。每服 10g,每日 3 次。

方解:哮喘之病,日久则耗气伤阴,易生瘀滞,治本之中,常寓活血通络。方中磁石镇潜收纳,生化肾水,引火归原。配五味子以酸甘化阴,滋上补下,调节循环,平衡气机。取黄芪、女贞子益气养阴,固表护卫,补肾填精,两味同用,更胜一筹。白术、山药、橘红健脾理气,补土生金,且山药还有固肾益精、益气补虚、润养肌肤、聪明耳目之功;贝母、杏仁、车前草,化痰肃降,清上利下。配用鹅管石以温化痰浊,壮阳通痹,以补骨脂、蛤蚧、胡桃肉三味并用,可收到补下治上、母子同疗之效;皂荚、田七活血化瘀,病从络治。而竹茹、甘草则以清化痰浊,调药入胃,使胃受纳,促其吸收。诸药合力,可标本兼治,缓解症状,调节整体,扶正固本。

(六)解郁安眠方

炒白芍 20~30g	姜竹茹 5~10g	绿梅花 10~20g	合欢皮 10~30g
酸枣仁 15~30g	远志 5~10g	珍珠母 20~30g	琥珀粉 5~10g
炒黄连 3~5g	淮小麦 30~50g	生甘草 5~10g	

功效: 调肝解郁,养心安眠。

主治: 失眠。

用法: 水煎服,珍珠母布包先煎 30 分钟,每剂 2 煎,每煎 200ml,口服,每日 2~3 次。

方解: 失眠,属中医"不寐"范畴。是指经常不能获得正常睡眠,或入睡困难,或眠浅梦多,或醒后难再入睡。导致失眠的原因很多,现代社会中,生活节奏快、压力大、情志难舒,肝气郁滞者极为普遍,由此而致心神受扰,不得安卧者不在少数,其治疗应重在调肝养心,安神定志,交通心肾,本方即是依此而设。调肝疏肝,用药宜于滋养肝阴之中寓有开郁疏滞之味,方中炒白芍养血调肝;绿梅花、合欢皮、竹茹以疏肝解郁;酸枣仁补肝宁心;远志交通心肾;琥珀粉、珍珠母镇心安神;淮小麦以养心阴除郁烦,合甘草寓《金匮要略》甘麦大枣汤之意;黄连、竹茹并用,仿黄连温胆汤之法,而竹茹、甘草则又可调药入胃,使胃受纳,促其吸收。

加减: 嗳气不舒者,加赭石、清半夏,以降逆和胃;咽中不适者,加甘青果、木蝴蝶,以清润咽喉;口渴明显者,加石斛、北沙参,以养阴止渴;烘热汗出者,加生龙牡,或磁石或青龙齿,以重镇宁神敛汗。

（七）复方二草颗粒

凤尾草 20g	柴胡 10g	黄芩 10g	车前草 15g
川楝子 10g	延胡索 12g	琥珀 10g	杜仲 20g
甘草 5g			

功效：和解寒热，清利湿热，疏肝理气，通淋止痛。

主治：急慢性肾盂肾炎、尿路感染、泌尿结石等。

用法：上方制成颗粒剂，每包 6g，每服 1 包，日 2~3 次，开水冲服（空腹服用为宜）。

方解：本方以凤尾草为君，其性寒味苦，具有清利湿热，杀虫解毒和活血止血的作用；以柴胡、黄芩和解少阳，扭转热邪，并佐以金铃子散疏肝泄热，行气止痛，延胡索实为一味止痛良药，其入血分，又入气分，既能行血中之气，又能行气中之血，气畅血行，通则不痛。所以不论是气是血，瘀而不散，滞而不行所引起的一身上下诸痛，均可应用。方中取用车前草直入下窍，以清利通淋，和黄芩相伍更有清上利下，通调水道之效；取琥珀以散瘀通淋，调和阴络；另用杜仲的辛温通降，强腰益肾，以泄中有补，得以反佐，而善其后；若本方用于泌尿结石，拟加滑石 15g，海金沙 15~20g，取其滑利之力，以资排石。

临证之时既要整体考虑，又要注意病位的情况，同时还要掌握发病季节，如炎夏时急性发作，高热不解，又需辨明偏重于暑，还是湿重于暑，如暑重当以清暑，方用白虎，湿重又应以化湿清利为宜，药取香薷、三仁之类，时至秋冬及春之际，按季节所主之气，结合体征，针对性用药，一般只要辨证明确，选方得当，二草寓于其中，无不收效。

（八）安中扶正汤

生黄芪 20~30g	仙鹤草 10~20g	怀山药 15~20g	橘络 10~20g
石斛 10~20g	灵芝 5~10g	绿梅花 5~10g	无花果 5~10g
酸枣仁 20~30g	姜竹茹 5~10g	谷芽 15~25g	

功效：扶正安中，滋养化源。

主治：各种恶性肿瘤术后及后期调治。

用法:水煎服,日 1 剂。服药可不拘时间,以饭后半小时服药为佳,每服以 150~200ml 为宜,一次药量不宜大。

方解:本方以黄芪为君,用以补气升阳,以阳求阴,补土生金,以滋养化源。而其补气之功非他药所能替代。且宜生用,不宜炙取。因生用补而不滞,补中有消,炙则滞之,有碍于脾,对肿瘤术后调治更应以生用为宜。仙鹤草养血,且在养血中调血,具有双向调节的作用,佐以补益气血之品,提升血小板之效更彰。怀山药以产自河南焦作(古怀庆府)者为佳,系四大怀药(山药、地黄、牛膝、菊花)之首,被誉为怀参,国内名贵道地中药材,素有滋养珍品之称。其味甘性平,健脾固肾润肺,益脑,填精,养颜,补阳消肿,补气除滞,抗肿瘤,增强免疫功能,调节有三(调节内分泌,调节心肾功能,调节肠胃),降低血糖,对高血压,心脑血管疾病,冠心病,糖尿病,肝肾脾胃虚盈,神经衰弱,健忘症,虚劳久咳,慢性肠炎,痢疾等有治疗作用。石斛,安徽六安霍山所出最为上品,按其性轻清和缓,有从容分解之妙,主以生津止渴,补虚除烦,调节免疫,抑制病邪,兼有开胃健脾,厚理肠胃之用。并以绿梅花、谷芽芳香开郁,醒脾和胃,直以安中。无花果,润肠通便,收涩止泻,现代药理研究证明其具有抗癌的作用,故用之于中。取以灵芝,更可领悟其为药用在抗肿瘤方面确有扶正祛邪,提高免疫,增效减毒的作用。酸枣仁意在宁心而安五脏,加强覆盖面,更有助于"安中"。橘络以和络护胃,降逆和中。竹茹清化痰热,宁神开郁的独特作用,以协调诸药,使胃受纳,临床用之,功过甘草。临证取方,注意应变,若病位在胃,出现肝气横犯,嗳气,呃逆及咽膈不利等症状,当加代赭石以增强降逆和胃之力,并配用诃子以收纳,二药相伍,使降不过位,升降平衡;如肠腑有变,大便阻滞不畅,可加杏仁、桃仁、炒大黄宽肠导滞,以通为顺;若泻下为溏稀,又当止泻,增加莲子、山楂、川连、马齿苋、扁豆花、炒苡仁之类以固涩而通顺。若病位在上予以清宣肃降,滋养化源;病位在下亦当变通,清利下窍。于肿瘤术后常以此方加减化裁,治以扶正安中。方药虽平淡,但治养结合,紧慢有序,临床运用多能切中病机,可收佳效。

(九)降酶退黄合剂

杭白芍 20g   垂盆草 15g   北五味 10g   绿梅花 20g

茵陈 15g   赤小豆 30g   车前草 15g   生大黄 3g

甘草 5g

功效:利湿退黄降酶。

主治:临床各种转氨酶升高症。

用法:水煎服,每剂 2 煎,每煎取汁 200ml 左右,口服,每日 2~3 次。

方解:本方以芍药调肝为君,配垂盆、车前以泄利下窍,司邪外出,并以五味之酸收敛阴,使二火潜藏,归于原位,肝复制化;方取茵陈、赤小豆以苦通辛降,制服相火,泻而不腾。若湿热蕴于肌肤,出现黄疸,以生军助茵陈为仲景退黄首方,清利导热,收效快捷。再言赤小豆味甘性平,其形小质坚,动力较强,具有利水排毒之卓效。方用绿梅花意在芳香化浊,醒脾和胃,扶护中州,邪去正安。而芍药配甘草,谓之芍药甘草汤,亦是仲景之方,二药相伍可有酸甘敛阴,顾护肝体,促进制化,和煦肝脾之功,方之组合,妙在配伍,全方合力以达到降酶退黄的双重作用,施于临床,效不胜收。

验案篇

肺系疾病

发热

案 1，王某，男，64 岁，巢湖临湖镇人。初诊时间：2003 年 8 月 15 日。

患者为石匠，久劳伤肺，致胸闷背痛，时而闷咳少痰，由于病延日久，症状渐次加重，近 2 年来，时到炎夏则出现持续性恶寒发热，体温高达 39.5℃以上，热后汗出而不得解，持续多日，因在当地医治无效，故来我院求于中医。其主症：口苦溲黄，口渴喜饮，饮食少进，体软乏力，舌红苔滑，诊脉弦数。检查提示右肺尖部陈旧性结核，右中肺野见斑片状模糊影。

综合脉症乃系热毒内伏，邪及少阳，木火刑金，肺失宣通之象。拟予和解少阳，清热肃肺法：

南北沙参^各12g	柴胡 12g	黄芩 10g	桔梗 10g
青蒿 15g	连翘 10g	生石膏 15g	淡竹叶 10g
杭麦冬 15g	土鳖虫 10g	芦根 20g	甘草 6g

7 剂，水煎服，日 1 剂

药进 1 周，身热得解，诸症悉减，唯舌苔未退，故守原方去石膏、麦冬、竹叶，加冬瓜仁 15g、佩兰梗 10g、车前草 15g，以化湿清利。药后临床痊愈。

【按】本案所患发热，非由外感所得，乃系伏气使然，前贤论伏气治法多以仲景黄芩汤主之，乃清泻肝胆、转枢少阳为治，今亦仿圣意，以白虎合小柴胡汤加减，方中石膏、竹叶、芦根以清阳明气分之热，柴胡、黄芩、青蒿以和解少阳，清透伏邪。温病最易伤津耗气，故方中佐麦冬、沙参以益气阴。方证合拍，药进 1 周热退身凉。

案 2，叶某，女，35 岁，合肥人。初诊时间：2008 年 3 月 15 日。

反复发热伴寒战 10 余年。温度高达 38~39℃，汗出热退，大约每 10 天发作 1 次，偶有胸痛，咳嗽少痰，喜吐涎沫，口气偏重，二便正常，纳食尚可,舌红苔薄黄腻,脉弦。胸部 CT 示:轻度肺气肿。

此乃少阳不和,热毒内伏之象,证属"伏气"。拟仿小柴胡汤合竹叶石膏汤加减为治:

北沙参 20g	春柴胡 10g	炒黄芩 10g	生石膏 15g
淡竹茹 10g	嫩青蒿 15g	鲜芦根 20g	杭麦冬 12g
远志筒 10g	炙桔梗 10g	粉甘草 5g	

10 剂,水煎服,日 1 剂

二诊:服上药后,诸症如前。胸部阵发性疼痛,发热时加重,咳少,痰少,大便正常,小便黄,舌红,苔白微腻,脉弦细而数。拟方:

北沙参 20g	醋鳖甲 15g	炒黄芩 10g	生石膏 15g
嫩青蒿 15g	春柴胡 10g	杭麦冬 12g	广橘络 20g
炙桔梗 10g	车前草 12g	粉甘草 5g	

10 剂,水煎服,日 1 剂

三诊:服上药后,热度已减,间歇期延长,持续时间缩短。刻下胸闷不舒,已无胸痛咳嗽,口干,吐白色涎液,舌嫩红,苔白微腻,脉弦细。处方:

太子参 25g	醋鳖甲 15g	炒黄芩 10g	清半夏 10g
嫩青蒿 15g	春柴胡 10g	杭麦冬 12g	广橘络 20g
绿梅花 20g	淡竹叶 10g	粉甘草 5g	

10 剂,水煎服,日 1 剂

【按】本案发热多年未愈,且旬日即发作一次。症见寒热往来,汗出,是为邪伏少阳,枢机不和之象。故拟柴胡、黄芩和解少阳;清代名医柳宝诒提出"治伏气温病,当步步顾其阴液"。伏邪温病,邪已化热,则邪热燎原,最易灼伤阴液,阴液一伤,变证蜂起,故顾护阴液,扶正祛邪是治疗伏邪的原则,可资临床参考。方用北沙参、杭麦冬、太子参即蕴此意,药证相合,恰到好处。

案 3,卫某,女,45 岁,合肥人。初诊时间:2009 年 4 月 24 日。

患者自半年前开始出现恶寒发热,最高体温达 40℃以上,持续至夜半,大汗出而热退,次日复起,反复发作持续半年之久,曾到当地医院就诊,查血象不高,疟原虫(−),给予多种抗生素治疗,效果不佳。故辗转各大医院住院治疗,未收满意疗效。直至本月 4 日始入住我院消化内科诊疗,后邀我会诊。察其面色苍白无华,唇淡,牙龈淡白,指甲发乌,手冷,舌黯红,边有瘀斑,苔薄白,脉沉细迟缓,适值恶寒刚过,正在发热,体温 39.5℃,自觉头痛、胸闷、气短、口干口渴。

按其病证,乃系气阴两伤,少阳不和,枢机不利,邪在半表半里,故出现恶寒发热,证属内伤发热范畴,治用补中益气汤合小柴胡汤加减,以甘温除热,和解枢机。处方:

生黄芪 30g	太子参 25g	杭麦冬 15g	柴胡 12g
黄芩 10g	嫩青蒿 15g	石斛 20g	浮小麦 50g
五味子 10g	芦根 20g	甘草 5g	

生姜 3 片,红枣 5 枚为引。

6 剂,水煎服,1 日 2 剂,连服 3 日

二诊:药后诸症皆有改善,在药用第四日恶寒发热停止,唯身体虚弱,食少便溏,气短汗多。此病邪已解,脾胃虚弱,气阴不足,故出现食少便溏,气短汗多等症,治宜气阴双补,调和胃肠,拟用补中益气汤加减。处方:

生黄芪 30g	太子参 25g	杭麦冬 15g	炒白术 15g
陈皮 10g	炒诃子 15g	姜竹茹 10g	石斛 20g
浮小麦 50g	五味子 10g	谷芽 25g	甘草 5g

10 剂,水煎服,日 1 剂

药进 10 剂,整体情况有见修复,嘱其以饮食调之,停药观察。

【按】此案病症乃系气阴两伤,少阳不和,枢机不利之象,邪在半表半里,故出现恶寒发热,反复发作持续半年之久,面色苍白无华、唇淡、牙龈淡白、气短、口干口渴是气血、气阴不足之象,胸闷、指甲发乌、舌黯红边有瘀斑、脉迟缓是气血不调有瘀滞所致,大汗出为气虚不固,证属内伤发热范畴。气虚发热据李东垣《脾胃论》中的论述是因脾胃虚弱,谷气不盛,阳气下陷阴中,故见发热自汗,脉洪按之虚软,舌淡苔薄白,其非外感发热可知。单纯的气虚发热无恶寒,即使有也微乎其微,脉洪,按之虚软,一般上午热盛,本案恶寒,脉沉细迟缓,可知并非单纯的气虚发热,而是气虚与枢机不利合而发热,故出现上述脉症。柴胡、黄芩、嫩青蒿之和解少阳与生黄芪、太子参、柴胡甘温除热合用,故而取得了良好效果。杭麦冬、石斛滋阴,浮小麦、五味子敛阴止汗,芦根清热除烦,利尿,生津止渴,为清肺泄热润燥止咳之佳品。药后诸症皆有改善,服药后第四日恶寒发热停止,唯身体虚弱,食少便溏,气短汗多。此乃少阳半表半里之邪已解,而脾胃虚弱之象尽显,

其治又宜气阴双补,调和胃肠,仍以上方去柴胡、黄芩、芦根、嫩青蒿,加炒白术、陈皮、炒诃子、姜竹茹、谷芽,加强了健脾化湿助运涩肠之功。药后诸症悉减,趋于痊愈。

案4,汪某,女,70岁,合肥人。初诊时间:2005年4月10日。

年已七旬,形体且可,唯不规律性恶寒发热历时2年有余。为此曾先后去广州、上海等诸家医院进行检查,所有报告显示除慢性胆囊炎外,其他未见异常变化,针对发热使用了不少药物终未解除。今寒热又起,特来求治中医。诊其舌红苔黄,小溲时黄,脉象弦数,分析此由少阳不和,肝胆失调所致。治宜和解,拟予小柴胡汤加减:

太子参18g	春柴胡10g	炒黄芩10g	嫩青蒿15g
陈枳壳12g	广陈皮10g	姜半夏12g	杭白芍20g
炒谷芽25g	车前草12g	粉甘草10g	

5剂,水煎服,日1剂

二诊:药进5日,寒热得解,原方继续服用1周。随访至今,未见复发。

【按】此案患者年虽已高龄,病程亦迁延两年之久,但论治仍宜从其就诊之刻下症着手分析病情。其病之夙根在慢性胆囊炎,就病位而分析,病属少阳之地,发热并非长期存在,而且是不规则发作,刻下症见舌红苔黄,脉来弦数,当责之少阳不和,病在肝胆,处方遣药以小柴胡化裁,方中加青蒿,以增强引久郁肝胆之内热外出的功效;配伍车前草,导热下行,更增清热之力。

结语

发热一症可由内外诸多疾病所引起,既有外感,又有内伤,从辨证而言,通常以六经和卫气营血进行分析,从而得到正确的判断,制定准确的治疗方法。综观以上各案,或以脏腑辨之,或以六经辨之,或以卫气营血辨之,故医家临证,不可拘泥于寒温派系之争,应博采众方,取长补短,不论是伤寒六经,还是卫气营血,皆应服务于临床疗效。如案1王某所患发热,既可根据其口渴喜饮,大汗不已,舌红苔黄,判断其为气分热盛,又可根据口苦溲黄,默默不欲饮食,判断其为六经少阳证,此即灵活运用了伤寒六经及卫气营血理论的典范。此外,以上数案虽致病因机不同,但从治疗用药中皆寓有小柴胡汤之意,概因小柴胡汤乃退热之圣剂,凡病发热而现恶寒发热征象者,用之皆可获效,其作用机理应作进一步研究。又现代研究表明小柴胡汤为天然的免疫调节剂,对于免疫系统疾病可酌情使用,可供参考。

对于中医伏气致病的观点一直存在着较大的争议,考阅文献,"伏邪"学说应溯源于《黄帝内经》,至明代以前皆依据《伤寒论》之言,称为"伏气"。明代末年,吴又可在《温疫论》创造性地称之"伏邪"。其后,清·刘吉人《伏邪新书》也说过,感六淫而不即病,过后方发者,则谓之伏邪;已发者而治不得法,病情隐伏,亦谓之伏邪。由此可见,历代医贤对"伏邪"均作了明确的阐述。如从字义来说,"伏"就是隐匿、潜伏;"邪"是指随着气候变异所产生并具有一定毒性的致病因素,这种毒素的内存,一触即发。今从临床观之,伏邪致病颇不少见,如案1、案2发热皆由伏气所致,而当今肿瘤病症所出现的不规则发热亦属中医"伏邪"致病的范畴,临床运用"转枢少阳""清透膜原""清热解毒""益气养阴"等诸法治疗肿瘤病症所出现的不规则发热,取得了较好的疗效。说明先贤"伏邪"理论对于指导中医治疗肿瘤发热性病症也具有一定的意义。

咳嗽

案1,缪某,女,32岁,巢湖中庙镇人。初诊时间:2002年11月6日。

咳嗽年余,畏寒无汗,鼻流清涕,咳痰稀白,胸片提示右肺纹理增多,其他未见异常,舌淡苔薄,脉来浮缓,此乃风寒束肺,失其宣肃,邪逗于表之象。拟予疏解散寒,宣肺止咳法为治。方用杏苏散加减:

苏叶梗各6g	荆芥穗10g	炒杏仁10g	信前胡10g
广陈皮10g	姜半夏10g	炙麻黄3g	炙桔梗10g
金沸草10g	蝉蜕5g	粉甘草5g	

7剂,水煎服,日1剂

自述药进3剂后咳嗽减轻,服余剂后好转如常,要求再方巩固,故用六君合杏苏加味,嘱其连服数剂,如无不适即可停药。

【按】本例咳嗽虽缠绵年余,仍责之风寒客表,束肺不宣而致咳嗽,鼻流清涕等表寒之症,痰涎稀白亦属寒象,故用杏苏散以外散风寒,内化寒痰,而一举收效。再投六君杏苏以健脾化痰,宣肃肺气,增强护卫能力,防御外邪再侵。可见只要辨证准确,取方用药得当,虽为轻平之剂,也可收全功。

案 2,叶某,女,42 岁,合肥人。初诊时间:2005 年 3 月 25 日。

患者始因左乳腺癌行手术治疗,后连续放化疗,近 2 个月以来出现咳嗽不已,呈阵发性呛咳,动则喘促,检查拟诊为"放射性肺炎",经用抗炎药物稍得缓解,但不稳定,逢月事来潮则右乳房痛胀,平时饮食尚可,二便正常,舌苔滑黄,脉象弦数。综合脉症乃气阴两伤,肝气横逆,肺失肃降所致。治宜养阴清肃,镇逆肝气为用。药组:

北沙参 20g	尖贝母 10g	炒杏仁 10g	炙桔梗 10g
炙麻黄 3g	生石膏 15g	炒黄芩 10g	金沸草 10g
代赭石 15g	车前草 12g	粉甘草 5g	

7 剂,水煎服,日 1 剂

经诊 3 次,药更 20 余剂,咳嗽得平,唯因化疗而致气阴两伤,二火内扰则出现眠差,口腔溃疡,眼角膜充血,脉细弦数,当以气阴两调,清平二火:

北沙参 20g	杭麦冬 15g	北五味 10g	旱莲草 15g
熟女贞 15g	远志筒 10g	酸枣仁 30g	夏枯草 15g
炒川连 3g	车前草 12g	粉甘草 5g	淡竹茹 10g

10 剂,水煎服,日 1 剂

连进数十剂,诸症转好,基本稳定,咳嗽未见反复,停药观察。

【按】考之本案始因乳房病变,行术后连续放疗,局部病灶得以控制,但肺系受累,咳嗽不已,反复加重,每发作时拟用抗炎药物难以稳定,病延日久,肺功虚损,防御无力,咳嗽频繁,只好不时入院深感痛苦。后求于中医治疗,视其呛咳喘促,右乳房痛胀,而经前尤为明显,舌红苔滑,脉象弦数等症情,分析系属肝气横逆,肺虚乘之,痰热壅遏,肃降失司之象,治先镇降肝气,清泻肺热,药以轻重并举,非重不已,因为本例咳嗽病位在肺而致因在肝,固然药取轻平,而赭石镇逆当寓于此中,有助麻杏石甘之力,平息咳喘。此外,桔梗升提化痰,配甘草名为甘桔汤,乃咳嗽首选之剂;他用贝母、黄芩,清热润肺,镇咳化痰取效益彰。上方出入,选用数月,病情直线好转,基本解决患者不时住院的痛苦,观察至今,疗效保持稳定。

案 3,戴某,男,68 岁,合肥人。初诊时间:2003 年 2 月 10 日。

患者胸闷隐痛,右侧为重,咳唾脓痰,以早起加剧,痰出则症减,反复多时,饮食如常,大便偏干,检查拟诊为肺部真菌感染(头状地霉菌),视其舌黯淡,苔滑腻,脉象弦滑。从脉症分析乃由肺虚胃强,湿邪内生,蕴于中焦,上壅于肺,阻滞肺络,通降失司所致。证属咳喘(痰热):

南沙参 12g	北沙参 12g	川贝母 10g	炙桔梗 10g
杏仁 10g	桃仁 10g	生石膏 15g	瓜蒌皮 12g
鱼腥草 15g	桑白皮 10g	蒲公英 20g	生苡仁 30g
车前草 15g	粉甘草 5g		

7 剂,水煎服,日 1 剂

药进 1 周,症状缓解,胸闷、脓痰减少,眠食如常,其他无变,故效不更方,嘱其继续服药 2 周再诊。

服药 3 周,胸痛已解,脓痰少见,苔腻消退,唯舌质仍现黯淡,考之病久痰浊瘀滞,肺络不和之象,故治用健脾理痰,调和肺络之法:

北沙参 20g	橘络 20g	清半夏 10g	苡仁 30g
杏仁 10g	桃仁 10g	鲜藕节 10g	川贝母 10g
淡竹茹 10g	鱼腥草 10g	车前草 10g	生甘草 5g

10 剂,水煎服,日 1 剂

药尽后连续复查 3 次真菌为阴性,故嘱其停药,每天用荸荠 10 枚煎水饮服 10~15 天。倘舌苔消退,临床无体征即停服观察,并在饮食方面注意清淡,忌进油腻,因油腻之品有伤于脾,脾虚则易生痰。

【按】本案西医诊断为肺部真菌感染(头状地霉菌),西医学对此病的治疗较为棘手,患者寻求中医治疗,经诊 3 次竟病告痊愈。细考本案实属脾虚内湿,因湿生痰,受阳明胃火熏化,成为痰热,咳唾脓痰,治宜清化痰浊,肃平咳喘。药以南北沙参养肺清燥;用桔梗、贝母、甘草清扫膈上痰涎;因痰热势重故取瓜蒌皮、生石膏、鱼腥草以清痰热;桑白皮甘寒利窍,肃肺平喘;蒲公英、生苡仁以清利湿热,扶理脾胃,以二仁(杏仁、桃仁)宣肺通降,调和腑络;用车前草以利下,引热下行;而甘草除有调和诸药之功,并富有清热解毒之作用。再按本例机因,调理脾胃以治其本,以图全功。

案 4,杨某,男,28 岁,巢湖黄麓镇人。初诊时间:2001 年 3 月 5 日。

平无宿疾,身体健壮。前因下田耕作,手染毒邪,皮肤瘙痒,局部未见红肿,身无寒热表现,但咳嗽不已,舌淡苔薄,脉象弦数,此乃毒邪犯于皮肤,传之于肺所致。治用荆防银翘出入为宜:

荆芥穗 12g	关防风 10g	炙桔梗 10g	炒牛蒡子 10g

| 连翘壳 10g | 金银花 15g | 炒杏仁 10g | 金沸草 10g |
| 蝉蜕 6g | 蒲公英 15g | 人中黄 10g | |

10 剂,水煎服,日 1 剂

药用 10 剂,咳嗽得止,后来告知未见复发。

【按】所谓毒邪引起的咳嗽,据考证此乃由"蟗螂"毒液侵入人体手足而感染的一种毒传于肺的咳嗽症。其又名为狐尿刺,是虫遗毒于农田菜园薯藤、杂草等有浆之物,每在夏令栽种番薯时手足感染,重者毒邪归心,殒其命者亦有见之。临床按其传变规律,分为外袭于表、毒邪内蕴、邪传于肺及风毒侵脾等证型。传入于肺则发咳嗽,因肺主皮毛,故首当受及,治应着眼于祛风透邪,清热解毒,方选荆防、银翘出入为用,无不奏效。对于温热病变应遵天士透邪转气之法,以透邪外出则不致内闭,故方用银翘透邪开窍,使三焦通畅,内外和调,从而达到透邪转气之目的。当今优化环境,积极开展预防,各种传染病大为减少,但蟗螂毒症虽不属传染性疾病,然现今接诊感染者仍复不少,如按此法施治,收效快捷,故录之以供参考。

案 5,管某,男,4 岁,合肥双岗人。初诊时间:2009 年 12 月 25 日。

患儿母亲代述,其自幼体弱多病,易于感冒,感冒后即病发咳嗽,且经久不愈,以冬春季节为重,每因受凉或饮食生冷食物诱发,咳嗽痰多,质稀色白,咽痒不适,平时易自汗出,形体瘦弱,饮食无规律,二便正常,西医诊断为"上感""支气管炎",予多种抗生素治疗,疗效不显,察其舌淡,苔薄白,脉弦细。按其病症乃系卫阳不固,风邪袭肺,肺失宣降,宜益气固表,宣肺止咳法为治。拟仿玉屏风散合三拗汤加减为用:

生黄芪 12g	防风 10g	杏仁 10g	炙桔梗 10g
炙麻黄 2g	陈皮 6g	清半夏 5g	蝉蜕 3g
五味子 5g	谷芽 15g		

7 剂,水煎服,日 1 剂

二诊:服药 3 剂,咳嗽即减,连服 7 剂咳嗽停止,其他如常,唯易汗出,嘱其再进 10 剂,以图其本。

【按】经言"邪之所凑,其气必虚",患儿自幼体弱,易自汗出,卫气不固,肺主气而应于皮毛,卫阳不固则肌表疏松,外邪易于侵袭,肺脏受扰,失其宣降,遂致咳嗽经久不愈。其治唯有益气固表,兼以宣肺止咳,本案若专于祛邪止咳,咳虽止而易复发,若专于益气固表,恐于止咳无益。方中玉屏风散益气固表,祛风止汗;三拗汤宣肺止咳,仅得 7 剂而顽咳即止。

案 6,吕某,女,45 岁,合肥人。初诊时间:2001 年 4 月 8 日。

始因上呼吸道感染,鼻流清涕,咽痒咳嗽,身无寒热,眠食未见影响,二便正常,据介绍宿为过敏性体质。近上呼吸道感染旬日,见病势不重,只作常规处理,数日未解,续投口服和注射抗炎药,按疗程要求仍然未得缓解,越咳越剧,干咳少痰,咽部痛痒,迁延月余,故改求中药治疗。视其舌红苔薄,脉浮微数,就其脉症,乃系外寒伏热,肺失清肃之象,拟予宣解清里,肃降止咳。方投止咳宁(自制方):

南沙参 12g	炙桔梗 10g	杏仁 10g	炙麻黄 3g
蝉蜕 6g	炒黄芩 10g	佛耳草 12g	炙五味 10g
首乌藤 25g	车前草 5g	粉甘草 5g	

7 剂,水煎服,日 1 剂

药尽症状缓解,咳嗽得减,其他如常,故嘱其再进 5 剂,余邪消除即可不药,后告痊愈。

【按】本案患者乃因外感风寒日久,邪伏于肺,又兼化热之势,致肺失宣肃而咳作不止,其治也应解表清里,宣肃同施。药选麻黄、桔梗以宣解肺表,杏仁、五味敛肺止咳,炒黄芩清里热,南沙参养阴润肺,配伍蝉蜕、首乌藤以止咽痒,药进 1 周则症缓嗽减。

结语

肺之生理特性善宣通,而恶壅塞。其为玲珑通彻,阖辟之机,主司呼吸的清虚之脏,位居最高,又为五脏之华盖,其生理平衡既依于本身功能之转化,又赖于脾肾的滋养。一旦产生病理变化,不仅要从病位考虑,而且要着眼脾肾及肝脏的生化及抑制的影响。咳嗽是肺系一种常见病,其致因不出外感内伤,外感不出六淫,而内伤则由五脏六腑功能失调所见及,经谓"五脏六腑皆令人咳,非独肺也",但不论是外感还是内伤,总因肺失宣降而起,故在本病的治疗过程中,应处处着眼于"阖辟"两字,恢复肺脏宣发肃降的生理功能。以上各案中,因风寒袭肺而致咳嗽者,主以杏苏散,苦辛宣降而咳止;因肝阴不足,木火刑金者,进以养阴清肃、镇逆肝气之剂而咳平;其他如痰热壅肺则重以清痰,卫表不固则重以益气固卫,更有感染螳螂毒者,又需超越常规,别出心裁,以荆防银翘祛风透邪,清热解毒而安。此外,值得注意的是,某些感冒病人在疾病发展的后期,唯咳嗽频作,且多干咳无痰,此外邪已尽,但因肺气不降所致,常以自制止咳宁加代赭石一味,加强其降气止咳之功,不过数剂即气降咳止。

咳血

案,罗某,女,36 岁,合肥人。初诊时间:2005 年 1 月 13 日。

患者年近不惑,尚为室女,始因颈椎、腰椎退行性病变,选用内外方法治疗年余,症情未见明显改善,体质却渐次虚弱,呈下虚相火上炎之势。不时咳血,阵发加剧,咽部不利,似有物阻,时而呵欠,肢软乏力,月事先后不一,量多兼夹血块,舌质黯淡苔薄滑,诊其脉来虚弦。此乃系冲任失调,肝气上逆,阴虚火动,血热妄行之象,治宜调摄冲任,镇逆肝气,滋水涵木为先策。方药:

北沙参 20g	淡竹茹 10g	石斛 20g	杭白芍 30g
旱莲草 15g	熟女贞 15g	仙鹤草 20g	代赭石 15g
栀子炭 12g	贯众炭 20g	川杜仲 20g	车前草 12g

10 剂,水煎服,日 1 剂

二诊:药后症状好转,唯稍劳累及情绪不遂时,仍见咳血,舌脉相应,故守原方出入为治:

北沙参 20g	淡竹茹 10g	熟女贞 15g	栀子炭 12g
飞青黛 3g	代赭石 15g	车前草 12g	甘青果 15g
川杜仲 20g	白茅根 20g		

10 剂,水煎服,日 1 剂

三诊:经诊 2 次症状缓解,整体情况改善,但阴虚现象较为明显,故出现五心烦热,睡眠欠稳,脉象细数。拟予滋阴降火,宁心安神法调之:

北沙参 20g	旱莲草 15g	熟女贞 15g	杭麦冬 15g
炒知母 12g	酸枣仁 30g	杭白芍 20g	干生地 18g
代赭石 12g	山栀炭 10g	鲜芦根 20g	

10 剂,水煎服,日 1 剂

四诊:连进上方,咳血已止,唯肝肾阴虚现象仍较明显,五心烦热,睡眠欠佳,脉来细数,继守原方去赭石、栀子加青龙齿 40g,炒丹皮 10g,10 剂。

以资镇静安神,调摄冲任。

五诊:患者咳血多时,经诊数次,已转好未复,唯因病久,阴虚内热尚未平静,故仍不时感到烦热,情绪不遂,肝郁不达而致月事失调,往往来时滞下缠绵不已,按其病情治用滋水养木,理血调冲以善后。观察年余,整体情况基本得到修复,虽有时随情绪小有波动,眠食稍差,但咳血未见再现,可告痊愈。

【按】本案实属"木火刑金"典型案。患者年近不惑,至今未婚,因父母早年离异,其生活只依赖亲兄,故此长期情志不遂,肝郁不达,首先出现胸胁胀痛,月事失调,后则咳痰带血。开始曾在地方就诊,拟用一派轻清理肺,和络止血之剂,连进多时未见转机。视其形体羸弱,咳血不已,舌红脉弦,分析证虽在肺,致因在肝,而治疗非轻清从上所能济事,当用"补左制右"法为宜。此治法乃是明·王汝言发丹溪"阴常不足,阳常有余"之说提出的。所谓补左者滋肾水也,制右者泻命门相火也。故拟予滋阴润燥,直折肝火,使水济火降则咳血即可得止,正所谓"不治其血而血自止"。

结语

咳血之证,为呼吸系统疾病中一种特异表现,其由肺而来,必经气道而出,或痰血相兼,或痰中带血丝,或纯血鲜红,间夹泡沫。论其致因诸多,多因肺阴不足,或感受燥邪,或肝火犯肺,火迫肺络,肺失清肃所致。然临床论治又不可仅囿于肺,当细析机因,方能切中病机,药到病除。今录此案,特为一证。

哮证

案1,方某,男,78岁,合肥人。初诊时间:2000年7月5日。

患者年高,哮喘病史已有10多年,病延日久,抗病能力渐次下降,卫表不固,易于外感,近年来发作频繁而常发于五、六月间,每作时只得对症处理,但夙根难除,一触即发。诊时小作,咳喘不已,身无寒热,舌淡苔薄,脉象虚滑。按其症情乃系卫表不固,脾虚痰浊,肺失肃降之象。拟予益气固表,化痰平喘为治:

生黄芪 30g	焦白术 15g	广陈皮 10g	关防风 10g

炙桔梗 10g	炙五味 10g	川干姜 3g	炙麻黄 3g
蝉蜕 6g	首乌藤 25g	粉甘草 5g	

7 剂,水煎服,日 1 剂

二诊:药后咳喘得以缓解,唯感疲倦乏力,舌苔薄滑,脉象如前,故守原方出入再投:

生黄芪 30g	焦白术 15g	橘络 20g	炙桔梗 10g
杏仁 10g	姜半夏 10g	佛手 15g	炙五味 10g
川干姜 3g	川贝母 9g	车前草 12g	粉甘草 5g

7 剂,水煎服,日 1 剂

三诊:连诊 2 次,体倦少力得以改善,唯阵发性咳喘未肃,眠、食、二便如常。舌现黯淡,苔滑,脉转虚缓,拟用黄芪建中加味以从中调之:

生黄芪 30g	桂枝尖 6g	杭白芍 15g	冬白术 15g
化橘红 10g	炒杏仁 10g	炙五味 10g	川干姜 3g
川贝母 10g	冬瓜仁 30g	苏卜子^各10g	粉甘草 5g

10 剂,水煎服,日 1 剂

四诊:药尽缓解,可停服汤剂,予以迪喘舒丸(自拟方)而缓以调之。药组:

生黄芪 30g	熟女贞 15g	五味子 10g	冬白术 15g
化橘红 10g	怀山药 20g	杏桃仁^各10g	川贝母 10g
车前子 10g	鹅管石 10g	补骨脂 15g	淫羊藿 15g
煅磁石 30g	胡桃肉 10g	皂荚 10g	田三七 6g
粉甘草 5g	姜竹茹 10g		

上方以 10 剂配用蛤蚧 5 对,共研细末,水泛为丸,或装入药用胶囊。每服 10g(如以胶囊则每次服 5 粒),每日 3 次,温开水送下。

【按】本案患者年近八旬,所患哮病已有十余载,其病可谓根深蒂固,加之病延日久,元气亏虚,卫表不固,外邪易干,治之极为棘手,故先以益气固表,化痰平喘法为治,选用玉屏风散益气固表,疏风祛邪,小青龙汤以温肺散寒,化痰平喘;西医学认为哮喘之病多因过敏物刺激呼吸道,以致呼吸道组织痉挛,黏膜水肿所致,方中蝉蜕、首乌藤有较好的抗过敏作用。按法治之,喘哮得平,然哮症宿根难除,故终以自制丸剂缓调之,以善其后。

案 2,周某,女,29 岁,合肥人。初诊时间:2000 年 4 月 26 日。

哮喘病史数年,每遇风寒或食用刺激性食物则发作,西医拟诊为过敏性哮喘。今又复起,喉中痰鸣,痰多色黄,五心烦热,舌红苔薄,脉来弦数。此乃痰浊壅塞,肺失肃降之征。拟清化痰浊,肃肺平喘为先。方药:

南沙参 12g	杏仁 10g	炙桔梗 10g	瓜蒌皮 15g
葶苈子 15g	苏卜子^各10g	蝉蜕 6g	首乌藤 25g
炙麻黄 3g	车前草 15g	粉甘草 5g	

7 剂,水煎服,日 1 剂

二诊:自进药后症状缓解,热痰已除,转偏寒象,大便偏稀,舌淡苔薄,脉象缓滑,仿甘桔二陈加味为法:

炙桔梗 10g	化橘红 10g	姜半夏 10g	炙五味 10g
炙麻黄 5g	川干姜 3g	蝉蜕 6g	首乌藤 25g
金沸草 10g	车前草 12g	粉甘草 5g	

10 剂,水煎服,日 1 剂

三诊:经诊 2 次,服药 10 余剂咳喘已平,夜能平卧入寐,饮食、二便如常。拟方以图其中,扶土泻木,着眼抗敏:

生黄芪 25g	关防风 10g	焦白术 15g	化橘红 10g
炙桔梗 10g	甜杏仁 10g	炙麻黄 3g	川干姜 3g
蝉蜕 6g	首乌藤 25g	炙五味 10g	粉甘草 5g

10 剂,水煎服,日 1 剂

药后病已缓解,注意生活起居,避免过敏诱发,如有不适再药投之。

【按】本案西医拟诊为过敏性哮喘,察其症脉,乃责之痰浊壅塞,肺失肃降。初诊主以化痰浊,肃肺平喘为治,药以南沙参,桔梗,杏仁,苏卜子合葶苈,车前等;二诊证减,易以甘桔二陈法,药后喘平安食;三诊标实诸症已缓,则治之从本,扶土图中,以防其复作,以玉屏风散加味处治。

🌸 结语

哮证者,其宿根深固,图治颇为棘手,多年临证之得,认为一些幼年患者,随着年龄增长,肾气日盛,肺气渐旺,若能及时辨治,加之平时注意避免各种诱发因素,往往可获痊愈。然一些成年患者,反复发作,迁延日久,肾气衰弱,本虚难复则不易根除,论其治法,张景岳《景岳全书》中论之最精。

其云:"未发时以扶助正气为主,既发时以攻邪为主,扶正者须辨阴阳,阴虚者补其阴,阳虚者补其阳,攻邪气者,须分微甚,或散其风,或温其寒,或清痰火,然发久者,气无不虚,故于消散中酌加温补,或于温补中酌加消散,此等症候当惓惓以元气为念。"故案 1 施用迪喘舒丸以善后,即为此意。案 2 患者哮病数年,初诊喉中痰鸣,痰多色黄,喘哮不得息,是为标症急作,需清化痰热,攻邪治标为先。又攻邪须分微甚,二诊视其痰热已除,而寒象显现,故转甘桔二陈以温燥痰湿。三诊喘咳已平,他症如常,遂以顾中缓图。

喘证

案 1,吕某,女,5 岁,合肥人。初诊时间:2009 年 7 月 9 日。

喘促 1 年半,活动后加重,感冒后痰多,曾在省立医院检查示"闭塞性细支气管炎",纳差,大便时干时稀,小便正常,曾屡用中西医治疗,未见疗效,舌淡,苔薄白,脉弦细。按其病症,乃系木贼土虚,痰浊壅肺之象,拟予扶土泻木,化痰平喘法为先:

白术 10g	陈皮 6g	炒白芍 15g	防风 10g
蝉蜕 3g	首乌藤 15g	桔梗 10g	杏仁 6g
金沸草 6g	炙麻黄 2g	甘草 3g	

10 剂,水煎服,日 1 剂

二诊:喘促时好时坏,活动后加重,纳食、睡眠尚可,易烦躁不安,现咳嗽好转,拟守原方加味:

白术 10g	化橘红 10g	防风 10g	炒白芍 15g
乌梅 10g	首乌藤 15g	磁石 15g	炙桔梗 10g
麦冬 10g	远志 10g	甘草 3g	

10 剂,水煎服,日 1 剂

另以琥珀 10g 用两层纱布袋封口,置入神阙穴,用胶布固定,晚上放置,早起取下。

三诊:喘促好转,烦躁不安、喜动不静现象亦减,其他如常,再继前法出入:

竹茹 10g	石斛 10g	白术 10g	化橘红 10g
蝉蜕 3g	首乌藤 15g	炒白芍 15g	防风 10g

远志 10g　　　　　乌梅 10g　　　　　灯心草 3g

10 剂,水煎服,日 1 剂

另琥珀 10g 外敷。

四诊:喘促已平,前服中药有效,但活动剧烈后仍有喘息,其他如常。经诊 3 次,服药月余,喘症已平,小儿年幼,各脏气未充,服药不可过于频多,待到冬令,再继膏方以缓调之。然琥珀一药可长期敷脐。

【按】本案患者,年龄尚幼,所患喘促已有 1 年有余,叠用中西疗法未见其效,虽经西医检查提示为闭塞性细支气管炎,已然有器质性病变,但不应为病名所限。根据中医理论辨证施治,抓住患儿喜动易躁,活动后喘促加剧之特征,可判断为肝风内动,木贼土虚,痰浊壅滞所致,巧取痛泻要方以治其喘,琥珀外敷脐穴镇静、息风、安神,以平其躁动不安。考之古今医籍未见有此用药以治咳喘,痛泻要方虽为肝强脾弱,木贼土虚之痛泻而设,据多年临床实践认为此方不但可以治疗木贼土虚之痛泻,其他如荨麻疹、哮喘、小儿虫积症、抽动症,只要其病症机因为肝郁脾虚者,皆可灵活施用之。本案之治验,即为其佐证。

案 2,王某,女,72 岁,肥东撮镇人。初诊时间:1995 年 3 月 10 日。

患者年逾七旬,咳喘多时,近日加重,动则喘促不已,语不成声,面浮肢肿,心电图提示为完全性左束支传导阻滞。诊脉虚数,舌淡红少津,口干欲饮,此系气阴两虚,化源失济,肺不主气,肾失摄纳之象。故以益气养阴,纳气平喘,佐以通利为先。方药:

南北沙参^各12g　　川贝母 10g　　　杭麦冬 12g　　　炙五味 10g

炙远志 10g　　　酸枣仁 25g　　　生赭石 15g　　　淡竹茹 10g

车前子^{布包}10g　　丝瓜络 20g　　　芦根 20g　　　　生甘草 6g

5 剂,水煎服,日 1 剂

二诊:药后咳喘得平,浮肿消退,他症亦随之而减,故守原方稍事增减,嘱其继服 1 周,如持于稳定,可暂停药观察,但需避风寒、节饮食,以防诱发。

北沙参 20g　　　杭麦冬 12g　　　五味子 10g　　　熟女贞 15g

川贝母 10g　　　远志筒 10g　　　煅磁石 30g　　　酸枣仁 25g

丝瓜络 20g　　　广橘络 15g　　　生甘草 5g

10 剂,水煎服,日 1 剂

【按】喘证之治疗首辨虚实。实者一般易于见效；虚者因精气亏损则难以骤复，治之较难，效果较差，只有在严密辨证之下，守方治疗，有望收效。同时，要注意摄生，以改变和增强体质为好。本案为喘之虚证，累及于心，故以益气养阴，纳气平喘，佐以通利之剂，方虽平淡，而能奏效，在于巧用车前、丝瓜络，以和络利水，肿消喘平。

结语

喘证于呼吸系较为常见，又属顽疾，临床常与哮证并提。所谓"喘以气息言，哮以声响言"，而哮必兼喘、喘未必兼哮。然哮的宿根是痰浊，故"专主于痰"；喘为短气，不能接续，因气为病，治以纳气。因肺主气，肾纳气，虽然喘见于多种急、慢性疾病过程中，但应属肺、肾二脏病变。不过在转归中，如新感宿邪相引，痰气相击，哮鸣有声，即由喘而发为哮。如张景岳说"喘有宿根，遇寒即发、或遇劳即发者，亦名哮喘"。可见两者实存有内在的演变，久喘既伤肺气，又可影响脾肺功能而至脾虚生痰，肾不纳气，由实转虚。总之哮喘的发生及发展的过程可分为四个阶段，即肺气虚→脾阳虚→肾阳虚→阴阳两虚，是由阳虚转向逐渐深化，最终阳损及阴，导致阴阳俱虚的病理过程。而治疗拟分急性发作期和缓解期，发作治其标，缓解图其本，但所用方药颇多，欲短期获效则难以寻求。对此应抓住缓解期，立足于本，主以三脏同治，宣上纳下，化痰和络，扶正固本的治则，可收到良好效果。至于过敏性哮喘，系由风寒束肺，或外寒与伏邪所致，而机因在肝脾。治用宣肺肃降，开郁理脾，使肺之清肃治节有权，则可恢复常态。

心脑系疾病

头痛

案 1,吴某,女,28 岁,巢湖中庙镇人。初诊时间:1993 年 8 月 17 日。

婚后数年,已生育,2 年前患左乳房纤维瘤,需行手术治疗。术后情况且可,唯不久则头痛复起,以巅顶为重,阵发加剧,痛时恶心欲吐,经检查拟诊为血管性头痛。平素饮食一般,月经周期正常,但有时出现尿频症状,诊脉弦细有力,舌红苔薄,综合脉症乃为郁久伤阴,经脉阻滞,肝风内动,上扰清空为患,拟予育阴潜阳,平肝息风法为治。方药:

杭白芍 20g	生石决明 30g	双钩藤 20g	明天麻 15g
甘枸杞 15g	杭菊花 30g	桑寄生 30g	茺蔚子 15g
川芎 10g	姜竹茹 10g	藁本 10g	建泽泻 10g

10 剂,水煎服,日 1 剂

二诊:8 月 29 日,药后旬日头痛未作,只曾出现头皮麻感,精神转好,饮食有增,唯小便时有频数现象,并出现盗汗,舌脉相应,故守原意药稍更删为用:

北条参 20g	杭白芍 20g	双钩藤 20g	明天麻 15g
生石决明 30g	熟女贞 15g	茺蔚子 15g	淮小麦 50g
碧桃干 30g	淡竹茹 10g	炒桑叶 15g	灯心草 3g

10 剂,水煎服,日 1 剂

药尽前来告之头痛未起,盗汗亦止,其他如常,故继取上方,去桑叶以防寒凉过度而伤胃,再进旬日。嘱若无反复,可停药,注意情绪为好。

【按】厥阴之经,其脉交巅入脑,由脑而通于目,故有"肝开窍于目"之称。而本例系属内伤头痛,病位在巅,无疑要着眼于肝,况且临床所表现的症状,均属肝阴不足,肝阳偏亢,风邪上扰之症,故应循经用药,方可奏效。

今按病之机因投以育阴潜阳,平肝息风之剂,连诊 2 次,辨证用药,收效良可。

案 2,祝某,女,18 岁,霍山县人。初诊时间:1995 年 8 月 30 日。

年虽二九,偏左头痛病史却达 10 年之久。每呈阵发性发作,久药罔效,故来我院门诊求于中医治疗。现其形体偏瘦,始于 13 岁时月经,后每潮至则腹痛,舌红苔薄黄,脉来弦数,按脉症考之乃肝经郁热,气血失调,经脉阻滞,风邪上扰之象。治宜养血调冲,解痉止痛。方仿三物逍遥加减为用:

柴胡梗 10g	杭白芍 20g	炒山栀 10g	川芎 10g
明天麻 15g	蔓荆子 15g	熟女贞 15g	石楠叶 10g
延胡索 15g	干生地 18g	代赭石 15g	粉甘草 5g

10 剂,水煎服,日 1 剂

二诊:药后 3 天头痛缓解,其他无变,故守原方继续服用,待月事来时如无腹痛可停药观察。后隔 2 个月其父因事来合肥,特面告女儿头痛未起,经至正常,体无病苦。嘱其不药,以观远期疗效。

【按】偏头痛多属少阳,因少阳循经多在头之两侧,并连及耳部。中医治疗从病位上要立于少阳,而关键要在属性上筹谋。本案为头痛偏左,实属血虚生热,血热生风,冲任失调,本虚标实之象,拟用养血调冲,解痉止痛,方仿三物逍遥加减。方以柴胡入少阳,白芍、生地养血敛肝;山栀清三焦而泻肝火;川芎既理血中之气,又可引药直上而至病位,并具有解痉止痛作用,为女子调经要药;配蔓荆子清头目以止痛,入天麻、女贞、石楠等治女子神经性偏头痛的有效之药,用赭石以潜伏肝气,协同诸药,使升降平衡,共奏止痛之功。

案 3,辛某,女,38 岁。初诊时间:2009 年 2 月 6 日。

患者诉自 5 年前,每至月经来潮,即感头疼,以偏左侧及巅顶为甚,以跳痛、刺痛为主,痛甚则干呕欲吐,至月经末期则头痛渐减,经净则头痛亦止,平素性情急躁,心烦易怒,月经将至则感乳房、小腹胀痛。曾在多家医院就诊,西医诊断为血管神经性头痛,予西药治疗,效果不佳。口干苦,大便秘结,溲黄,察其舌质黯红少苔,脉来弦细。按其病症乃系肝阴不足,肝失所养,气血失调之象,拟予柔肝解郁,活血调经法为治。

柴胡 10g	杭白芍 30g	川芎 10g	制香附 20g
丹参 15g	干生地 15g	石决明 30g	天麻 15g

杭菊花 15g	姜竹茹 10g	延胡索 15g	石斛 15g

15 剂，水煎服，日 1 剂

二诊：药后诸症好转，经行头痛减轻，经来腹痛亦减，仍感口干、口苦、便秘，经前乳房胀痛。舌红少苔，脉沉细弦。病症虽减，然肝肾之阴仍较亏虚，且有木郁之虑，故继以柔养肝阴，条达木郁为治。上方去川芎、姜竹茹、加北沙参18g，蒲公英20g，熟女贞15g。药尽月经来潮后头痛未起，乳房及小腹疼痛明显好转，嘱若病无反复，即可停药。

【按】本例患者年近四旬，下元始亏，加之平素性情急躁，以致肝阴不足，肝失所养，肝阳上亢，症见头痛欲呕，口干苦，大便秘结。其治法应以柔肝解郁，活血调经为治，方中柴胡、白芍、干生地、制香附以柔肝解郁，川芎理血中之气，且可引药上行，通络解痉以止头痛，又可活血调经以止腹痛，其他如丹参实为活血调冲之要药。另以姜竹茹降逆和胃以止呕。二诊之时其痛势已减，则又增入沙参、熟女贞养阴柔肝以治其本，望其达到远期疗效。

案4，崔某，女，36岁，巢湖人。初诊时间：2010 年 5 月 10 日。

患者自去年因乙状结肠息肉切除术后，出现头痛头晕，整日疲乏无力而易紧张，纳食一般，大便稀溏，每日 1~2 次，眠差，入睡困难而多梦，月事正常。腰脊时痛，血压偏低，舌黯淡，苔白微腻，脉沉细。按其病症，乃系肝郁脾虚，清阳不升之象，治宜调和肝脾，升清降浊，拟以补中益气汤合半夏白术天麻汤加减：

生黄芪 30g	煨葛根 25g	白术 15g	柴胡 10g
陈皮 10g	天麻 15g	清半夏 12g	炒白芍 20g
川杜仲 20g	酸枣仁 25g	合欢皮 20g	谷芽 25g

鲜荷叶一张为引，10 剂，水煎服，日 1 剂

二诊：病史同前，服药后诸症皆减，但仍有食欲不振，头昏痛，胃脘部不适等症，舌淡白，苔微腻，前法起效，宜守之。

煨葛根 25g	姜竹茹 10g	绿梅花 20g	柴胡 10g
陈皮 10g	清半夏 12g	苍术 15g	杭菊花 12g
天麻 15g	川芎 10g	灵芝 10g	谷芽 25g

鲜荷叶一张为引，10 剂，水煎服，日 1 剂

药后诸症大减，饮食渐增，偶尔出现头昏痛，嘱其续守前方再进，可获

痊愈。

【按】本案所患头痛,乃因患者行乙状结肠息肉切除术而起病,术后患者情志紧张,气血两虚,加之术后胃肠功能紊乱,故见头昏痛,大便稀溏,眠差,血压偏低等肝郁脾虚,清阳不升之象,致因重在肝郁脾虚,痰浊阻遏清阳,遂拟补中益气汤合半夏白术天麻汤加减以调和肝脾、升清降浊。方中黄芪、葛根、柴胡以升举清阳,白术、清半夏、陈皮以降其痰浊,柴胡、白芍、合欢皮、天麻疏肝平肝,终以鲜荷叶为引,升清降浊。此案辨证清晰,用药精细,故药投症减,疗效显著。

案5,温某,女,60岁,合肥七里塘人。初诊时间:2003年7月17日。

患者形体素弱,卫表不固,易于外感,大便稀溏,近因情绪不遂,睡眠不稳,头痛发作,面部乍红,动则汗出,舌质黯淡、苔薄滑,脉象虚弦,综合脉症乃脾失健运,阴阳失调,虚阳上浮所致,证属太阴头痛。拟予化痰醒脾,平衡阴阳法为用。方仿葛根半夏天麻白术汤加味:

煨葛根 25g	姜竹茹 10g	焦白术 15g	化橘红 10g
姜半夏 12g	远志筒 10g	酸枣仁 30g	合欢皮 20g
明天麻 15g	煅磁石 30g	川芎 10g	谷芽 25g

10剂,水煎服,日1剂

二诊:药后症减,睡眠、饮食均见改善,唯面部乍红,肢冷自汗依存,舌脉相应,故改用调和营卫,潜阳和阴之剂以治之:

桂枝尖 6g	杭白芍 20g	煅龙牡^各20g	煨葛根 25g
绿梅花 20g	远志筒 10g	酸枣仁 25g	明天麻 15g
川芎 10g	姜竹茹 10g	粉甘草 5g	

10剂,水煎服,日1剂

三诊:经诊2次,服药20剂,面部乍红转好,诸症虽减,但仍不稳定。拟健脾和中,调和气血继以图之。

煨葛根 25g	桂枝尖 6g	杭白芍 20g	绿梅花 20g
酸枣仁 25g	明天麻 15g	川芎 10g	白芷 10g
石楠叶 10g	姜竹茹 10g	粉甘草 5g	

10剂,水煎服,日1剂

四诊:自述上方间断服用30余剂,时过半年诸症转好,头痛痊愈,唯脾胃不和,运化少力,矢气偏多,舌淡苔薄,脉象虚缓,治宜健脾和胃以收功。

原方去石楠叶、川芎、白芷，加白术 15g，枳壳 12g，诃子 15g。

【按】本例患者形体素弱，动则汗出，纳食不佳，大便稀溏，舌质黯淡、苔薄滑，实属太阴头痛，故采用化痰醒脾，调和气血法，方取葛根竹茹二陈之意加味为用。以葛根升清降浊，启发脾机，配二陈健脾化痰，和胃调中，取天麻、川芎、白芷、石楠、绿梅花入其中，以治血祛风，芳香醒脾，解痉止痛；并用二加龙牡汤以调和营卫，平衡阴阳；而直达病位解决头痛之疾，功在天麻、川芎、石楠直入于上之力。可见认证准确，选方用药顺应而治为关键。

结语

头痛一病，首载于《黄帝内经》，后仲景《伤寒论》以六经论述头痛，所云三阳经脉俱于上头，厥阴经脉亦会于巅，是以邪客诸经，循经上逆，头痛作矣。时至金元李东垣将头痛分为内伤和外感，并在《黄帝内经》和《伤寒论》对头痛证治的基础上，又补充了太阴和少阴头痛，这种分经论治的方法，对后世影响颇深。清·叶天士对头痛证治积累了丰富经验，真是曲尽病情，立法详备，指导实践。如叶氏在证治用药指明阳虚浊邪阻塞，气血瘀痹而为头痛者，用虫蚁搜逐血络，宣通阳气为主；对于火风变动与暑风邪气上郁而致头痛者，拟用鲜荷叶、苦丁茶、蔓荆子、山栀子等辛散轻清为主；厥阴风木上触而为头痛者，则用滋肾柔肝为主等，可见其药随证转，值得效法。以上诸案治例，或以半夏白术天麻汤醒脾化痰，平衡阴阳；或以丹栀逍遥宣解郁热，解痉止痛；或以补中益气汤合半夏白术天麻汤调和肝脾，升清降浊；或以天麻钩藤饮育阴潜阳，平肝息风；依症选方，多能应手而效。

心悸

案1，杨某，男，9岁。初诊时间：2008年12月5日。

患者自4年前出现心悸、头晕、胸闷、汗多、腹痛，到当地医院就诊，西医诊断为心律不齐，心肌炎，频发室性期前收缩，呈二联律、三联律等，窦性心动过速。平时多动，但极易疲劳。不时腹痛，痛处在肚脐周围，反复发作。病史陈述，患儿早产，先天不足，故至4岁发生哮喘，治疗后好转，今年（2008年）春，又因养蚕采桑叶过敏，哮喘发作。在2005年治喘时查出室性期前收缩等。给予西药治疗及中药参麦散合炙甘草汤治疗,效果不佳。今来门诊求治,察其面色苍白,舌红苔薄黄,现有虫斑,脉象细弦,至数不齐。按其病症,乃系木贼土虚,心脾积热,久之乃成气阴两虚,心失所养;多动、乏力疲劳、食多而消化不良等主症,责之肝强脾弱;化源不足,心失所养,阴不足而生内热故出现心悸、胆怯等症,而绕脐疼痛与舌有虫斑乃是肝脾不调的见症。治以扶土泻木,安神定志法为先策。拟用痛泻要方加减:

北条参 18g	杭白芍 15g	陈皮 10g	防风 10g
乌梅 10g	首乌藤 15g	炒川连 2g	苦参 6g
酸枣仁 12g	远志 10g	浮小麦 30g	甘草 5g

水煎服,日 1 剂,连服 7 天

二诊:药后诸症改善,腹痛好转,盗汗已愈,唯室性期前收缩偶现,易胆怯、脚汗多、乏力、疲劳较明显,口腔不时出现溃疡。故以上方加减继以调之。上方去苦参、首乌藤、北条参、甘草,加太子参 15g、白术 12g、灯心草1g、石斛 12g,酸枣仁由 12g 加至 20g。水煎服,日 1 剂,连服 10 天。

三诊:药后诸症悉减,唯易感冒,感冒则又加重室性期前收缩。按其病症,故以上方加减继以调之。上方去灯心草,加竹茹 10g,水煎服,日 1 剂,连服 30 天。

【按】本案虽然未能纠正室性期前收缩,但在短短的四十多天的治疗里,能改善患儿所有症状,祛除其不适感觉可属成功! 治疗的成功,正是从肝论治,调和肝脾的结果。在整个治疗过程中,始终坚持以扶土泻木为主轴。初诊方中所用炒川连、苦参清心热,调心律,泻心火,消炎解毒,以疗心悸,在此亦有驱虫之效。北条参、杭白芍滋阴柔肝以养心体。杭白芍在此有养血泻肝以治肝强之意,防风散肝舒脾,陈皮理气醒脾,乌梅敛肺止咳,涩肠止泻,生津止渴,和胃安蛔。首乌藤养心安神,通络祛风以治失眠、多汗、血虚肢体疼痛,外洗疮疹瘙痒。酸枣仁、远志、浮小麦养心安神止汗,甘草强心解毒调和诸药。药后诸症改善,腹痛好转,盗汗已愈,唯室性期前收缩偶现,易胆怯、脚汗多、乏力、疲劳较明显,口腔不时出现溃疡。故以上方去苦参、首乌藤、北条参、甘草,加太子参、白术、灯心草、石斛,酸枣仁加量。太子参益气养阴以增加心脏原动力,白术健脾以增化源,灯心草清心除烦,以引热下行除口腔溃疡之苦。药后患儿性情急躁、遇事易发脾气、多动的症状大为改善,绕脐痛基本消除,胆怯、脚汗多也大为好转,口腔溃疡基本消除。按其病证,肝脾不调的情况已大为改善,但体质较弱,余邪未尽,故以上方加减继以调之。上方去灯心草,加竹茹10g以清心化痰和胃。药后心悸、乏力等诸症都基本消除,饮食消化、睡眠都良好,易感冒的情况也得好转。因不愿喝药,故停药观察,后如愿继续治疗,有望修复室性期前收缩。

案2,凌某,女,35岁,合肥人。初诊时间:2010年11月15日。

2009年产前出现阵发性心慌、胸闷、气短、头晕,产后稍遇劳累则心慌、气短、头晕,现正值月经来潮,诸症较为明显,夜眠欠佳,动则多汗,舌淡红,苔薄白,脉沉细无力,按其病症,乃系心脾两虚,气血不足之象,拟仿归脾汤加减:

生黄芪30g	太子参25g	白术15g	茯神20g
远志10g	酸枣仁25g	合欢皮20g	熟女贞15g
杭白芍25g	淮小麦50g	天麻15g	灵芝10g

10剂,水煎服,日1剂

二诊:前服中药,诸症得以缓解,胸闷、气短、头晕、眠差等症改善明显,但劳累后仍感心慌,近日出现腰酸,左足跟疼痛,舌淡,苔薄白,脉弦细。治宜益气养血,温补脾肾。

生黄芪30g	太子参25g	白术15g	远志10g
酸枣仁30g	肉桂3g	炒当归10g	杜仲20g
杭白芍25g	淮小麦50g	天麻15g	甘枸杞15g
甘草5g			

10剂,水煎服,日1剂

三诊:药后心慌、气短明显改善,腰酸、足跟痛等症亦减,嘱其原方加减制成膏方,调补心身,以复常态。

【按】本案患者始由产前即出现心慌、头晕等虚象,产后气血大损,稍遇劳累则诸症即起,值经期则尤为明显。综合脉症,本案之心慌悸动显是心脾两虚,气血不足所致,方选归脾汤加减最合法理。方中生黄芪、太子参、白术、茯神、熟女贞、杭白芍补益气血以治其本,远志、酸枣仁,一辛一酸,补通并用,以养其心,安其神。小麦、合欢皮悦脾养心以开心志,灵芝补气安神,用其治疗气血不足,心失所养之失眠、惊悸者其效甚捷。二诊时,其气血亏损之象未见扭转,即仿人参养荣汤,取肉桂温补肾气以助气血生化。药后诸症见平,终以原方制膏以缓调之,望其恢复常态。

案 3,董某,女,50 岁。初诊时间:2009 年 11 月 5 日。

患者自 20 年前开始出现阵发性心慌、悸动,近年来症状逐渐加重,并伴有上半身烘热,多汗,失眠多梦,易惊醒,口干喜饮,手足怕冷,大便干结,小便黄,饮食尚可,经期紊乱,量少,舌黯红,苔薄少,脉弦细数。西医诊断为:阵发性室上性心动过速。按其病症乃系阴虚阳亢,心肾失交之象,宜滋阴潜阳,交通心肾法为治,拟予桂枝加龙骨牡蛎汤加减。

淮小麦 50g	杭白芍 30g	桂枝 6g	熟女贞 15g
旱莲草 15g	煅牡蛎 20g	煅龙骨 20g	磁石 30g
酸枣仁 30g	川连 3g	石斛 15g	麦冬 12g
灯心草 3g			

10 剂,水煎服,日 1 剂

二诊:药后诸症明显改善,烘热汗出明显好转,睡眠亦大有改善,唯仍时有心慌动悸,咽喉干燥。前法得效,治以守原方出入为宜。前方去磁石、灯心草,加玄参 15g、炙龟板 25g、琥珀 9g。15 剂,水煎服,日 1 剂。

三诊:服药月余,诸症渐平,心慌动悸大为好转,唯偶尔有之,嘱其原方制膏调之,巩固疗效,以图全功。

【按】本案患者年逾五旬,天癸将竭,肝肾阴虚,故见心慌动悸,上半身烘热汗出,口燥咽干等上实下虚之征象,遂仿仲景虚劳惊悸治例,巧用桂枝加龙骨牡蛎加减为治,法理相应,方药配伍精当,故服方月余,诸症渐平,疗效显著。

结语

心悸一证,古称惊悸、怔忡,是临床上较为常见的一种病症。究其病症机因虽较为繁多,但不出虚实两端,论其病位总不离乎心伤,如《张氏医通》云:"夫悸之症状不齐,总不外乎心伤,若夫虚实之分,气血之辨,痰与饮,寒与热,外感六淫,内伤七情,在临证辨之"。言其论治,《伤寒论》《金匮要略》可称典范,心动悸,脉结代主以炙甘草汤;寒饮凌心而悸动眩晕者,主之以苓桂术甘汤及真武汤;虚劳惊悸又主以桂枝加龙骨牡蛎汤补摄之,案 3 即取仲景桂枝加龙骨牡蛎汤而获效。但后世补益心脾、通和血脉、清化痰浊诸法亦属良法,如案 2 以归脾汤养心安神,案 1 肝脾同调,化痰定惊皆取得了较好的疗效,故为医者须博采众方,方能不断提高疗效。

胸痹

案 1,李某,男,66 岁,合肥人。初诊时间:2000 年 4 月 28 日。

年逾花甲,苦于高血压、冠心病,双肾囊肿多年,长期用西药艰难控制。近因心悸胸闷,动则尤甚,睡眠不稳,大便闭结。诊见:舌淡苔薄,脉象弦滑。此系痰浊瘀阻,脉络不和,病属胸痹。治先图标,予以辛温通阳,豁痰蠲痹。药组:

煨葛根 25g	姜竹茹 10g	桂枝尖 5g	远志筒 10g
广橘络 20g	酸枣仁 30g	佛手 15g	陈枳实 12g
肉苁蓉 15g	益智仁 15g	益母草 15g	

10 剂,水煎服,日 1 剂

二诊:药进血压稳定,大便转好,唯心悸胸闷未除,综观病证,方不更弦为宜:

煨葛根 25g	姜竹茹 10g	桂枝尖 5g	广橘络 20g
酸枣仁 30g	远志筒 10g	怀山药 20g	佛手 15g
肉苁蓉 15g	益智仁 15g	益母草 15g	

10 剂,水煎服,日 1 剂

三诊(2000 年 5 月 24 日):经诊 2 次,心悸胸闷悉除,睡眠转好,大便通畅,余无不适之感。鉴于其身患多种慢性疾病,欲求治愈恐难以如愿,不过只要用药中肯,注重生活方式的调节,使病情缓解,趋于稳定,延缓衰老是可以达到的。故嘱其上方再进旬日,拟改用膏剂,缓以调之。附方如下:

生黄芪 30g	熟女贞 15g	怀山药 20g	远志筒 10g
酸枣仁 30g	广橘络 20g	紫丹参 15g	肉苁蓉 15g
益智仁 15g	川杜仲 20g	石斛 15g	益母草 15g
田三七 6g	丝瓜络 20g		

10 剂,水煎服,日 1 剂

【按】本案以胸闷、心悸为主症,乃痰浊阻滞,心阳被遏所致。拟先温通心阳,豁痰蠲痹之剂为宜。药用桂枝归经于心,为温通心阳的最佳药选,因为其色赤入血,而血之运行全赖气之推动,其动力非他药所能比,配枳实乃为《金匮要略》桂枝生姜枳实汤,专主心中痞痛和诸逆之症,取之于此则切中病机;并佐以竹茹、橘络、远志化痰和络,行气开胸,诸药协同更胜一筹。予以酸枣仁、苁蓉、益智等以宁心安神、填精润燥,顾以补虚。而鉴于下元不足,气血失调,从长考虑,拟用膏丸缓以图之,实为良策。

案2,纪某,女,62岁,合肥人。初诊时间:2010年5月20日。

红斑狼疮病史6年,服用强的松治疗维持,近4个月出现胸闷心慌,偶有心前区针刺样疼痛,动态心电图示:频发房性期前收缩及室性期前收缩。肺部CT示:右肺上叶前段机化性炎症伴牵拉性支气管扩张。自觉乏力,倦怠,口干涩,眠可,饮食一般,二便正常,脉弦细。考之乃系气阴两伤,脉络瘀滞,法宜益气养阴,活血通脉为治,拟予炙甘草汤加减:

红参须10g	麦冬12g	石斛15g	杭白芍30g
桂枝9g	甘草10g	丹参15g	干生地15g
田三七6g	檀香6g	远志10g	琥珀9g

10剂,水煎服,日1剂

二诊:前服中药,胸闷、心慌明显好转,心前区针刺样疼痛未再出现,乏力、困倦等症亦较为减轻,唯近来汗多,动则更甚,小溲短黄,舌黯红,苔黄,脉细数。宜益气敛阴止汗为宜。

生黄芪30g	北沙参20g	麦冬12g	石斛15g
杭白芍30g	五味子10g	桂枝9g	浮小麦50g
煅龙骨20g	煅牡蛎20g	灯心草3g	

10剂,水煎服,日1剂

三诊:守上方加减进退月余,病情平稳,胸闷心慌已平,乏力、困倦明显好转,因其年过六旬,肾气已亏,又身患顽疾,诸症虽减,然平时需注意调养,以带病延年,拟上方继进旬日,待到冬令,以制膏方,缓以调之。

【按】本案患者年逾六旬,虽有胸闷、心慌、胸痛。然其口干喜饮,汗多易出,疲乏困倦,舌红苔少,脉沉细数等诸症,皆系气阴两虚,脉络失养所致。故撷选仲圣炙甘草汤加减以益气养阴,活血通脉。药症相投,取效迅捷。

结语

胸痹一病,先哲强调此病症之机,乃胸阳不足,阴寒阻滞,如仲景《金匮要略》所述"阳微阴弦,即胸痹而痛……今阳虚知在上焦,所以胸痹心痛者,以其阳虚故也",故古法皆以辛温通阳,温化痰浊为主治,而仲圣瓜蒌薤白酒半夏汤、枳实薤白桂枝汤及乌头赤石脂汤等均为医家所沿用。至明清医家,又主倡活血化瘀之法以治之,王清任《医林改错》之血府逐瘀汤则堪称典范。然多年临床实践发现,随着时代的变迁,生活环境的改变,本病的致病机因又有所不同,除胸阳不足,阴寒凝滞,瘀血阻络外,气阴两伤,血不荣脉者亦为不少,特别是在老年患者尤为多见,以上两案虽用药有所不同,但和血通络、益气养阴之法皆寓于其中。此外,本病总的病机乃本虚标实,本虚为阴阳气血之不足,标实为阴寒、痰浊、瘀血之阻滞,治虽分清标本虚实,但临证所见多虚实夹杂,故当按虚实主次缓急而兼顾同治,并配合运用有效成药,方可取得较好效果。

不寐

案 1,周某,女,33 岁。初诊时间:2009 年 8 月 20 日。

失眠多梦两年余,伴有反酸,嗳气频发,口干苦,少食即胀,大便日行 1~2 次,时有不成形,小便调,月经正常,舌淡红,苔白微腻,脉弦缓。此乃肝气横逆,胃失和降之象,拟予开郁降逆,和中安神为治:

姜竹茹 10g	陈皮 15g	广橘络 20g	清半夏 12g
绿梅花 20g	石斛 15g	酸枣仁 30g	合欢皮 20g
代赭石 15g	炒川连 3g	陈枳壳 15g	秫米 15g

10 剂,水煎服,日 1 剂

二诊:患者述失眠有所缓解,嗳气、吞酸、腹胀等症状皆有好转,原方去秫米、赭石加青龙齿 40g、淮小麦 30g,再进 10 剂,水煎服,日 1 剂,嘱其畅情志、调饮食。

【按】本案之不寐、脘腹胀满、嗳气、反酸、大便不调,皆因肝气横逆,胃失和降而致,即古人所谓"胃不和则卧不安"。故合半夏秫米汤、黄连温胆汤、旋覆代赭汤,以和胃腑、化痰湿、镇肝逆而获效。半夏秫米汤源自《黄帝内经》,此乃古方,此方药虽仅有两味,然临证若方证相合,用之得当,收效尤速。本案除用半夏、秫米,又以黄连温胆汤和其胃,旋覆代赭汤降其逆,佐以绿梅花、合欢皮开其郁,酸枣仁、龙齿、小麦以安其神。一证之中寓有诸法,一方之中寓有诸义,复法以治,药施病除,其效甚捷。

案 2,李某,女,39 岁。初诊时间:2008 年 7 月 9 日。

失眠多梦、伴胸闷不适 1 年余。患者为白领阶层,平素工作压力大,近

1年来反复出现失眠多梦、胸闷不适,喜叹息,善怒难于自控,口干苦,溲黄,大便且可,月事正常,纳食尚佳,舌质红,苔薄少,脉细数。此乃肝阴不足,郁热内蕴,上扰心神。拟滋养肝阴,清热调肝,宁心安神法为治:

淮小麦 50g	杭白芍 30g	杭麦冬 15g	石斛 15g
干生地 18g	远志筒 15g	青龙齿 40g	酸枣仁 30g
炒川连 3g	绿梅花 20g	琥珀 6g	合欢花 30g
甘草 5g			

10剂,水煎服,日1剂

二诊:药后患者胸闷不适等症状明显改善,失眠之症稍减,上方去龙齿、绿梅花,加珍珠母40g、灯心草3g,又进10剂,睡眠改善明显,诸症皆减,嘱调畅情志,停药观察。

【按】本案患者白领阶层,因平时工作压力过大而使肝气郁结,久而化火,且年近不惑,阴液始亏,阴虚火旺,二火相炽,扰动心神,故见失眠多梦,心烦易怒。如叶氏《临证指南医案》云:"焦烦过度,离宫内燃而不寐也。"故选用补心丹、一贯煎、甘麦大枣汤灵活加减,方中白芍、麦冬、石斛、生地滋养已亏之肝阴,川连、麦冬以清泻亢盛之君相二火,加龙齿、琥珀重坠之品以宁心安神,徐之才所谓"重可去怯"。二诊时,患者服药后,失眠之症虽有缓解但不显著,且小便较黄,故以珍珠母易龙齿。珍珠母,性味咸寒,平肝潜阳,清肝安神,临床因肝阳亢盛,母病及子,心火扰神而致不寐者用之尤宜;龙齿,性涩,其收涩之力较强,然其清泻之力较逊,故邪火不甚者可选用之。又加以灯心草以清利小便,泻心火,实有以泄代清之意。

案3,张某,女,44岁。初诊时间:2006年5月9日。

反复失眠多梦10年余,急躁易怒,喜叹息,时有心慌胸闷,二便正常,月经量少,经来腹痛,色紫黯,夹有血块,舌质黯红,苔薄白,脉弦细。按其脉证为木郁不达,血脉瘀阻,治宜条达木郁,活血安神:

淮小麦 50g	竹茹 10g	远志 10g	柴胡 10g
合欢皮 30g	酸枣仁 30g	杭白芍 30g	生龙齿 40g
紫丹参 15g	琥珀 9g	川芎 12g	郁金 12g

10剂,水煎服,日1剂

二诊:药后失眠多梦有所缓解,胸闷心慌亦减,患者信心倍增,加玄胡15g,继服10剂,水煎服,日1剂。

三诊:患者述睡眠明显好转,心情舒适,服药期间月经来潮,腹痛减轻,量有所增加,仍有血块,但较前减少,嘱原方继服,以善其后。

【按】本例患者所患不寐长达十余年,平素性情急躁,性格好强,10年前又因家庭变故,悲伤过度,情志不舒。肝喜条达,不达则郁,郁滞日久,血运不畅则血滞凝瘀,络脉瘀痹,心神失养。古人对气滞血瘀而致不寐者亦有所创见,如《血证论》云:"不寐之证有二,一是心病,二是肝病。"又《医林改错》云:"夜不能睡,用安神养血药治之不效者,用血府逐瘀汤若神。"方中柴胡、芍药、合欢皮、郁金以疏肝理气,丹参、琥珀、川芎、郁金以活血通络,小麦、酸枣仁以养心,龙齿、琥珀以镇心,全方撷选四逆散、酸枣仁汤、甘麦大枣汤、补心汤等方,集"疏肝、活血、养心、镇心"四法于一炉,理正法合,10年顽疾,愈于顷刻。

案4,王某,女,49岁,芜湖人。初诊时间:2009年12月15日。

因家庭变故终日闷闷不乐3年余,失眠多梦,易醒,醒后不易再入睡,身体时有潮热,热时则满脸通红,头昏心烦,手足心热,腰酸乏力,咽干,喜饮水,二便调,舌红,少苔,脉细数。考之乃系肝肾阴虚、虚火上扰之象,拟予滋补肝肾、引火归原为治。

北沙参 20g	干生地 18g	熟女贞 15g	旱莲草 15g
石斛 15g	杭麦冬 12g	远志 10g	酸枣仁 30g
珍珠母 40g	川连 3g	肉桂 1g	琥珀 9g

10剂,水煎服,日1剂

二诊:药后患者述睡眠有所改善,但身体仍时有潮热感,心烦易怒,此乃肝肾阴虚,龙雷之火较盛,原法去远志、琥珀,加炙龟板30g、磁石40g,再进10剂,以观其变。

三诊:睡眠改善明显,潮热、心烦、咽干等症亦减,嘱其原方制成膏继服,以收全功。

【按】《丁甘仁医案》述:"不寐之因甚多,而大要不外乎心、肾……阳入于阴则为寐,阳出于阴则为寤,肾阴不足,水不济火,心火不能下通于肾,肾阴不能上济于心,阳精不升,水精不降,阴阳不交则为不寐,此不寐之本也。"本案患者年近五旬,精血衰耗,天癸将竭,肝肾阴亏,阳不入阴,心肾不交,心火亢盛,而不得安眠,治当泻南补北,引火归原。方中炙甘草汤合二至丸,滋养肝肾之阴以治其本;心肾不交,虚火上扰,故用交泰丸,交通心肾,以治其标;二诊时,根据症情,虚火之势仍盛,故加以龟板、磁石等介石之类以潜镇;龟板滋阴潜阳、养血补心,其滋阴之功独强;肾阴不足、虚阳扰神之不寐者,用之最为稳妥。本案明晰病机,药正法合,故取效迅捷。

案5,王某,女,36岁,合肥人。初诊时间:2007年7月5日。

失眠伴阵发性心慌胸闷2年余。患者因工作繁忙,劳神过度遂成此症。每夜入睡困难,性情急躁,口干,大便正常,小便黄,月经正常,纳食尚可。舌质红,脉细数。此乃木郁不达,郁热内蕴,上扰心神。拟条达木郁,宁心安神法:

淮小麦50g	杭白芍30g	石斛15g	熟女贞15g
远志筒15g	青龙齿40g	酸枣仁30g	炒川连3g
琥珀6g	麦冬12g	合欢皮30g	甘草5g

10剂,水煎服,日1剂

二诊:药后失眠、心慌症状几近消除,自行停药。但后因劳神过度,症状又起。刻下睡眠欠安,心悸,口干。舌红苔薄,脉细弦。拟方再投:

淮小麦50g	杭麦冬15g	石斛15g	杭白芍30g
远志筒15g	青龙齿40g	酸枣仁30g	熟女贞15g
茯神20g	淡竹茹10g	合欢皮30g	

10剂,水煎服,日1剂

【按】不寐致因多端,本例乃由肝气不舒,气机不畅,阴阳不交形成。因为其性格要强,平素性情急躁,久则耗伤阴血,血不足心失所养而出现不寐。阴血是睡眠等生理活动的物质基础,血虚即可引起失眠,而血虚与肝有关。患者既有阴血耗损,又有气失条达,虚实夹杂。虚者补之,实者泻之。方中淮小麦、麦冬、石斛、白芍、酸枣仁补阴血而柔肝养心;龙齿、琥珀安神定志;合欢皮疏肝解郁治疗失眠,《神农本草经》曰:"主安五脏,和心志,令人欢乐无忧矣。"

结语

不寐亦称失眠,在中医古籍中称为"不得眠""目不瞑",亦有称为"不得卧"者。其症情有轻有重,轻者有入寐困难,有寐而易醒,有醒后不能再寐,亦有时寐时醒等,严重者则整夜不能入寐。不寐可单独出现,又可与头痛、眩晕、心悸、郁证等诸症同时而起。然其形成的原因很多,但归纳起来可用"邪正"二字而尽之。正如《景岳全书·不寐》篇中指出："盖寐本乎阴，神其主也，神安则寐，神不安则不寐；其所以不安者，一由邪气之扰，一由营气不足耳。有邪者多实，无邪者皆虚。"然实虚之论，追本求源最早见于《黄帝内经》，在《灵枢·邪客》篇中对"目不瞑"就具体提出"补其不足，泻其有余，调其虚实，以通其道而去其邪，饮以半夏汤一剂，阴阳已通，其卧立全"。所立治法至今对于临床仍有一定的指导意义。其言虚者多为阴虚火旺，水火失交和心脾两虚，血不养心等；实者则由肝郁、痰热或郁久阴伤，阴虚燥热所致。特别当今社会人们的工作、生活的节奏改变，情志所伤，劳逸失度，五志过极，饮食不节或久病体虚等因所引起不寐更为多见，因此在治疗上当予以补中有泻，泻中有补，换词而言即以镇静与兴奋而用之，这样即可使阴阳平衡，气血调和而寐自安。今举案五则均为女性，究其致因多由情志所伤，治则虽有小异，取方用药有所不同，但调情志，开心郁则寓于其中。不过，鉴于镇静与兴奋的相对性，并按时间医学的要求，服药时间宜在午后和晚间入睡前各一次，每次入量最多不得超过250ml，药之适量，使胃受纳又为治疗的重要一环。为便于总结，提高疗效，今就临证的经验既要分型论治又需随机应变，因为分型固然便于掌握，但症情的演变会随时出现，故要顺应而治，方可达到治疗的目的。

眩晕

案1，王某，女，40岁，合肥人。初诊时间：1995年10月16日。

患者眩晕病史数年，经诊为梅尼埃病。不时发作头晕，今检查又提示有椎-基底动脉供血不足。临床表现为头晕目眩，泛泛欲吐，动则欲仆，行不自持，心悸自汗，左上肢发麻。月事周期虽属正常，但血紫兼块，脉象弦涩，舌现瘀斑。此乃肝郁气逆，升降失衡为患。拟用逍遥散出入为治：

柴胡梗 10g	杭白芍 20g	煨葛根 25g	代赭石 15g
姜竹茹 10g	明天麻 10g	茺蔚子 15g	桑寄生 30g
合欢皮 30g	远志筒 10g	建泽泻 10g	

嘱其先进3剂，2剂则症状明显好转。药进获效，又连服5剂，无头晕之感，活动自如，予原方加减再进旬日。嘱若无反弹可停药观察，但需心情舒畅，勿动肝气，可防覆辙。

【按】方中柴芍以疏肝解郁,重用葛根、赭石以平衡升降;以泽泻甘淡之味以泻浊邪,助以降之;同时以竹茹协调诸药,调和中州,使药受纳;药用天麻,茺蔚子直至清空而祛风活血,调和经脉。全方合力恰到好处。此例通过几剂药物治疗,眩晕控制病情,疗效较为满意。

案2,王某,男,75岁,合肥人。初诊时间:2010年2月11日。

患者诉反复发作双目胀疼伴眩晕20余年,近半年症状加重,每因体位改变而致眩晕,下午及晚间尤甚,严重时可伴有恶心欲呕,半年来一直坚持服用中药治疗,但疗效甚微。观其口干欲饮,舌红少苔,舌中有裂纹,脉弦细数。综合脉症,此乃肝肾阴虚,内风上扰所致,拟予柔养下元,平肝息风为治:

北沙参20g	熟女贞15g	石斛15g	远志10g
杭白芍30g	生石决明30g	天麻15g	清半夏12g
茺蔚子15g	代赭石15g	竹茹10g	

10剂,水煎服,日1剂

二诊:药后双目胀痛、口干等症有所减轻,眩晕如前,患者诉静坐不曾眩晕,唯活动后眩晕随起。原方去石决明、半夏、远志、茺蔚子,加用煨葛根25g、山萸肉15g、五味子10g、炙龟板20g、覆盆子15g。再进10剂,水煎服,日1剂。

三诊:患者诉药后眩晕大减,偶有发作,双目胀疼,口干等症有明显好转,嘱其原方制膏方继服,加以巩固。

【按】本案患者年近八旬,肾阴渐衰,加之操劳过度,耗伤精液,遂致水不涵木,龙相之火妄动,蒙生内风,而见眩晕、双目胀痛;前医虽以滋阴、活血、化痰、息风等法治之而罔效。先以柔养下元、平肝息风之法调之,其双目胀痛虽有转愈之势,然眩晕如前未减;二诊时,加入山萸肉、五味子、龟板等酸敛滋阴之品,药后症情即大有转归。方中另有葛根配用赭石,两药合用,取其一升一降,调节内环、平衡升降之功,法取"升清可以降浊,欲降必先升之"之意。

案3,倪某,女,52岁,合肥人。初诊时间:2010年3月25日。

患者今年3月因车祸被送至安徽医科大学附属医院急诊外科,头颅CT示:左侧颅骨骨折,枕部及左侧颞部血肿(2010-03-25)。血常规、心电图、腹部B超、肝肾功能等其他检查皆未见明显异常。经住院治疗,病情稳定,现已出院,在家调养,刻下:头晕明显,稍微活动则更甚,乏力懒言,双下肢浮肿,睡眠较差,头枕后及左侧触按即疼,饮食一般,口淡无味,二便尚可,舌淡红,苔薄白,边有瘀斑,脉沉细无力。按其病症,乃系气血两虚,瘀血阻滞,颅脑失养之象,治宜大补气血,活血清脑,拟予人参养荣汤加减:

生黄芪 30g	太子参 25g	炒白术 15g	炒白芍 30g
当归 10g	川芎 10g	天麻 15g	酸枣仁 25g
丹参 15g	茯神 20g	田七粉 6g	丝瓜络 30g

10 剂,水煎服,日 1 剂

另:每隔 3 日以老母鸡一只,生黄芪 15g、当归 10g、天麻 10g 纳入鸡腹中,添水熬汤饮服。

二诊:药后头晕、懒言乏力明显改善,睡眠好转,下肢浮肿亦较前减退,头部仍有触痛,饮食一般,舌淡苔薄,脉沉细。考之外伤后,气血大损,难以骤复,应守前法加减续之。

生黄芪 30g	煨葛根 25g	桂枝 6g	杭白芍 30g
炒当归 10g	川芎 10g	天麻 15g	炒白术 15g
太子参 25g	甘枸杞 15g	田七粉 6g	泽泻 12g

15 剂,水煎服,日 1 剂

三诊:服药近 1 个月,诸症明显好转,双下肢水肿已退,去户外走动亦不觉头晕、乏力,头部触痛亦有好转,其他如常。经诊两次,病情大为改善,继守前法,嘱其再进旬日,观其病情变化,若药后诸症皆平,可停药观察。

【按】本案眩晕乃因车祸,脑部受损出血,气血亏虚,瘀血阻窍所致,故案中进以补益气血、和血通窍之剂而症减。此外,本案除有眩晕,双下肢浮肿亦甚,考之乃系大气不转,饮邪停滞而起,故案中重用生黄芪大补肺脾之气,助气行水,且生黄芪走而不守,直达肌表,确属气虚水肿者,用之每获良效。若但用此法而效不显者,除加以淡渗利水之品,还应复用桂枝、丝瓜络等以温经通络,其效则著,如防己茯苓汤中用桂枝以治“水气在肤中,四肢聂聂动者”。治水肿之病,除益气、温阳、发汗、利小便外,更须留意通络一法。

案 4,杜某,女,36 岁,合肥人。初诊时间:2000 年 6 月 14 日。

患者头晕,呈旋转性,有站立不稳、地面移动之感,伴有上肢麻木等症状,每于头部后仰和转动时诱发或加剧。无发热,无喷射状呕吐和意识障碍。有颈椎病史多年,现颈椎强直不仁,腰酸,眠差,纳食后胃脘作胀,情志不畅,时有嗳气,大便不调,小便尚可,舌红,苔薄腻。此乃肝郁脾虚,浊邪上干为患。拟仿半夏白术天麻汤加减:

煨葛根 25g	焦白术 15g	建神曲 15g	远志筒 10g
化橘红 10g	明天麻 15g	清半夏 12g	灵磁石 30g
杭白芍 20g	茺蔚子 15g	桑寄生 25g	姜竹茹 10g

10 剂,水煎服,日 1 剂

二诊:药后头晕好转,唯上班劳累后又复头晕。伴有心悸不安,脉弦。拟仿上方:

煨葛根 25g	淡竹茹 10g	焦白术 15g	远志筒 10g
云茯神 20g	化橘红 10g	清半夏 12g	明天麻 15g
茺蔚子 15g	杭白芍 20g	灵磁石 30g	建泽泻 10g

10 剂,水煎服,日 1 剂

【按】本案患者素有颈椎病史,颈项强硬不仁,上肢有麻感,是邪阻经脉不通,纳食后胃脘作胀,情志不畅,时有嗳气,大便不调乃肝郁脾虚之象,患者脾虚生痰,痰随肝风上扰清空,故生眩晕。治疗上即以疏肝健脾,息风除痰,方选半夏白术天麻汤加减,配白芍、茺蔚子养血活血,配磁石、桑寄生以养肾平肝。方证相合,故一诊而效,二诊收功。

案 5,许某,女,49 岁,巢湖人。初诊时间:2000 年 4 月 5 日。

患者眩晕,头重昏蒙,胸闷,恶心,偶有痰涎,胃纳欠佳,大便稀溏,小便淡黄,舌红,苔薄滑,脉弦滑。证属肝气横逆,脾胃不和,浊邪上干。拟仿半夏白术天麻汤合温胆汤加减:

煨葛根 25g	淡竹茹 10g	焦白术 15g	姜半夏 10g
化橘红 10g	明天麻 15g	代赭石 12g	茺蔚子 15g
建泽泻 15g	首乌藤 25g	煨姜 5g	

10 剂,水煎服,日 1 剂

二诊:药后头晕好转,唯胃脘不适,眠差。拟方:

煨葛根 25g	淡竹茹 10g	焦白术 15g	酸枣仁 20g
明天麻 15g	代赭石 12g	广陈皮 10g	姜半夏 12g
绿梅花 20g	煨姜 5g	香谷芽 25g	

10 剂,水煎服,日 1 剂

三诊:药后平善,诸症好转,守方巩固:

煨葛根 30g	淡竹茹 10g	远心筒 10g	酸枣仁 25g
明天麻 15g	姜半夏 10g	广陈皮 10g	代赭石 15g
绿梅花 20g	合欢皮 30g	煨姜 5g	

10剂,水煎服,日1剂

【按】本案患者除主诉头晕之外,症见头重昏蒙,且伴胸闷及痰涎,首当考虑痰浊蒙蔽清空为患,方选半夏白术天麻汤为是,但其舌红,脉弦滑,又见溲黄便溏,仍需虑其肝胃不和之机,温胆汤为之配伍,亦是兼治诸症。方中加绿梅花疏肝开胃,煨姜利胆温中,俱是临床经验之举,可效可法。

结语

眩晕一症,致因众多,各种致病因素可单独致眩,也可相兼为病,大多与机体正气亏虚有关,风、痰、火、瘀等病邪多是在机体脾土虚弱,肝肾不足基础上产生。故临床辨证多虚实并见,以虚为主,兼夹他证。虚则有阴阳气血之分,实乃有痰、瘀、风、火之辨,往往以虚实互见、下虚上实为基本特征,而下虚不外气与血,上实不外风、痰、火;下虚是本,上实是标,故图本为主,辅以治标,是治疗本病的基本原则。临床要分清寒热,偏于寒者当以温化,热变者则清而化之。《黄帝内经》"诸风掉眩,皆属于肝",揭示了肝肾亏虚,风阳上扰致眩的发病机理。此外,尚有"上气不足,脑为之不满""髓海不足"等原因所造成的头晕目眩。后世刘完素则认为因火致眩,因风木旺,金衰不能制木,风与火两阳相搏则为旋转,清·何书田在《医学妙谛》中补充说:"精液有亏,肝阴不足,血燥生热,则风阳上升,窍络阻塞,头目不清,眩晕跌仆。"指出风、火是致眩之标,而肝虚、阴精不足才是致眩之本,使"因火致眩说"更切合临床实际,案2治法即从此说而获效。然张仲景认为,痰饮亦是眩晕的重要致病因素之一,丹溪、景岳亦推崇此说,《丹溪心法》云:"无痰不作眩。"《景岳全书·眩晕》指出:"无虚不能作眩。"而案4头晕呈旋转性,有站立不稳、地面移动的感觉及案5头重昏蒙、胸闷恶心、偶吐痰涎、纳呆便溏亦属痰邪为患,故皆以半夏白术天麻汤加减出入而愈。

厥　证

热厥

案,高某,女,29岁,巢湖中庙镇人。初诊时间:1979年7月18日。

患者身孕6月,持续发热数旬,经治未解。时值炎夏,正产后仍高热不退,住省级某家医院检查,拟诊为恶性组织细胞增生症,选用多种药物,热势日趋加重,未及多日则出现神昏谵语,小便失禁,经抢救无效,动员出院,安排后事。家属前来我舍再三要求能否以中药试之,抱着恻隐之心只得应允前去诊视,察其舌红少津(用勺器打开口腔),脉象细数有力,按其脉症乃系热久入营,证属中医热厥。治当芳香开窍,透邪外达,急投安宫牛黄丸最为切体。当晚从我院购买2粒"安宫"丸,嘱其家属连夜将丸分2次服下。次晨热减神清,小便自主,上午自动出院,来我院复诊,要求继服"安宫"丸2丸,并拟予益气养阴,清心护营之剂,煎服1周。方药:

西洋参10g	嫩青蒿15g	醋鳖甲15g	杭麦冬12g
炒黄芩10g	炒丹皮10g	鲜生地15g	生石膏20g
鲜芦根30g	竹叶心20g	生甘草6g	

旬日后其家属前来告知,患者已热解病除,饮食渐增,无不适之感,故嘱停药以饮食调之,可望恢复正常。直至今天已近30多年未见再病,病家每每回忆此事,感激不已。

【按】本例所属病证,中西有异,但就其临床体征,对于热厥在辨证中只要认清热性,选方用药又能切中,则可收到满意效果。余之体会,临床实践中运用安宫牛黄丸不仅对高热神昏症有效,而且可治诸"郁"之热,所以可说一病多方,一方多病,方之有效,全在变通。

气厥

案,汪某,女,36 岁,巢湖临湖镇人。初诊时间:1974 年 9 月。

患者平素性情急躁,遇事郁闷,突受刺激,以致气机逆乱,壅闭心窍而昏倒不省人事,口噤握拳。诊为肝气上逆,郁滞不畅,脉现弦伏。证属实象,谓之阴闭,急以温通开闭,方用苏合香丸合以通关散吹鼻取嚏而解,后再拟逍遥之剂数帖,药尽恢复如常,注意心理调节,情绪保持舒畅,移情易性,观察多年未见复发。

【按】治厥者,首先要定性准确,快速用药,方可得到苏解,但急救类中药,要先以备之,否则临时制作,难以达到应急目的。如本例拟用通关散(牙皂、细辛、麝香)取嚏开窍,由于备之有时,用之即时,方可使其苏解,再急投苏合香丸(2 丸)而复如常。通关散属于外治法,此方源于《丹溪心法·附余》篇中,药以五味(牙皂、细辛、薄荷、苦参、麝香),现临床常用牙皂、细辛即可,因麝香昂贵,一般可以不取,不过作为备用,药虽简便,但需研成细末,装入瓶中密封备用为宜,如用时取药少许用药鼓(传统用法)吹入鼻腔以取嚏开窍,使窍开再内服苏合香(丸),这是对厥证用药的具体规则。可见应对急证只要心有沉着,快速诊治,即有险象,亦可化险为夷。

痰厥

案,周某,男,41 岁,合肥人。初诊时间:1980 年 8 月。

头痛治疗半月已减,而舌暗不能言,心神恍惚,诊其脉滑大,舌滞而腻厚,此脾太阴病。湿痰阻塞经络,故舌塞难言,痰蒙清窍,其神昏谵语,当芳香开窍,兼化痰涎。处方:

郁金 10g	橘络 6g	清半夏 10g	全蝎 3g
九节菖蒲 6g	制南星 5g	辰砂拌茯神 15g	辰砂拌连心麦冬 9g
川贝 10g	甘草 5g	莲蓬壳 1 个	

竹沥 1 小酒杯(冲)、姜汁半酒杯(冲)

3 剂,水煎服,日 1 剂

二诊:服方 3 剂,诸症均减,舌调能言,但不甚灵巧,仿上方增损再授。

郁金 10g	橘红 15g	清半夏 10g	远志 10g

九节菖蒲 6g　　制南星 5g　　辰砂拌茯神 15g　　辰砂拌连心麦冬 9g

薄荷 3g　　　　甘草 5g　　　莲蓬壳 1 个

姜汁半酒杯(冲)

4 剂,水煎服,日 1 剂

三诊:又进药四帖,言语神志如常,唯食不甘味,精神倦怠,脉虚无力,舌苔白滑,此当健脾化痰,二帖而安。方用:

白术 12g　　　清半夏 10g　　　炒苏子 10g　　　建曲 10g

潞党参 12g　　砂仁 6g　　　　橘红 5g　　　　制南星 5g

炒扁豆 10g　　甘草 5g

红枣 3 枚　　　生姜 3 片

2 剂,水煎服,日 1 剂

【按】脾为生痰之源,若平素脾虚,多湿多痰,因恼怒气逆,痰随气升,上闭清窍,则发头痛,舌黯,甚而神昏谵语,治疗用菖蒲郁金汤意在清热利湿,豁痰开窍,但易菊花、连翘之类,透气分药为辰砂拌麦冬,辰砂拌茯神,以宁心安神,交通心肾。药用莲房取意在通。待二诊时唯语言不清,遂加远志,薄荷等宣通开窍之品,然此方毕竟偏于性凉,故三诊后,脾土不足之象显现,旋即用健脾化痰培土制水,所谓"治病必求于本",而治痰回归理脾,正如丹溪所云:"痰之为物,随气升降,无处不到,百病中多有兼痰者,世所不知也。"所以对痰的治疗,提出以"二陈"为主,认为"二陈"一身之痰都可治,如要下行,加引下药,在上加引上药。而本例为痰厥郁热于中,又当应变,方可取效。

结语

厥者,逆也,气逆则乱,故忽为脱厥,是名为厥。此证具体分为热厥、气厥、痰厥、食厥等,统称为"厥",但就其致因则有不一,临证时要作具体分析,切不可概而论之。今列举热、气、痰三厥,论治用药,各顺其道,贵在于"悟"。

消化系疾病

口臭

案 1,周某,女,68 岁,合肥人。初诊时间:2000 年 3 月 22 日。

口干烦热,鼻塞不通,口腔有"出火"之感,走路有飘浮之态,腰膝酸软无力,舌红苔薄,脉来细数。此乃肝肾阴虚,阳浮于上。拟生脉饮合知柏地黄丸加减:

北沙参 20g	杭麦冬 15g	熟女贞 15g	远志筒 10g
甘枸杞 15g	潼蒺藜 15g	干生地 18g	炒知母 10g
石斛 20g	桑寄生 30g	杭菊花 15g	灯心草 5g
甘草 5g			

10 剂,水煎服,日 1 剂

二诊:药后证减,余无他变。拟滋水涵木,养阴清热为务:

北沙参 15g	熟女贞 15g	远志筒 10g	炒知母 15g
甘枸杞 15g	潼蒺藜 15g	干生地 30g	桑寄生 30g
冬桑叶 10g	灯心草 5g	石斛 20g	杭麦冬 15g
生甘草 5g			

10 剂,水煎服,日 1 剂

三诊:关节酸痛,口干渴烦热,苔黄腻,脉细数。证属阴虚内热,湿邪阻络。拟仿三才汤合六味丸加减,补中有泻,调节"内环":

北沙参 20g	杭麦冬 15g	熟女贞 15g	远志筒 10g
生石膏 15g	炒知母 10g	淡竹叶 10g	丝瓜络 20g
石斛 20g	桑寄生 30g	灯心草 6g	生甘草 5g

10 剂,水煎服,日 1 剂

四诊:药进症轻,余无他变,故守方调之:

北沙参 20g	杭麦冬 15g	熟女贞 15g	远志筒 10g
生石膏 15g	炒知母 10g	炒黄芩 10g	丝瓜络 20g
石斛 20g	桑寄生 30g	灯心草 6g	

10 剂,水煎服,日 1 剂

【按】经云:燥胜则干,阴虚则内热。患者口干烦热,是阴液不足之象,鼻塞不通,口腔有"出火"之感亦是内热所致;腰膝酸软无力,走路有飘浮之态,此乃肝肾阴虚之象;舌红苔薄,脉细数为其佐证。故拟柔养肝肾,滋阴清热之剂。三诊中出现关节酸痛,苔黄腻,脉细数,是阴虚内热,夹有湿邪阻滞经络,不通则痛,遂在养阴之中加以化湿通络之品。药随证立,故效。

案 2,吴某,男,45 岁,合肥人。初诊时间:2010 年 4 月 22 日。

口干不欲饮,口腔异味,胃脘胀痛 4 月,偶有反酸,盗汗,双目干涩,腰酸痛,疲乏,夜眠时好时差,大便干结,2~3 天一次,近来面颊色斑增多,食欲一般,小便色黄,舌红,苔白微腻,脉弦缓,本院胃镜(2010-04-15)检查示:慢性浅表性胃炎,Hp(+),综合脉症,考之乃系肝郁化火伤阴,胃失和降之象,拟予养阴清热,调肝和胃为治:

竹茹 10g	枳壳 12g	清半夏 12g	陈皮 10g
绿梅花 20g	藿香梗 10g	川连 3g	杏桃仁^各10g
酸枣仁 30g	石斛 15g	杭白芍 20g	甘草 5g

10 剂,水煎服,日 1 剂

二诊:前服中药,口干苦、口腔异味减轻,大便较前通畅,1~2 天一次,偶有胃脘胀痛,食后较甚,睡眠转好,舌红,苔薄黄,脉弦缓,前法得效,予原方稍加更删为宜:

竹茹 10g	枳壳 12g	清半夏 12g	陈皮 10g
绿梅花 20g	炒川连 3g	生白术 25g	石斛 18g
藿香梗 10g	甘草 5g	白芍 30g	杏桃仁^各10g

10 剂,水煎服,日 1 剂

三诊:前服中药,口干苦、口腔异味明显好转,胃脘胀痛减轻,大便通畅,纳食、睡眠皆可,舌黯红,苔薄白微黄,脉弦,嘱其原法加减继服,原方去杏桃仁,加合欢皮 20g。

【按】本案患者口干臭但不欲多饮,且胃脘胀满疼痛,食后则甚,大便干结,是症乃肝胆郁火伤阴,而脾胃虚寒津液又无以上乘所致,故以黄连温胆汤清肝和胃,其中石斛、藿梗相伍使用,又为此案用药之关键,石斛养阴止渴,藿梗辟秽除口臭,且藿梗得石斛相制则无芳香伤津之弊。

案3,张某,男,46岁,巢湖人。初诊时间:2011年5月13日。

口干喜饮十余年,口中臭秽,饮食、睡眠、二便均正常,检查血糖正常,舌红,苔少,脉弦细数,此乃阴虚内热,阳明燥热之象,治宜养阴清热,润燥止渴,拟予玉女煎加减为治:

北沙参 20g	杭麦冬 15g	干生地 18g	石斛 15g
生石膏 30g	天花粉 15g	丹参 15g	炒川连 3g
竹茹 10g	芦根 20g	玄参 15g	

10剂,水煎服,日1剂

二诊:服上方后,口干,口中臭秽大为减轻,余证如常,嘱其原方续服,以资巩固。

【按】本案患者口干口臭,渴欲大饮,舌红少苔,脉来细数,其阴虚内热之象较著,仅以玉女煎滋阴润燥即获良效,临证之重,首在辨证之精准,遣方用药亦可随之应手,此为之证也。

结语

口臭是临床上极为常见的症状,虽无大碍,但对患者日常生活有一定的影响,同时也是临床某些疾病发病时的征兆,如糖尿病、干燥综合征、幽门螺杆菌感染等皆可见到,故临床应引起重视。中医对此证的认识较为全面,且有显著的临床疗效,以上所举案各有特点,三案虽药异而效同,其本则在于辨证施治。

胃脘痛

案1,王某,男,35岁。初诊时间:2007年12月20日。

上腹及胸骨后隐痛不适伴嗳气、反酸4月余。每因受凉诱发或加重,口苦口干,曾作胃镜示"反流性食管炎",服用西药治疗效不显,食眠一般,二便调,舌质红苔滑,脉弦细。此乃肝胃不和,气机逆乱之象,拟予扶土抑木,和胃调中法为治。方药:

姜竹茹 10g	陈枳壳 12g	炒苍术 15g	广陈皮 10g
姜半夏 10g	炒川连 3g	川朴花 10g	乌贼骨（焙）15g
蒲公英 20g	石斛 15g	炒丹参 15g	白檀香 6g

10 剂，水煎服，日 1 剂

二诊：病史同前，药后症减，停药后诸症再发。刻下：上腹隐痛，拒按，嗳气，肠鸣辘辘，无腹泻，大小便正常，舌红苔薄黄，脉弦数，拟仿温胆汤合丹参饮加减为用。方药：

姜竹茹 10g	炒苍术 15g	陈枳壳 12g	广陈皮 10g
姜半夏 10g	绿梅花 10g	延胡索 12g	炒诃子 15g
炒丹参 15g	香谷芽 25g	白檀香 6g	

15 剂，水煎服，日 1 剂

三诊：服上方腹部隐痛消失，嗳气、反酸亦大为减少，春节期间停服药 1 周，诸症亦未有反复，嘱其原方继服 15 剂以资善后。

【按】反流性食管炎属于中医"噎膈""胃脘痛""反酸""胃反"等范畴。或因情志不舒，或因刺激性食物、烟酒过度，或因郁热内蕴，长期胃气上逆等损伤食管，脉络瘀滞，以致胸骨后灼热感与疼痛、嘈杂反酸等为主要表现的内脏痹（热）类疾病。故本案中施以竹茹清胆和胃，石斛柔养胃阴，更以黄连温胆汤，辛开苦降，和胃降逆；绿梅花、川朴花疏肝理气，又以丹参饮活血化瘀，理气止痛，终以乌贼骨一味制酸止痛。诸药合用，使逆气得降，肝气俱舒，从而使痰热得清、胃气得和、疼痛得消、呕逆得止。

案 2，李某，男，58 岁。初诊时间：2007 年 5 月 2 日。

胃脘胀痛，食后更甚 3 年余。曾查 Hp（++），胃镜检查示：慢性萎缩性胃炎伴中度异型增生。平素口干口苦，大便干结，舌质黯红，苔黄腻，脉弦微数。脾胃湿热，瘀阻胃络，治宜清热燥湿，活血化瘀。药用：

苍白术^各15g	陈枳壳 12g	广陈皮 10g	姜半夏 12g
绿梅花 20g	川朴花 10g	姜竹茹 10g	蒲公英 20g
炒川连 3g	炒丹参 15g	延胡索 12g	香谷芽 25g

10 剂，水煎服，日 1 剂

服 24 剂后胃脘胀痛明显好转，口干口苦，大便干结得解，原方稍作增损继服月余诸症消失。并于 2007 年 8 月复查胃镜显示：慢性浅表性胃炎。Hp（−）。病理报告为慢性萎缩性胃炎，异型增生消失。

【按】慢性萎缩性胃炎是消化系统常见病。1978年世界卫生组织（WHO）将其列为癌前状态或癌前疾病,属于中医的"胃脘痛""痞满"等范畴。临床表现为胃脘胀痛、隐痛或刺痛,脘腹痞满,纳差,便溏或干结。舌质黯红或紫黯,有瘀点,脉弦。其发病率随年龄增加而增长,多由慢性浅表性胃炎或其他慢性胃疾发展而来,病程绵长,反复难愈。幽门螺杆菌阳性是体内湿热内蕴产生湿毒而成,清热解毒药蒲公英、黄连等具有明显的抑杀 Hp 的作用。疏肝理气药枳壳、陈皮等具有促进胃动力、加速胃排空的功效。此外,现代药理研究证实,活血化瘀药延胡索、丹参等具有解除平滑肌痉挛,改善血液循环及营养状况,有助于萎缩细胞及病变黏膜的修复。因此,治疗中在清热燥湿的同时,适当运用活血化瘀药并佐以理气、养阴、扶正,治疗慢性萎缩性胃炎其效可期。

案3,李某,男,28岁。初诊时间:2010年7月18日。

夏暑炎热,贪食冷饮,寒湿相结,抑遏胃阳,胃脘冷痛,痛势剧烈,伴有恶心欲吐,大便溏泻,头身困重,身软无力,西医诊断为急性胃炎,经用抗生素无效。视其起病急剧,又因过食冷饮而致,舌淡苔白腻,脉弦。综合脉症病史,乃属寒湿内侵,胃阳受遏,法宜燥湿散寒,行气止痛。拟用苍白二陈合良附丸加味:

苍术 15g	白术 15g	陈皮 10g	姜半夏 12g
砂仁 10g	藿香 10g	苏梗 10g	绿梅花 20g
川朴 10g	良姜 6g	香附 15g	煨姜 5g
谷芽 25g			

5剂,水煎服,日1剂

二诊:进中药3剂后,痛减,泻止,唯食欲稍差。续进原法,原方去良姜、香附,加姜竹茹 10g、枳壳 12g。

【按】本案所患胃痛乃系寒湿内侵,脾胃失健所致;故急予宣化寒湿,通阳止痛之法。方中苍、白二术乃健脾燥湿之要药,《本草正义》指出"湿邪困脾,或撑胀,或为胀满,或为泄泻,但有舌浊不渴见证,苍术一味为最佳之品",故合而为君。藿香、苏梗擅于散寒祛湿,擅治外感寒湿之邪;合姜半夏以加强化湿和胃,降逆止呕。高良姜合香附名为良附丸,功擅温胃散寒,行气止痛,临床用于治疗寒凝气滞之胃脘痛者,疗效颇佳。全方以祛寒燥湿为主,辅以行气以止痛,寒湿得化,滞气得行,痛自当速愈。若寒湿郁久化热,临证见有呕恶欲吐,口干苦,舌苔厚腻微黄等湿热内盛之象,应灵活选用黄连温胆汤加减以清退湿热;口干苦者可加用石斛以柔养胃阴,因石斛为甘寒之品,无碍于湿,并对湿邪热化者则更有利于起到清化的作用,促进胃气转复,湿除痛减。

案4,赵某,男,36岁。初诊时间:2010年6月5日。

患者诉胃脘胀痛反复发作,时轻时重,平时饮食一般,饥饿时即感胃脘胀疼,痛有定处,得食则减,多食即胀,嗳气吞酸,眠可,贫血貌,舌淡红苔白微腻,脉弦细。胃镜(2010年5月)示:胃、十二指肠球部溃疡。合而论之,病属脾虚湿滞,胃络瘀阻,治应健脾燥湿,通络止痛:

炒丹参 15g	炒白术 15g	姜竹茹 10g	陈皮 10g
姜半夏 12g	五灵脂 10g	蒲黄炭 10g	乌贼骨 15g
川朴 10g	田三七 6g	檀香 6g	枳壳 12g

10剂,水煎服,日1剂

二诊:药后诸症皆减,患者诉近日曾见有黑便,舌黯,苔薄黄,脉弦缓,前法得效,治守原法稍加更删为宜:

炒丹参 15g	炒白术 15g	姜竹茹 10g	陈皮 10g
姜半夏 12g	五灵脂 10g	蒲黄炭 10g	乌贼骨 15g
川朴 10g	田三七 6g	檀香 6g	枳壳 12g
地榆炭 20g			

10剂,水煎服,日1剂

三诊:患者来述,前药服用5剂后黑便即止,经治月余,胃脘胀痛已除,食欲有增,多食未觉胀满,脸色转红,嘱其复查胃镜以证疗效。

【按】本案中依据病患所表现的复杂症候,分析其致病机理,鉴于此病证之病因病机颇为复杂,在选方用药时,超越常规,另辟蹊径,取以"兼备"及"反佐"之法,自拟"丹七愈疡汤"以调之。方中五灵脂甘温,活血散瘀;蒲黄辛平,行血散瘀;用炭者,取其黑者入血之意,且能增强其止血之功,两药合用名为失笑散,是治疗血瘀致痛的代表方;配以三七、乌贼骨以和络止血,消瘀止痛,且根据多年经验,乌贼骨能敛疮制酸,保护胃肠黏膜,三七活血定痛,化瘀生新,促进溃疡愈合,两药合用,治疗消化道溃疡有确切疗效。丹参活血养血,檀香行气止痛,两药合用,法取丹参饮之意,程门雪先生誉其为"胸痹心痛第一方法",此方用于胁痛入络,累及胃肠者,疗效亦宏。炒白术、姜夏、陈皮、川朴、枳壳以健脾燥湿,理气止痛;若大便见有隐血者加地榆炭;若湿热内蕴口干苦者,加用公英、苡仁、川连等清热利湿之品;此方用于消化道溃疡属湿热阻络、脉络不和而致溢血疼痛者,随证加减疗效果颇著。

案5,戴某,男,34岁,长丰县人。初诊时间:2007年2月1日。

体力劳动,不避寒暑,饮食冷热不均,日久脾胃受损,气机失调,胃脘痛胀,嗳气吞酸,食少,便燥。检查拟诊出血性糜烂性胃窦炎伴 Hp 感染。视其面容黝黑有泽,舌红苔黄,脉现细弦。综合脉症乃属木贼土虚,胃失和降,痛久络伤。治以扶土抑木,降逆和胃为先:

姜竹茹 10g	生苍术 15g	陈枳壳 12g	广橘络 20g
姜半夏 10g	绿梅花 20g	川朴花 10g	乌贼骨 15g
蒲公英 20g	代赭石 12g	炒丹参 15g	白檀香 6g

10剂,水煎服,日1剂

二诊:药进旬日,症状悉减,余无不适,故不更弦为宜,吩咐连服20剂再诊。

三诊:经诊2次,投药30剂,诸症均减,行胃镜复查,据报告了解:胃窦黏膜皱襞光滑,红白相间,蠕动柔顺,幽门圆形、开闭好,Hp(–)。病已转好,继以和胃调中之剂再服半月。若无不适之感,即可停药观察。时隔年余,带亲属前来看病,并说自己胃病已好,生活复常。

【按】本例证属脾胃不和,湿邪阻滞,肝气横逆之候。脾病善胀,首当理气,故取苍术二陈以理之;而配丹参、檀香、乌贼理气活血,和络止痛;药用赭石以降逆和胃,此理在"降",因胃痛以"降"则和,所以赭石质重性降,主治病势上逆,用于肝气犯胃最为适宜,同时还可使胆汁不得反流入胃,可使胃中酸碱平衡,另外还对胃黏膜屏障起到保护作用,灵活运用,虚实皆可。

结语

胃脘痛是内科常见病之一,也是以中药治疗最多而疗效较好的一类疾病。考之机因,病初在气,进而则出现气滞血瘀,病虽在胃,或由肝所及,或脾失健运,湿邪阻滞等所致。治宜理气和络,和胃调中。但要注意理气而不破气,燥湿而不伤阴,活血而不动气,调经而不伤络的治疗原则,故提出

"解痛""调节"的两步法施于临床,收效良多。而胃病易于复发,多缘于精神因素、饮食不节或药物使用不当等各种原因。实验查明幽门螺杆菌难以杀灭,因为它能分解尿素酶,把胃液中的尿素分解成氨,造成局部利其生长繁殖的碱性环境,使许多药物对其"鞭长莫及"和无能为力,故即使螺旋杆菌被消灭,不过周年半载又可"死灰复燃",旧病复起。可见治胃病尤当杀菌方可。对此余在临证中分析其乃由脾虚内湿,湿邪阻滞,胃气不和,木郁侮之所致。治宜健脾燥湿,清化湿热,降逆和胃,使脾升胃降,和煦肝木则可灭菌,绝其复燃。

吞酸

案1,周某,女,68岁,肥东县人。初诊时间:2005年8月9日。

嗳气、吞酸已有10多年,时轻时重。曾经检查拟诊胆汁反流性胃炎,选用多方治疗,病情不稳,遂来延余诊治。宿有冠心病和脂肪肝病史,形体虚弱,诊脉细弦而右大于左,舌黯淡,苔黄,以脉症分析乃系木乘土位,气机横逆之象。治用降逆和胃,转顺气机为宜。方药:

姜竹茹 10g	陈枳壳 12g	云茯神 20g	广陈皮 10g
姜半夏 12g	炒川连 3g	红豆蔻 10g	代赭石 15g
明天麻 15g	炒丹参 15g	白檀香 6g	

10剂,水煎服,日1剂

2007年7月23日,患者第2次到来为孙子治疗,并告2年前给其开方10付中药就治好了她的吞酸病,至今未发。今录在此,以备参考。

【按】吞酸一症,昔者河间主热,东垣主寒,虽一言其因,一言其化,但主要仍因寒则阳气不舒,气不舒则郁而为热,热则为酸,所以酸者尽是木气郁甚,熏蒸湿土而成。由此可知其机因正由胃失通降,胆随胃降的功能失权,遂出现胆汁反流。《灵枢·四时气》有云:"邪在胆,逆在胃……"后世也有"肝随脾升、胆随胃降"之理,均说明脾胃升降与肝胆有直接关系,所以治疗吞酸拟用镇逆和胃,转顺气机之剂较为切体。方取黄连温胆以清化痰热,并以红豆蔻散寒燥湿,醒脾和胃,佐黄连以辛通苦降,抑制肝木,而赭石与檀香同伍则可行气降逆,使胆胃和谐而收功。

案 2，李某，女，60 岁，合肥人。初诊时间：2010 年 1 月 20 日。

胃脘嘈杂、反酸反复发作，咽部不适，似有痰阻，口服多种制酸剂，疗效不显，纳食一般，偶有嗳气，大便较干结，小便可，眠安，胃镜（2009-10-18）示：慢性浅表性胃炎（活动期）。B 超（2009-10-25）示：肝囊肿，胆囊息肉。呼气试验（2009-12-10）：Hp（++）。舌红，苔薄黄，脉弦细。考之乃系肝胃不和，胃气失降之象，拟予泻肝和胃法为先：

北沙参 20g	石斛 15g	竹茹 10g	橘络 20g
绿梅花 20g	炒川连 3g	清半夏 12g	公英 20g
炒诃子 15g	杏仁 10g	桃仁 10g	红豆蔻 10g

10 剂，水煎服，日 1 剂

二诊：服前药，大便较前通畅，嘈杂不适亦减，但反酸仍作，偶有嗳气，舌红，苔薄黄，脉弦细。此乃胃病延久，阴液受损之象，拟予"以酸制酸"之法，可望获效。

北沙参 20g	石斛 15g	杭白芍 30g	川连 3g
乌梅 10g	代赭石 12g	绿梅花 20g	清半夏 12g
橘络 20g	公英 15g	竹茹 10g	甘草 5g

10 剂，水煎服，日 1 剂

三诊：药后反酸，嘈杂等症大减，大便通畅，饮食有增，嘱其再进旬日，诸症可平。

【按】近年来，临床病吞酸者愈发多见，究其致因，古今医家各执其论，或主以寒，或主以热，皆有见地，正如高鼓峰《医家心法·吞酸》所云："河间主热，东垣主寒，毕竟东垣言其因，河间言其化也……"然随着时代的变迁，此症之致病机因亦有所变化；当今社会，人们生活水平日益提高，膏粱厚味已成平常，人无节制者，每每化湿，生热，伤阴，且渴求欲壑而所愿不遂者甚多，因郁而病，因病而郁，病患多郁，久则五志过极皆以化为火，故临床见之多以肝胆郁热，脾胃虚寒为患，其治总以辛开苦降、泻肝和胃为主。如首案之用黄连温胆辛开苦降，泻肝和胃以收效；然案 2 吞酸，屡用辛开苦降之法却收效甚微，因其病久日延，肝阴受损而以辛开苦降之法，徒伤阴液，转而借用"以酸制酸"之法，药后旋安。故临证之要，在于详审病机，虽古今制方之理法一也，然其具体应用，则应知以权变。

呕吐

案 1,童某,女,72 岁,长丰县人。初诊时间:2007 年 8 月 13 日。

年逾七旬,形体虚弱,饮食少进,情绪不遂,抑郁多虑,遇寒则胃脘不适,大便偏干,小溲时黄。近 1 年来,食后往往反流,曾做检查胃无病理性变化,今求于中医。诊其脉来虚而微弦,舌淡红苔薄。此乃脾胃虚寒,肝气横犯之象。拟予健脾温中,降逆和胃法为治:

炒潞党 12g	焦白术 15g	云茯神 20g	广陈皮 10g
姜半夏 12g	绿梅花 20g	老蔻仁 6g	香谷芽 25g
代赭石 12g	煨姜 6g	炙甘草 5g	

7 剂,水煎服,日 1 剂

二诊:药尽未见呕吐,二便亦转正常,其他无不适之感。故守原方再进数帖。后来反馈疗效颇好,呕吐再未出现。

【按】呕吐一证,如《素问·至真要大论》篇说:"太阴之复,湿变乃举……食饮不化……呕而密默,唾吐清液。"《金匮要略》对呕吐脉症治疗阐发更详,不仅提出一些现在仍然行之有效的方剂,而且指出属虚者应止呕,实者不宜止呕。因此,治呕需明辨虚实寒热,以"反出"为寒、"不入"为火。简短之言,确为诊断提供依据。本案属脾胃虚寒,肝气横逆为患,治用六君合代赭加减,以暖中和胃,镇逆止呕。因夹有肝气故取用赭石,并以煨姜佐之,以缓其苦寒之性,防在镇逆中有伤于胃。全方合力,可谓一举而起沉疴。

案 2,骆某,男,58 岁,合肥人。初诊时间:2010 年 7 月 21 日。

患者因食管癌行手术治疗,术后不几日即出现幽门梗阻,不能进食,食则呕吐,现以鼻饲维持,大便秘结,数日未解,腹部微胀,未见疼痛,舌黯红,苔白微黄,脉虚无力。考之术后脾胃功能受损,腑气不通,胃失和降之象,腑以通为用,急需通腑开闭,降逆和胃为治:

麝香 0.5g	竹茹 12g	杏桃仁^各10g	枳壳 15g	沉香水 10g

2 剂,水煎服,少量频服

另:玄明粉 30g,麝香 1g,装入纱布袋内,贴脐外敷。

二诊:前服中药,今日大便已通,腹胀稍减,昨日进流质食物,未见呕吐,乏力明显,舌黯红,苔白微腻,脉虚无力。前方重在通腑开闭,今腑气已通,饮得进,须以更进,拟予益气健脾,通腑降气,续治之:

太子参 25g	炒白术 15g	枳壳 15g	竹茹 10g
橘络 20g	绿梅花 20g	姜半夏 12g	川朴 10g
杏仁 10g	桃仁 10g	灵芝 10g	谷芽 25g

鲜荷梗一尺许为引

10 剂,水煎服,日 1 剂

三诊:大便已通畅,腹胀显减,未见呕吐,唯纳食较差,气短乏力,舌黯,苔白微腻,脉虚无力,继进前法调治:

太子参 25g	苍术 10g	白术 10g	枳壳 15g
橘络 20g	绿梅花 20g	姜半夏 12g	生黄芪 30g
合欢皮 20g	炒丹参 15g	灵芝 10g	香谷芽 25g

10 剂,水煎服,日 1 剂

【按】本案肿瘤术后,脾胃损伤,胃肠功能紊乱,出现梗阻,大便闭结,食入旋出,此危机之症,应沉着以对,不可自乱阵脚,若不及症情虚实,是寒是热,见病治病,最易误治。患者术后,元气已虚,故避用承气以攻伐,而以麝香辛温走窜,由外入内,开关夺路,引领芒硝入腑,以通腑开闭;又疏拟升降调和之剂,由上而下,里应外合,气机通达,焉有上吐下闭之患。

案 3,王某,男,80 岁,巢湖人。初诊时间:2009 年 6 月 20 日。

今年 4 月患者因胃癌行胃部分切除术,已化疗 6 个疗程,现幽门水肿,胃潴留,时有恶心欲吐,口淡乏味,口中微苦,纳呆,食多则胃脘胀满不适,大便稀溏,含有不消化物,乏力,消瘦,手足不温,舌质黯淡,苔白腻,脉虚弦,此乃术后脾胃功能未修复,胃失和降之象,拟予调和中州为治:

姜竹茹 10g	枳壳 12g	姜半夏 12g	陈皮 10g
苏梗 10g	炒川连 3g	大沉水 10g	伏龙肝^{另包}30g
苍术 15g	合欢皮 20g	谷芽 25g	

10 剂,水煎服,日 1 剂

二诊:前进中药,恶心欲吐显减,纳食有增,大便仍稀溏,乏力,手足不温,舌黯淡,苔白微腻,脉虚缓,守原法加减为宜:

太子参 25g	白术 15g	枳壳 12g	姜半夏 12g
陈皮 10g	川朴 10g	绿梅花 20g	炒苡仁 30g
灵芝 10g	炒白芍 20g	谷芽 25g	

10 剂,水煎服,日 1 剂

三诊:二进中药,诸症减轻,大便转常,精神有振,纳食增加,唯手足欠温,继守原法前进:

太子参 25g   炒白术 15g   桂枝 9g   炒白芍 20g

枳壳 12g   陈皮 10g   姜半夏 12g   绿梅花 20g

灵芝 10g   无花果 15g   谷芽 25g

10 剂,水煎服,日 1 剂

【按】本案患者因胃癌术后,脾胃受损,中气耗伤,脾失健运,浊邪内生;又肿瘤患者,忧愁多虑,以致肝气郁结,肝气携浊邪上干,胃失和降,故时见恶心欲吐之症,治须疏肝理脾,调补中州,降逆和胃,故撷选六君、温胆、连苏诸汤合而为用,共奏扶土泻木,化浊和胃,降逆止呕之功,方中苏梗,川连相伍,名为连苏饮,源于薛生白《湿热病篇》,王孟英评此方云:"……川连不但治湿热,乃苦以降胃火之上冲,苏叶味甘辛而气芳香,通降顺气,独擅其长……"因苏梗专入中焦脾胃而下气止呕。另方中合欢皮,善解肝郁,为悦脾安神要药,用之悦心开郁,调达肝气,促进脾胃气机升降有序,以达呕止身复之目的。

结语

呕吐是临床上较为常见的病症之一,不但见于各类消化系统疾病,而且还可于各类神经系统及全身性疾病中见到,今从中医理论认识来看,呕吐一证,虽系胃气不降,却与其他脏腑息息相关,其中又以肝胆为甚,《灵枢·经脉》篇指出"足厥阴肝所生病者,胸满、呕逆""善呕,呕有苦,长太息……邪在胆,逆在胃",故历代医家治疗呕吐皆极为重视对肝胆的调治。从以上各案用药可以看出,除调节脾胃本身功能,疏理肝气、镇肝降逆之法亦在所必用,案中连苏饮、合欢皮、绿梅花、竹茹、代赭石皆由此而设,故胃病治肝乃不争之理。

痞满

案 1,雷某,女,60 岁,合肥人。初诊时间:2008 年 6 月 13 日。

自述胃脘胀满,时轻时重已有 2 年。饮食少进,无嗳气吞酸现象,胃镜检查曾示为"慢性浅表性胃炎",选用抗炎、行气消胀中西药物均未收效,今再次请求以中药治疗。刻下:舌淡苔厚,胃脘作胀,触之无形,大便不规律,小便为常,形体一般,脉现虚缓。此系脾胃虚弱,失其健运,升降失常,证属痞满,此为虚证。当塞因塞用,方投补中益气汤:

生黄芪 25g	炒潞党 12g	焦白术 15g	茯苓神^各15g
广陈皮 10g	柴胡梗 6g	炒升麻 5g	陈枳壳 12g
佛手 15g	宣木瓜 15g	香谷芽 25g	
鲜生姜 3 小片	大红枣 3 枚		

7 剂,水煎服,日 1 剂

二诊:药后脘胀减轻,饮食有增,余无他变,故遵原方继以调之。药尽病除,停药观察。

案 2,董某,男,72 岁,东至县人。初诊时间:2003 年 7 月 2 日。

七旬老人,脘胀半年,宿有血吸虫感染史。前查示慢性浅表性胃炎,曾用理气、通导之剂,胀之尤甚。问诊眠食且可,二便正常;审证视其面窍、形体无明显病态,唯见舌淡,边少现瘀斑,苔厚滑,脉虚弦。其胀满乃属脾虚,因脾虚则善胀,虽夹有气滞血瘀之象,也以虚为主,单以理气则导致虚之更虚,脾胃纳化不行,而痞满益剧。故而拟用消补兼施。方取补中益气合枳术丸加减:

生黄芪 30g	炒潞党 15g	焦白术 15g	陈枳壳 12g
广陈皮 10g	柴胡梗 6g	炒升麻 5g	炒川朴 10g
炒丹参 15g	沉香曲 10g	炒莱菔子 15g	
鲜荷叶 1 张为引			

3 剂,水煎服,日 1 剂

二诊:主诉药后果然应效,脘胀大减,其他为常。前方得手,效不更弦。

三诊:药进 10 余剂,顺应转好。再守原方,以资巩固。

【按】以上两案为虚实交错,以虚为主,主以补之,方用补中益气以塞因塞用。方中以黄芪、党参、白术鼓舞脾胃清阳之气;陈皮理气化滞;升麻、柴胡协同党参、黄芪升举清阳;适用于脾胃不足、中气久虚而致气机失畅,升降失宜所致之痞满。但方用升麻、柴胡取以升阳举陷之用,在剂量上一般不得超过 3~6g,因为内虚之证切忌升散,如量大则成为升散之剂,不仅有耗脾气,延误转机,而且还可能导致病情翻转,气虚中满而成鼓胀。东垣在拟定本方时,对黄芪用量只为 3g,其余均为 0.6~1g,意取轻清上升,不宜过位。即使后世医家用于济急,对病重者,取用参、芪最大用量也不过用到9~15g。时至今天,疾病谱虽然发生变化,药之用量大于昔人,但仍应有一定的尺度,拟方组药当遵君、臣、佐、使,用量大小有严格要求,切忌在一方中不分主次,用量同等,这不仅难以收效,并有可能出现不良反应,甚至还会延误病情。为医者当有悟之。

案3,王某,女,67岁,合肥人。初诊时间:2010年7月6日。

时有胃脘胀满不适,食后胀满加重。唇红燥裂,晨起口干苦,喜饮。纳食尚可,大便较干,2~3日一次,睡眠安调。胃镜(2010-06-18)示:①十二指肠球部溃疡,②慢性胃炎,Hp(−)。舌质红,苔薄黄,脉弦有力。此乃胃阴不足,运化不力,气机失调之征,予养阴益胃,调节气机为治。方处:

北沙参20g	石斛15g	竹茹10g	炒川连3g
绿梅花20g	枳壳15g	川朴花20g	杏桃仁^各10g
杭白芍30g	灯心草3g	熟女贞15g	甘草5g

7剂,水煎服,日1剂

二诊:服前药毕,胀满稍定,口干喜饮减轻,大便较前通畅,舌红,苔薄,脉弦数,遂依前法续进。

北沙参20g	石斛15g	竹茹10g	炒川连3g
熟女贞15g	绿梅花20g	川朴花10g	枳壳12g
芦荟2g	甘草5g		

10剂,水煎服,日1剂

三诊:经诊2次,胃脘胀满,口干喜饮等症大减,二便通畅,嘱其原方再进,兹以巩固疗效,并忌食辛辣刺激之品。

【按】本案患者年近七旬,高年津液亏耗,今虽胃脘胀满不适,然唇干舌燥,口渴喜饮,大便干结,皆系胃汁受损,燥热内生之象,若仍守辛通苦降之法以治其痞满,恐徒伤胃液而致九窍壅塞,痞满之候更甚,故本案痞满之治宜遵叶氏养胃阴之法。叶天士《临证指南医案》云:"……脾喜刚燥,胃喜柔润……凡遇禀质木火之体,患燥热之症,或病后热伤肺胃津液以致虚痞不食,舌绛咽干……非用辛开苦降,亦非苦寒下夺,以损胃气,不过甘平或甘凉濡润以养胃阴,则津液来复使之通降而已矣。"此论甚是精辟。今处以沙参、石斛、白芍、熟女贞诸甘寒凉润之品益胃生津,清热润燥;杏桃仁辛润苦降,润腑通窍以和中;竹茹、川连清泻肝火,更以枳壳、绿梅花、川朴花行气开痞。全方凉润以养胃,辛润以通降,芳香行气以开痞,诸法并投,收效满意。

案4,李某,女,54岁,合肥人。初诊时间:2010年4月27日。

胃脘胀满不适,食后加重,空腹时亦感不适。晨起口干口苦,下午有烧心感,饮食尚可,食后不易消化,二便调。眠差多梦,月事已绝。自2004年始,因胆总管结石曾行3次手术,今行CT检查未见结石病灶。胃镜检查(2010-04-20)示:胆汁反流性胃炎。舌质黯淡,苔腻微黄,脉弦。考之此系胆胃不和,升降失司,气机不调之象,拟予利胆和胃,调节气机为治:

姜竹茹10g	枳壳15g	陈皮10g	姜半夏12g
川朴10g	酸枣仁25g	绿梅花20g	杭白芍30g
炒川连3g	石斛15g	谷芽25g	

10剂,水煎服,日1剂

二诊:服前药,诸症悉减,胃脘胀满明显减轻,饮食增进,二便调,睡眠亦有改善,舌黯,苔薄黄,脉弦缓。效不更法,守前方加减继服,嘱其忌食生冷油腻之物。

姜竹茹10g	枳壳12g	陈皮10g	姜半夏12g
川朴10g	酸枣仁25g	绿梅花20g	合欢皮20g
炒川连3g	石斛15g	谷芽25g	

15剂,水煎服,日1剂

【按】本案患者虽见有胃脘胀满不适,食后不易消化等脾胃虚弱、气行不畅之征,然其晨起口中干苦,时有烧心,脉来弦数,显是郁热伤阴之象,若徒予辛开苦降之法,恐伤津耗液,疗效不佳,遂仿叶氏治痞之例,于黄连温胆汤辛开苦降之中佐用白芍、石斛等甘酸养阴之品,以助其阴,补其偏,药后诸症显减。故临床用药须灵机应变,若泥于成法,则无病可医。

结语

痞满一证,古有痞结、痞满之分,徐灵胎评叶天士《临证指南医案》有云:"痞有二义,痞结成形之痞,是痞胸膈痞满,是症痞结之痞,即积聚之类……但痞满之痞,不拘何痞皆有。"今所列各案皆系痞满之痞,其多因起居失调,饮食不化,气郁痰凝,脾胃虚弱,以致脾胃升降失司,气机阻滞而成。就其范围又可包括西医的慢性胃炎、胃神经官能症、消化不良等疾病。

古今治痞之法详于仲景《伤寒论》,其泻心诸法更为后世所习用,至东垣精研脾胃,所制枳实消痞丸亦为治痞之良方,此方辛开苦降,消补并施,用之临床其效甚验,至清叶天士,于此症之治法更具心得,观叶氏医案,除遵循古贤治痞以苦为泄、辛甘为散二法之外,更独具慧眼地提出痞满之症"其于邪伤津液者,用辛开苦泄,必资酸味以助之",此论极为切合临床实际。今从临床上来看,本病以虚实互见为多,所以消补兼施当为常用。前两案因脾胃气虚、中气不转起病,故皆以补中益气汤塞因塞用而效;案3乃由胃阴不足,运化不力所致,故又转以叶氏滋胃液法,而案4则以胆胃不和、升降失司为病,故终以黄连温胆汤辛开苦降、利胆和胃、调节气机而愈,其治法用药截然不同,但以临床辨证使然。

腹胀

案1,何某,男,56岁,合肥南郊人。初诊时间:2007年5月11日。

患者小腹坠胀13年。1994年曾患渗出性胸膜炎,之后小腹坠胀。辗转各大医院多部位检查,未发现异常。中西医久治无效,痛苦不堪。刻下:纳食一般,睡眠尚可,二便如常,舌淡苔薄腻,脉来虚弦。此乃中气下陷,木失条达之象。予以条达肝气,升阳举陷。仿补中益气汤加减:

生黄芪 30g	太子参 25g	焦白术 15g	云茯神 20g
柴胡 10g	杭白芍 20g	炒升麻 5g	橘核仁 20g
甘枸杞 15g	荔枝核 15g	粉甘草 5g	

10剂,水煎服,日1剂

二诊:患者药后,坠胀之症大减。舌淡红苔薄,脉来虚弦,前方既效药稍更删。方中柴胡减半,加重升麻。拟方:

生黄芪 30g	太子参 25g	焦白术 15g	云茯神 20g
柴胡 6g	炒升麻 10g	橘核仁 20g	陈枳壳 12g
甘枸杞 15g	荔枝核 15g	粉甘草 5g	煨葛根 25g
姜竹茹 10g			

10剂,水煎服,日1剂

【按】本案为中气下陷证,以脾气虚证和内脏下垂为辨证要点,而此患者只有自我感觉坠胀一症,脾气虚症状不显,且劳累后不加重,检查亦无异常,并非单纯的中气下陷证,故一诊中以生黄芪、太子参、白术等益气健脾;柴胡、荔枝核、橘核仁皆走肝经而行气;杭白芍、枸杞子益阴柔肝。首方柴胡量重,是以疏肝行气之意,而行气太过又恐伤气,故二诊中减柴胡而增升麻、葛根加大提升之力。药仅20剂,多年之病而愈,可见临床辨证,实属我中医精髓,不可不细考详察。

案2,徐某,男,41岁,巢湖人。初诊时间:2009年12月3日。

反复腹胀多年,似有大便解不尽感,大便成形,每日1~2次,得矢气后腹胀缓解,迭用中药疏肝理气、健脾化湿之剂治疗均未见改善,纳食且可,小便稍黄,口腔异味重,睡眠因腹胀而受影响,多次肠、胃镜检查未见明显异常,B超示:脂肪肝。舌黯淡,苔薄白,脉弦缓。此乃肝郁气滞,脾气不畅之象,拟予开郁醒脾,调节气机:

姜竹茹 10g	枳壳 12g	陈皮 10g	川朴 10g
绿梅花 20g	炒川连 3g	合欢皮 20g	石斛 15g
炒川楝 10g	藿香梗 10g	杏桃仁^各10g	谷芽 25g

10剂,水煎服,日1剂

二诊:前进中药,腹胀大为减轻,唯饮食不慎则感腹胀,口腔异味已轻,他症如常,予疏肝健脾之剂继调之,嘱其忌食生冷,拟方:

姜竹茹 10g	枳壳 12g	陈皮 10g	炒白术 15g
绿梅花 20g	姜半夏 12g	石斛 15g	炒卜子 12g
合欢皮 20g	杏桃仁^各10g	谷芽 25g	

10剂,水煎服,日1剂

【按】本案患者反复腹胀多年,屡用疏肝、健脾、行气之法,而腹胀依旧,且有热化伤阴之势;视其有大便排不尽,矢气胀减等浊邪阻滞,腑气不通之象,遂于理气燥湿之剂中投以桃杏仁、川楝子,通腑泄浊,疏泄肝气,另以石斛养阴清热,与藿香相伍为用,尚有辟秽除臭之功,以去其口臭;川楝子为疏肝泄热,清利下窍之品,药证相合,诸法并施,经诊2次,即胀减而愈。

结语

中医认为脾主升清,有固定脏腑的功能,脾气亏虚,升举无力而反下陷,临床表现为脘腹重坠作胀,食入益甚,或便意频数,肛门重坠;或久病不止,甚或脱肛;或小便混浊如米泔,伴见少气乏力,声低懒言,头晕目眩,舌淡苔白,脉弱。中气下陷证虽为脾胃虚弱、气机不调、升降失常所致,但"肝为脾之主""肝为升降发始之根",其制在肝,肝气不能疏达升发是脾气不升的病机关键。腹胀一症,论其致因,不出虚实两端,虚者多责之于脾,实者多责之于肝,虽亦有食滞、痰阻、燥结、瘀血之分,然皆不出乎气机郁滞。清·王孟英曾云:"肺主一身之表,肝主一身之里,五气之感,皆从肺入,七情之病,必由肝起。"故治胀不离乎理气,理气不离乎治肝。此外,足阳明胃经循行于腹部,膀胱,大、小肠皆位于其内,腑以通为用,一有实邪阻滞,则生胀满,故治腹胀者,通腑一法亦须明了于心。以上两案一以疏肝健脾而愈,一以行气通腑而胀消,皆有常中寓变之理。

泄泻

案 1,杨某,男,28 岁,旅美留学生。初诊时间:2008 年 2 月 19 日。

患者反复腹泻 1 年余,黄色糊便状,夹有黏液,日行 3~4 次,便前伴有腹痛,便后痛减,小便正常,眠差易醒,矢气多,口干不欲饮。舌淡红,苔薄白,脉细弦。综合脉症,乃系脾胃不和,湿邪内蕴,腑气失利之象。拟予理脾和胃,调节气机法为治。方药:

煨葛根 15g	淡竹茹 10g	陈枳壳 15g	焦苍术 15g
广陈皮 10g	杭白芍 20g	马齿苋 15g	炒川连 3g
川朴花 12g	酸枣仁 30g	生谷芽 25g	

10 剂,水煎服,日 1 剂

二诊:病史同前,药后腹痛减轻,大便成形,次数每日 1~2 次,唯排气仍多,夜寐差,腰酸,耳闷,脱发,口泛酸苦,饮食如常,小便正常,舌黯红,苔薄少,脉细。此乃气阴两虚,脾运不良之象。拟参苓白术散加减为用。方药:

太子参 25g	焦白术 15g	怀山药 20g	广陈皮 10g
远志筒 10g	首乌藤 25g	酸枣仁 30g	建莲子 15g
马齿苋 15g	炒川连 3g	杏桃仁各 10g	五谷虫 15g

10 剂,水煎服,日 1 剂

三诊:主述上药服用 20 剂,腹痛已无,余症亦大为好转。因患者在美国读书,急于返美,故上方改为颗粒剂,嘱其再服 1 月以固疗效。

【按】本案初诊用煨葛根升清降浊，并兼有升阳止泻之功；枳、术、陈理气，疏肝健脾；白芍柔肝缓急止痛；马齿苋清热解毒，兼荡涤积垢以推陈出新。药中推陈出新者槟榔较好，但虑其太燥，有破气之嫌，患者矢气多，故本案不宜使用。其案中眠差是消化功能不好的表现，所谓"胃不和则卧不安"是也，故用酸枣仁安五脏，香谷芽调理脾胃。守治于中，而善其后。

案 2，屠某，男，17 岁，霍邱县人。初诊时间：2010 年 2 月 16 日。

患者 2009 年 10 月在安医行乙状结肠息肉切除术，术后大便次数增多，每日 8~10 次，呈水样便，夹有泡沫或不消化食物，口中痰涎增多，小便频数，平时易疲劳，夜寝差，入睡困难，纳食可，舌淡红，苔薄白，脉弦细。考之乃系脾运失健，清阳不升之象，拟予健脾和胃，升清降浊法为先：

煨葛根 25g	竹茹 10g	怀山药 20g	炒白术 15g
远志 10g	橘红 10g	清半夏 12g	乌贼骨 15g
炒诃子 15g	酸枣仁 25g	煨益智 15g	马齿苋 15g

10 剂，水煎服，日 1 剂

二诊：前服中药，症情平稳，大便次数减少，每日 4~5 次，质稀溏，夹有泡沫，口中痰涎减少，睡眠稍安，舌谈红，苔白微腻，脉弦细，宜守原法治之：

煨葛根 25g	苍白术^各10g	绿梅花 20g	怀山药 20g
远志 10g	乌贼骨 15g	炒诃子 15g	酸枣仁 25g
僵蚕 12g	姜竹茹 10g	灵芝 10g	淮小麦 30g

10 剂，水煎服，日 1 剂

三诊：前进中药症情平稳，大便每日 3~4 次，稀溏，泡沫减少，便前无腹痛，停服中药则大便次数增多，白天小便频多，纳、眠皆可，拟守原法，加以涩肠止泻之品：

煨葛根 25g	苍白术^各10g	绿梅花 20g	怀山药 20g
炒诃子 15g	陈皮 10g	姜半夏 12g	石榴皮 15g
炒苡仁 30g	焦山楂 15g	罂粟壳 5g	甘草 5g

10 剂，水煎服，日 1 剂

四诊：前进中药，泄泻次数大减，大便日 1~2 次，时软时稀，他症如常，继守原法，再进旬日，加以巩固。

【按】患者正值青少年发育时期，罹此疾患致其整体功能受损，其治疗当以扶正泄浊为主，治当从中。方中煨葛、山药、白术健脾燥湿，竹茹、半夏、橘红以降逆和胃,配伍乌贼骨、诃子、益智仁、马齿苋以缓其泻,并加酸枣仁、远志以安神助眠,不期一举建功,但俟正复邪去,再以涩肠止泻为治。

案3,黄某,男,73岁,合肥人。初诊时间:2007年9月20日。

患者反复发作腹泻数十年。中年时即患肠炎出现腹泻,每服生冷、油腻食物后诱发,服消炎药后可止泻,但稍不注意即复发,经中西医屡治不效,深受其苦而前来求治。诊见:腹泻伴腹痛,泻后痛减,大便未见不消化食物,无脓血,纳谷尚可,唯食多则腹胀,胀甚欲泻,眠差梦多,口干喜饮,小便正常。舌黯红、苔中根部厚腻,脉弦数。既往有肺结核、胆结石病史。此乃脾虚胃强,运化失司,湿邪阻滞为患。治以健脾益胃,调节升降,化浊和中,仿黄连温胆汤加减。处方:

北沙参20g	白芍20g	石斛15g	陈枳壳12g
焦苍术15g	淡竹茹10g	炒川连3g	广陈皮10g
炒诃子12g	酸枣仁30g	炒苡仁30g	马齿苋15g
扁豆花15g			

10剂,水煎服,日1剂

二诊:药进10剂,症状缓解。原方继服20余剂,腹泻偶有发生,不似以往频繁,饮食及睡眠大为改善。故守原方稍事加减制丸(水泛为丸)继进,以资巩固。

【按】本案患者为古稀老人,病程达数十年之久,病痛不仅在于机体受累,更会在精神上成为负担,可谓肝脾同病。今以黄连温胆用于腹泻是针对本案的湿浊阻滞,肠胃不和而取之。然根据本方药组,常用于胆郁痰热、胆胃不和等诸多杂症,易温胆之意为清胆之功,临床运用颇为应验。但病程毕竟日久,后期仍需缓缓收功,所以汤药作丸继进,意图根治。

案4,肖某,男,64岁,合肥人。初诊时间:1995年12月6日。

自述20年前患过阿米巴痢疾,经治转好。后又染肠炎数年不愈,大便日更数次,便溏多见,有时带有黏液,腹痛滞下,平时胃脘作胀,饮食不振,便检见有消化不良残渣,曾用药不效,只好带病在身。因病延日久,影响正常生活,故来我院谋求中医。诊其脉象右缓左弦,舌淡偏胖,苔厚微滑,按脉症系属木贼土虚,湿困中州,胃肠不和之征。拟用参苓白术散加减投之。处方:

太子参18g	苍白术^各12g	炒山药20g	广陈皮10g

太子参18g　　苍白术^各12g　　炒山药20g　　广陈皮10g

陈枳壳 12g	炙桔梗 10g	绿梅花 20g	宣木瓜 15g
扁豆花 15g	马齿苋 15g	炒苡仁 30g	香谷芽 25g

10 剂,水煎服,日 1 剂

二诊:药后症情好转,大便日更由原来 4~5 次减至 1~2 次,饮食有增,其他无不适之感。故遵原方去枳壳加莲子 15g、苡仁 40g,以健脾固涩,修复肠胃功能,有望恢复常态。

【按】本案用参苓白术加减,本方为益气健脾,渗湿和胃之剂,用于慢性腹泻较为切体。

结语

腹泻乃为中医泄泻,所谓泄泻是指大便次数增多,粪质溏薄或完谷不化,甚至泻出如水样而言。主要由于湿胜与脾胃功能失调。《景岳全书·泄泻》篇有云:"泄泻之本,无不由于脾胃。"本病一年四季均可发生,但以夏秋两季较为多见。然湿之为病,虽有分内外,而均及于脾,湿胜则可影响脾之运化,故脾虚与湿胜互相影响,互为因果,从而病发腹泻。言之治疗,先辨泄泻与痢疾,再当分急、慢性,急者易分,慢性难别,泄宜分消,痢忌分利。习惯性腹泻往往症情不是单一的,有虚有实,虚实夹杂,临证时需随症应变而取方用药。实践证明,有时根据病情变化在治方中更换一两味药或变换药的用量,效果就迥然不同。用药之效,在于灵活变通。故寄以"多一味必见多余,少一味不足立彰"来指导用药。

痢疾

案 1,崔某,男,71 岁,合肥人。初诊时间:2007 年 9 月 18 日。

患者便溏 2 年余,每日 2~4 次。大便夹有黏液,泻后不爽伴左下腹痛,进油腻及生冷饮食后则诱发,急迫欲便,小便黄,舌黯苔白腻,脉细弦。此乃脾虚内湿,湿邪阻滞,胃肠不和之象。拟调和脾胃,宽肠导滞。药组:

煨葛根 15g	姜竹茹 10g	焦苍术 15g	陈枳壳 12g
绿梅花 20g	川朴花 10g	花槟榔 10g	马齿苋 15g
炒苡仁 30g	五谷虫 15g	香谷芽 25g	

10 剂,水煎服,日 1 剂

二诊:服上方后大便日次减少,舌苔变为薄滑,唯仍感腹痛,肛门有重坠之感,脉缓。予以升脾和胃,调节腑气。前方稍更增删:

煨葛根 15g	姜竹茹 10g	焦苍术 15g	陈枳壳 12g
炒升麻 5g	扁豆花 20g	广木香 6g	马齿苋 15g
炒川连 3g	炒苡仁 30g	香谷芽 25g	

10 剂,水煎服,日 1 剂

三诊:腹痛作坠好转,大便日 1~2 次,饮食有增,溲黄,舌黯红、苔黄,脉弦。此湿邪内蕴,注于下焦之象。拟予调和脾胃,清热化湿为治:

煨葛根 15g	淡竹茹 10g	焦苍术 15g	广陈皮 10g
佩兰梗 10g	马齿苋 15g	炒川连 3g	扁豆花 15g
炒苡仁 30g	香谷芽 25g	灯心草 3g	

10 剂,水煎服,日 1 剂

【按】本案患者便溏 2 年,每进油腻、生冷后则加重,是脾虚内湿,胃肠不和的征象;大便夹有黏液,急迫欲便,泻后不爽伴有腹痛,是湿邪客肠,气机不畅之故。证属虚实互见,治先祛邪,邪去正安。方以葛根启发脾机,升清降浊;苍术、苡仁健脾燥温,芳香辟秽;枳壳、川朴(花)行气导滞,以花缓之;槟榔导滞除积,清利肠垢;马齿苋、五谷虫、川黄连相互配伍,以清热解毒,直理胃肠;因久痢气陷,清阳不升,拟用升麻(炒)以升提举陷,提壶揭盖,平衡升降,斡旋气机。多时之疾遂得以摆脱。

案 2,温某,女,46 岁,合肥人。初诊时间:2009 年 12 月 6 日。

4 年前出现小腹坠痛,每日大便 3~4 次,夹有黏液,伴肛门重坠,无便血,曾肠镜检查提示:慢性溃疡性结肠炎。时有胃脘牵及腰背疼痛,近 1 年咳嗽咳痰,活动气短,舌淡红,苔薄微黄,脉弦数,证属"滞下",乃系肝郁脾虚,湿浊阻滞之象,宜疏肝理脾,清热化湿法为治,予自拟"葛枳二仁汤"加减:

煨葛根 25g	陈枳壳 15g	陈皮 10g	姜半夏 12g
炒川连 3g	马齿苋 15g	杏桃仁^各 10g	桔梗 10g
首乌藤 15g	佛手 15g	姜竹茹 10g	生甘草 5g

10 剂,水煎服,日 1 剂

二诊:服药后,大便次数有减,每日 1~2 次,夹有黏冻样物,便前腹痛减轻,胃脘及腰背部未见疼痛,纳食可,眠安,小便黄,舌淡红,苔黄腻,脉弦。

前法得效,拟守原法加减治之:

煨葛根 25g	陈枳壳 15g	广陈皮 10g	姜半夏 12g
炒川连 3g	马齿苋 15g	杏桃仁各 10g	炒白芍 20g
蒲公英 20g	炒苡仁 30g	姜竹茹 10g	生甘草 5g

10 剂,水煎服,日 1 剂

三诊:服药症情平稳,每日大便 1~2 次,时稀时干,大便黏液减少,便前腹痛明显减轻,体重增加,精神好转,余证如常,继守前法调之。

四诊:服前药旬日,大便已转为正常,唯饮食生冷或油腻之物后出现大便异常,他症皆可,服药月余,诸证已平,唯病症缠绵,容易复发,现拟予散剂,以缓调之。

田七粉 60g	乌贼骨 150g	白及 100g	生苡仁 300g
蒲公英 200g	生白术 150g	炒白芍 200g	广陈皮 100g

共研成细末,另用糯米粉 600g 与药末一起混匀,服用时,取两小勺放碗里,用开水调成糊状,空腹服下。

半年后复诊,其肠镜检查示全结肠及直肠未见明显异常。

【按】本案宿有慢性溃疡性结肠炎病史,大便增多,夹有黏液,肛门重坠,舌红苔黄,显是肝郁脾虚,湿热壅滞之象,遂投以葛根二仁汤,升提醒脾,理气燥湿,宽肠导滞,药服月余,诸证皆平。唯本病病情缠绵难愈,须以缓调,故又疏以散剂,直达病所。方中三七,活血祛瘀,化腐生新,清除局部黏连,乌贼骨、白及,收湿敛疮,苡仁、公英清热利湿,解毒消痈,白术、白芍、陈皮拟仿痛泻要方,扶土泻木,所用方药,辨病与辨证相结合,诸药合力,以达愈合溃疡,解除病灶之目的。

结语

慢性结肠炎,中医从症状分析,既似脾虚泄泻,又合里急后重的痢疾体征,其证属脾虚湿滞,腑气失利的虚实夹杂证。故其治不宜偏,既要健脾和胃收敛止泻,又须化湿导滞,清利肠垢,若用药偏于收敛则邪留于内,导滞过度又伤及脾胃,为此自拟"葛枳二仁汤"所取药物兼顾升提醒脾,启发脾机,燥湿运脾,和胃培土,宽肠导滞,推陈出新,清热解毒,健脾消积,理脾和胃,利湿止泻,方用切体,验之临床,获效良多。以上两案,皆呈现既虚又实的临床症状,故都以自拟"葛枳二仁汤"加减以补脾运湿、宽肠导滞而愈。

便秘

案1,沈某,女,30岁,合肥人。初诊时间:2009年2月10日。

患者自1年前开始出现大便干结,一般1周一次,平时靠开塞露或肠清排便,时有心烦失眠,近1年来月经周期缩短,阴道有气体排出,经量减少。曾到当地医院就诊,西医诊断为神经衰弱,胃肠功能紊乱,给予西药治疗,效果不佳。听人介绍前来门诊求治。察其舌黯淡红苔白腻略黄,脉沉细弦。按其病症,乃系木郁不达,气血失调之象,证属气秘。拟予开郁醒脾,调节气机法为治。

竹茹 10g	陈枳壳 15g	杭白芍 20g	陈皮 10g
杏桃仁^各10g	合欢皮 30g	蒲公英 20g	决明子 10g
柴胡梗 10g	芦荟 2g	灵芝 10g	琥珀 6g

10剂,水煎服,日1剂

二诊:药后诸症改善,大便每天1次,唯失眠较明显,夜间凌晨2~3点才能入睡,梦多,睡中易惊,手足不温。药证相合,治守原方增删继以调之。上方去决明子,加升麻3g、酸枣仁30g。水煎服,日1剂,连服20天,药尽病解。眠食如常。

【按】本案便秘,伴有心烦失眠、月经周期失常、阴道矢气等症。据其脉症,乃系木郁不达,气血失调之象,证属气秘。拟予开郁醒脾,调节气机为治。药用陈枳壳、陈皮、柴胡疏肝开郁调节气机,杭白芍滋阴柔肝,竹茹清热化痰以和胃,杏桃仁宣肺活血润肠通便,因肺与大肠相表里,肺主宣通,便可使肠腑气机得以通顺,便秘得解。合欢皮解郁安神活血消肿;琥珀定惊安神,活血化瘀,利尿通淋;灵芝补益肝肾润肺提高免疫;决明子清肝明目润肠通便。全方合力,大便得通,日更一次,唯失眠依旧,梦多,手足欠温,治守原方增删继以调之。上方去决明子,加升麻3g,酸枣仁30g,加强升提中气,养心安神之功。药尽诸症皆除。本案不但气郁而且化热,用芦荟正是肝郁化热肝热便秘的良药!所用芦荟真是妙到好处,画龙点睛,对整个疾病的痊愈起到了关键性的作用。

案2,张某,女,78岁,合肥人。初诊时间:2011年5月24日。

患者极度疲乏无力,行走困难,声音低微,少气懒言,大便干结难解,3~4 日一行,小便黄,食欲正常,食量偏少,眠差,难以入睡,口干苦,夜间明显,舌质黯红,苔薄黄,脉弦细,此乃气阴两虚,肠腑失畅之象,拟予益气养阴,助腑通便法为治:

太子参 25g	竹茹 10g	杭麦冬 12g	远志 10g
石斛 15g	酸枣仁 30g	绿梅花 20g	炒丹参 15g
灯心草 15g	熟女贞 15g	谷芽 25g	

鲜荷梗一尺为引

10 剂,水煎服,日 1 剂

二诊:前服中药,大便已通畅,日一行,疲乏无力亦较前有改善,夜间口干苦有所减轻,纳食一般,舌质黯,苔薄微黄,脉弦细,拟守原法续进,另建议其住院治疗加强营养。

【按】本案患者极度疲乏,声音低微,少气懒言,中气虚极,但大便干结,夜间口干苦,舌质黯红,苔薄黄,其阴液不足亦甚,气阴两伤是其本,腑气不通是其标,故虽有"急则治其标"之说,然病患年近八旬,中气虚极,若专以通腑,恐致脱症,急需益气养阴为先,待正气得复,肠腑推助有力,大便即通,故以生脉饮益气养阴。方中不用五味子,因五味子性擅收涩,于症情不利,遂以女贞子滋阴润肠易之;远志、酸枣仁养心安神,竹茹、灯心草、清肝泻火,石斛养阴生津止渴,绿梅花、谷芽醒脾开胃,更以荷梗宽肠下气、助肠通便而不伤正,全方虽无泻下通便之药,却有扶正通腑之妙。

结语

便秘一证,仲景《伤寒论》有阴结、阳结之分,后世更有虚秘、风秘、气秘、热秘、寒秘、湿秘之详,然不论何秘,总以腑气不通为病,临床应视其阴阳虚实,灵活应对,以通腑为第一要意。案 1 乃木郁不达,气机不利而见便秘,故仿仲景小柴胡汤之意,宣达气机而便通,所谓"上焦得通,津液得下故令下也",而案 2 气阴两虚,不任通下,故以生脉饮益气养阴,气液既回,谷道遂畅。

肝胆系疾病

郁证

案 1,张某,男,46 岁,巢湖人。初诊时间:2011 年 4 月 7 日。

"抑郁性神经症"7 年,服用"帕罗西丁"1 片 / 日,腹泻 3 年,大便夹不消化物,每日 2 次,便前腹痛,泻后痛减,腹部发冷,右上腹痛,腹腔 B 超示:脂肪肝,胆囊炎。夜眠良好,舌质黯,苔白微腻,脉弦,拟扶土泻木,开郁醒脾为治:

姜竹茹 10g	苍术 15g	陈皮 10g	防风 10g
杭白芍 20g	绿梅花 20g	焦山楂 15g	柴胡 10g
延胡索 15g	枳壳 15g	炒苡仁 30g	谷芽 25g

10 剂,水煎服,日 1 剂

二诊:服前中药,腹痛缓解,大便日解 1 次,后段稀软,夜尿多,多汗,活动后明显,舌黯红,苔薄白,脉弦,拟方继以调之:

姜竹茹 10g	苍术 15g	橘络 20g	防风 10g
杭白芍 20g	柴胡 10g	绿梅花 20g	淮小麦 50g
覆盆子 15g	怀山药 20g	炒苡仁 30g	焦山楂 15g

10 剂,水煎服,日 1 剂

三诊:连续服用以上方药,痛泻大为缓解,大便转硬,唯性情急躁易怒,汗多,饮食不慎或引起大便稀溏,纳眠皆可,拟用前法加减继服,以资巩固:

姜竹茹 10g	白术 15g	陈皮 10g	防风 10g
炒白芍 20g	合欢皮 20g	酸枣仁 25g	炒川连 3g
淮小麦 50g	绿梅花 20g	怀山药 20g	谷芽 25g

15 剂,水煎服,日 1 剂

【按】本案患者西医学虽诊断为"抑郁性神经症",长期服用抗抑郁药物,但从中医角度分析其病情,其便前腹痛,泻后痛减,腹部发冷,右上腹痛诸症,乃系肝郁脾虚,木乘土位所成,方选"痛泻要方"加减最为恰当,临证之时当不可囿于西医学之病名而掣肘,仍需以中医思维处治,方收佳效。

案 2,姜某,男,40 岁,合肥人。初诊时间:2011 年 3 月 24 日。

2 年前因父亲生病去世操劳过度,后出现纳呆,多虑,烦躁易怒,易悲伤,胸闷,背刺痛,时有心慌,夜眠一般,多梦,大便干结,每日 1 次,排便费力,小便量少,月经正常,舌黯红,苔微黄腻,脉沉细数,证属肝郁,乃七情内伤所致,拟予开郁醒脾,安神定志法为治:

姜竹茹 10g	淮小麦 50g	杭白芍 30g	合欢皮 30g
酸枣仁 25g	远志 10g	绿梅花 20g	杏桃仁^各10g
炒丹参 15g	琥珀 10g	檀香 6g	甘草 6g

10 剂,水煎服,日 1 剂

二诊:服药期间,自觉身体舒适,停服药后又觉不适,大便正常,小便量少,泡沫多,晨起泛吐白色涎液多,舌淡红,苔薄黄微腻,脉细数,按其症情,拟守原方继以调之而善其后:

淮小麦 50g	姜竹茹 10g	远志 10g	酸枣仁 25g
合欢皮 30g	炒丹参 15g	枳壳 15g	绿梅花 20g
清半夏 12g	橘红 10g	琥珀 9g	檀香 6g

10 剂,水煎服,日 1 剂

三诊:前服中药,改善明显,胸闷,背刺痛已愈,现易疲劳,夜眠一般,大便可,饮食较前有增,仍有急躁易怒,以经前明显,月事正常,舌淡黯,苔薄黄,脉细弦数,按其病症,治守原方出入为用:

淮小麦 50g	杭白芍 20g	竹茹 10g	远志 10g
酸枣仁 25g	合欢皮 30g	绿梅花 20g	灵芝 10g
石斛 15g	郁金 15g	琥珀 10g	灯心草 3g

15 剂,水煎服,日 1 剂

四诊:病史同上,药后诸症悉减,唯大便转为不成形,舌脉相应,故再守原方稍事增删继以调之而善其后,原方去灯心草,加川连 3g、怀山药 20g。

【按】本案纳呆,多虑,急躁易怒,心慌,胸闷等症皆因亲人离世,悲伤过度,情志郁结所致。七情内伤虽多责之于肝,但情志之病,又多延及心脾,故郁之为病,其症以心肝脾为多,其治亦以心肝脾为主,归脾、逍遥皆由此而设。本案历用甘麦大枣、酸枣仁汤以养心安神,合欢皮、郁金、绿梅花、远志以悦脾开郁,其他或以丹参饮理气通络,或以黄连温胆汤清胆和胃,宣化痰湿,或以白芍、石斛酸甘养阴,琥珀、灯心草清心宁神,其用药之意皆不出乎心、肝、脾三脏也。

案3,陈某,女,13岁,合肥人。初诊时间:2010年6月29日。

患者易焦虑,强迫性思维,口服"百忧解",舌红少苔,脉细弦,考之乃系心肝伏热,功能紊乱之象,拟予清心降火,平行内环法为治:

北沙参 20g	杭麦冬 12g	远志 10g	合欢皮 30g
酸枣仁 25g	石斛 15g	杭白芍 15g	炒川连 3g
淮小麦 30g	珍珠母 30g	琥珀 6g	竹茹 10g

10剂,水煎服,日1剂

二诊:前服中药症状缓解,仍易焦虑,烦躁易怒,夜眠较差,记忆力减退,纳食尚可,二便调,继拟原法稍事加减为宜:

北沙参 20g	杭麦冬 12g	远志 10g	合欢皮 30g
酸枣仁 30g	石斛 15g	杭白芍 30g	炒川连 3g
淮小麦 30g	青龙齿 40g	珍珠母 40g	龙胆草 6g

10剂,水煎服,日1剂

三诊:服药月余,诸症显减,已回学校上课,停服"百忧解",现唯夜眠较差,偶有心烦易怒,纳食、二便皆可,舌红,苔薄白,脉细弦,拟予调肝解郁,安神定志:

北沙参 20g	杭白芍 30g	远志 10g	合欢皮 30g
酸枣仁 30g	淮小麦 50g	丹参 15g	青龙齿 40g
熟女贞 15g	炒川连 3g	琥珀 10g	炙甘草 6g

15剂,水煎服,日1剂

【按】本案患者焦虑躁怒为甚,方中在养阴之中重用珍珠母、青龙齿、琥珀之介石之品,实是蓄水潜龙之妙法,尤其是青龙齿之用,于躁郁交作,夜眠噩梦患者,收效更捷,临证当大胆选用。

案4,李某,女,29岁,合肥人。初诊时间:2010年7月1日。

患者情绪波动大,易焦虑,紧张,激动,夜寐差,多梦,目胀,手足心多汗,紧张时加重,腰酸痛,颈椎X线片示:颈椎生理弧度变直,月事正常,偶

有便秘,舌质黯红,苔薄黄,脉细弦,考之乃由肝郁不达,心神受扰所致,拟予开郁醒脾,安神定志法为先:

淮小麦 50g	北沙参 20g	石斛 15g	杭白芍 30g
远志 10g	酸枣仁 30g	合欢皮 30g	芦荟^{后下} 2g
熟女贞 15g	竹茹 10g	琥珀 10g	

10 剂,水煎服,日 1 剂

二诊:经服前药月余,诸症显减,情绪稳定,大便通畅,现唯夜眠较差,腰颈酸痛,纳食可,舌黯红,苔薄白,脉弦细,拟守原法,药稍更删为宜:

淮小麦 50g	北沙参 20g	杭白芍 30g	合欢皮 30g
远志 10g	酸枣仁 30g	丹参 15g	青龙齿 40g
杜仲 20g	熟女贞 15g	首乌藤 25g	琥珀 10g

15 剂,水煎服,日 1 剂

三诊:药后诸症再减,睡眠好转,腰颈酸痛已除,嘱其停药观察,平时注意调节情绪。

【按】治郁证者,疏肝理气,宣通开郁是其常,而滋阴养血则为其变,《医述》引吴篁池语云:"郁证主于开郁,开郁不过行气,行气则用香燥,然有香燥过多,因而窍不润泽,气络不行,郁络不开者,宜用养血药以润其窍,利其经,香附、川芎不足恃也",此非阅历不深者,无以得此要旨,故临床治郁每多顾及体内津液虚实,肝肾经血充足与否,注重调肝而非泄肝。"调"者,调养之意也,用合欢皮等甘平微辛之品以宣达肝气,而非香附、川芎、柴胡辛香燥烈以伤阴,予淮小麦、白芍、沙参、石斛、二至丸等凉润灵动之品以养肝,而非熟地、阿胶、萸肉滋腻呆补以碍气。

案 5,吴某,女,30 岁,合肥人。初诊时间:2011 年 5 月 10 日。

2004 年在合肥市第四医院确诊为精神分裂症,平素胆小怕事,内向怯懦,不善与他人交流,易幻想,遇事不善排解,现一直口服"喹硫平",但易出现暴怒摔物,心烦急躁等症状,饮食、睡眠、二便尚调,月事正常,2004 年曾检查提示垂体微腺瘤。经常口服溴隐亭控制。舌尖红,质黯淡,苔白腻微黄,脉细弦数,综合脉症,乃由肝郁不达,气滞血瘀,痰浊内蕴,上扰心神所致,证属"郁证",治宜调达木郁,清化痰浊,安神定志法为先策:

北沙参 20g	竹茹 10g	远志 10g	合欢皮 30g
郁金 15g	清半夏 12g	橘络 20g	酸枣仁 30g

| 丹参 15g | 珍珠母 40g | 淮小麦 50g | 琥珀 10g |

10 剂,水煎服,日 1 剂

二诊:初服药时自觉胸中郁闷好转轻松,中期出现气闷,幻听,砸物等情况,近日情绪低落,不愿出门,困倦乏力,不能平静入睡,悲伤纳呆,继服"溴隐亭",月事正常,舌质黯,尖红,苔白腻,脉细弦,拟守原意,药稍更删,以观疗效:

北沙参 20g	竹茹 10g	远志 10g	郁金 15g
合欢皮 30g	炒川连 3g	酸枣仁 30g	淮小麦 50g
珍珠母 40g	石斛 15g	琥珀 10g	甘草 5g

15 剂,水煎服,日 1 剂

三诊:因受外界刺激,前述诸症反复,哭泣,摔物,烦躁不安,夜寐不实,辗转反侧,喜叹息,不愿出门,纳食一般,舌淡红,苔黄微腻,脉细,拟予开郁醒脾,安神定志法为治:

淮小麦 50g	酸枣仁 30g	杭白芍 30g	远志 10g
合欢皮 30g	郁金 15g	青龙齿 40g	珍珠母 40g
琥珀 10g	绿梅花 20g	竹茹 10g	甘草 5g

15 剂,水煎服,日 1 剂

另:安宫牛黄丸,两丸,每服半丸,日 1 次,温开水送下。

四诊:前服中药及安宫牛黄丸后诸症明显减轻,精神状态好转,生活基本能自理,睡眠较前好转,纳食一般,有时躁动易发火,舌黯,苔白腻,脉细弦数,就症情转归情况,仍当开郁安志,清化痰浊法为治,上方去龙齿、白芍,加九节菖蒲 10g、炒川连 3g,15 剂,水煎服,日 1 剂。

五诊:病史同前,前述症状均有减轻,话语增多,可与父母交流,可以外出,生活能自理,食欲欠佳,口干苦,喜饮,每日大便 1 次,有时干燥,小便黄,舌黯,苔白微腻,脉细弦,拟予开郁醒脾,安神定志为治:

淮小麦 50g	杭白芍 30g	郁金 15g	远志 10g
合欢皮 30g	京菖蒲 10g	石斛 15g	龙胆草 6g
酸枣仁 30g	珍珠母 40g	绿梅花 20g	灯心草 3g
琥珀 10g	生甘草 5g		

15 剂,水煎服,日 1 剂

六诊:病史同前,前服中药,诸症渐愈,能正常生活,饮食、睡眠皆有好

转,唯晨起口干苦,小便色黄,大便偏干,舌黯红,苔薄黄,脉弦细,宜守原法稍事增删:

淮小麦 50g	杭白芍 30g	杭麦冬 12g	石斛 15g
熟女贞 15g	合欢皮 30g	酸枣仁 30g	远志 10g
郁金 15g	龙胆草 6g	丹参 15g	珍珠母 40g
琥珀 10g			

15 剂,水煎服,日 1 剂

【按】本案诊断为精神分裂症,由七情内伤,郁久化火,炼液生痰,痰蒙心神而致,所用诸药皆遵叶氏"苦辛凉润宣通"之旨,以黄连温胆清化痰热,甘麦大枣、酸枣仁汤养心神,合欢皮、郁金、绿梅花、远志宣通开郁,而不伤阴,沙参、白芍、石斛、女贞,干凉平补而不滋腻碍气,珍珠母、龙齿、琥珀重镇潜降,宁心安神,丹参养心通络,更巧取安宫牛黄丸清热凉心,豁痰开窍,芳香宣散,镇静安神,师古而不泥于古,维新而不弃古,何患病之不愈也!

结语

中医所谓的郁证,并非单指西医学有关精神、神经系统方面的疾病,消化系统,心血管系统,内分泌系统等皆有所涉及,其范围非常广泛。故不能根据某一个具体疾病去讨论,而对于中医而言,郁证主要是由于精神情志改变而引起的,以气机阻滞为主的病理变化而产生的相关病症。"郁"字本身有"积""滞""蕴结"之义,丹溪有气、血、火、食、湿、痰六郁之说,但六郁之中则以气郁为主,其所列六郁汤、越鞠丸皆以行气解郁为首务,费伯雄《医方论》亦云:"凡郁病必先气病,气得流通,郁于何有?"故治郁之法,重在理气,正如《黄帝内经》所谓"木郁达之",但临证不可拘泥于此。如案3、案4乃郁久伤阴,肝肾不足之例,若仍以香附、川芎、柴胡等辛香燥烈之品进之,则恐郁结更著且滋生他患,故予"调养"之法,养中寓散而不伤正。其他如土虚木乘则以健中理脾为主;痰浊蒙窍,郁火扰神则巧用安宫牛黄芳香开窍,清散郁火;郁久气血皆纯,络脉不通者,又宗叶氏辛润通络为治;二火相炽,热扰心神者取介石重镇之物以镇静安神,诸法兼备而非囿于"木郁达之"之旨。

梅核气

案 1,吴某,女,62 岁,巢湖人。初诊时间:2000 年 5 月 26 日。

患者咽中似有物阻已有数月,伴胸膈不爽。概因七情内伤,肝气横恣,胃失和降而致咽膈不利,进食似有物阻。兹诊脉来弦涩,舌见瘀斑,苔滑腻。证属肝郁气滞,胃失和降。治宜镇逆和胃,调和脉络:

姜竹茹 10g	杭白芍 20g	合欢皮 30g	远志筒 10g
广郁金 10g	陈枳壳 12g	木蝴蝶 10g	代赭石 15g
化橘红 10g	清半夏 12g	香谷芽 25g	

5 剂,水煎服,日 1 剂

二诊:上方效显,诸症减轻。舌淡苔薄,脉弦缓。拟上方出入:

姜竹茹 10g	炒丹参 15g	合欢皮 30g	远志筒 10g
广郁金 10g	陈枳壳 12g	木蝴蝶 10g	代赭石 15g
广橘络 10g	清半夏 12g	香谷芽 25g	

10 剂,水煎服,日 1 剂

三诊:药后病情基本已除。年逾六旬,形体偏瘦,舌淡苔薄,脉缓弦。拟方:

淡竹茹 10g	代赭石 12g	木蝴蝶 10g	远志筒 10g
合欢皮 30g	广郁金 10g	广橘络 20g	姜半夏 12g
炒丹参 15g	白檀香 6g	香谷芽 25g	

10 剂,水煎服,日 1 剂

案 2,郑某,女,40 岁,合肥人,初诊时间:2010 年 6 月 4 日。

咽干不适 2 年,寒热,口干,口苦,食后泛恶欲吐,纳谷不馨,眠一般,梦多,二便调畅,月事正常,平素畏寒怕冷,有时手心发热,汗出,2010 年 5 月胃镜示:浅表性胃炎,B 超示:慢性胆囊炎,胆结石。舌黯,齿痕明显,苔薄黄,脉细弦数,此乃肝胆失利,胃失和降之象,拟予调肝利胆,降逆和胃法为治:

姜竹茹 10g	陈枳壳 12g	陈皮 10g	姜半夏 12g
川朴 10g	柴胡 10g	黄芩 10g	绿梅花 20g
炒川连 3g	代赭石 15g	谷芽 25g	

10 剂,水煎服,日 1 剂

二诊:药后诸症有减,口干苦,食后泛恶欲吐明显好转,继守前法进退为宜:

姜竹茹 10g	枳壳 12g	橘红 10g	姜半夏 12g
川朴 10g	代赭石 15g	炒川连 3g	石斛 15g
甘青果 15g	炙桔梗 10g	谷芽 25g	生甘草 5g

10 剂,水煎服,日 1 剂

三诊:药后咽干不适好转,晨起偶感喉咙有痰,吞之不下,吐之不出,纳食有增,口干口苦减轻,平素情绪波动较大,眠可,二便调畅,舌黯,苔薄微黄,脉弦细,前法续进:

姜竹茹 10g	枳壳 12g	橘红 10g	清半夏 12g
绿梅花 20g	代赭石 15g	炒川连 3g	石斛 15g
合欢皮 30g	淮小麦 50g	甘青果 15g	甘草 5g

10 剂,水煎服,日 1 剂

四诊:药后主症已平,晨起偶有吐痰,四肢畏寒怕冷,他症如常,舌淡红,苔薄白,脉细弦,继以前法调理巩固:

姜竹茹 10g	枳壳 15g	橘红 10g	清半夏 12g
绿梅花 20g	千张纸 10g	桂枝 5g	炒白芍 20g
远志 10g	合欢皮 20g	淮小麦 30g	甘草 5g

10 剂,水煎服,日 1 剂

结语

《金匮要略·妇人杂病脉证并治》载述之"妇人咽中如有炙脔",当属此病。《古今医鉴·梅核气》:"梅核气者,窒碍于咽喉之间,咯之不出,咽之不下,核之状者是也。始因喜怒太过,积热蕴隆,乃成厉痰郁结,致斯疾耳"。本病以咽喉中常有异物感,如梅核阻于喉头,无疼痛,咯之不出,咽之不下,但不影响进食为特征。时轻时重,伴精神抑郁,胸胁胀痛,纳呆,困倦,消瘦,妇女月经不调,舌黯,脉弦。多发生于女性。相当于西医的神经官能症或癔症。以上两案治例皆不出仲景半夏厚朴汤降逆化痰之旨,并视其寒热虚实而灵活施治,案中多以黄连温胆汤以清化痰热,小柴胡疏肝利胆,旋覆代赭汤降逆和胃,丹参饮和血通络,更以合欢皮、淮小麦、远志舒解肝郁,甘青果、木蝴蝶善开咽中痰结,药异法同而效亦宏。

胁痛

案1,孙某,男46岁,合肥人。初诊时间:2010年12月14日。

乙肝病史10余年,发现肝硬化半年,现患者全身无力,萎黄,两胁部疼痛,右侧为甚,偶有视物模糊,眠差,纳食可,小便黄,大便正常,B超(2010-11-30)示:肝硬化,肝右叶钙化灶,胆囊息肉;肝功能(2010-12-01)示:ALT 47U/L,AST 43U/L。舌红苔薄黄,脉弦数。按其病证考之乃系木贼土虚,血脉瘀滞,证属"积聚"范畴,拟予扶土抑木,燮理阴阳为先。

北沙参20g	石斛15g	杭白芍30g	绿梅花20g
酸枣仁30g	佛手15g	茵陈30g	柴胡10g
炒丹参15g	车前草15g	炮山甲6g	醋制鳖甲15g

10剂,水煎服,日1剂

二诊:服前中药,右上腹疼痛症状缓解,右侧胁肋部疼痛不适,小便黄,齿龈出血,口干咽燥,怕热,夜寐欠安,多梦,大便正常,舌黯红,有瘀斑,苔黄,脉细弦。此乃阴虚火旺,水不涵木之征,拟予滋水养木,燮理阴阳法为治:

北沙参20g	石斛15g	干生地15g	杭白芍30g
熟女贞15g	炙龟板25g	龙胆草6g	杭麦冬12g
酸枣仁30g	丹参15g	车前草15g	土鳖虫10g

15剂,水煎服,日1剂

三诊:右胁痛症状缓解,齿龈出血止,口干咽燥,欲饮,手足发热,夜寐好转,小便黄亦减轻,舌质红,有瘀斑,苔黄微腻,脉细弦,拟方:

北沙参20g	石斛15g	生石膏15g	生地黄15g
炙龟板25g	公英20g	炒丹参15g	润元参12g
酸枣仁30g	白茅根20g	制鳖甲15g	车前草15g

15剂,水煎服,日1剂

四诊:服前药后,胁部疼痛减轻,现口干咽痛,晨起明显,经常牙龈出血,咽部烧灼感,睡眠转好,小便微黄,大便偏干,纳食可,此乃肝病日久,阴火内动,上扰于心所致,拟方:

北沙参20g	石斛15g	生地18g	炙龟板20g
熟女贞15g	鳖甲15g	炒丹参15g	杭白芍30g

| 炒川连 3g | 肉桂 1g | 润元参 12g | 白茅根 20g |

15 剂,水煎服,日 1 剂

五诊:服用前药,胁部疼痛未作,咽部烧灼疼痛明显好转,口干喜饮,牙龈出血少见,小便微黄,大便偏干,他证如常,治当续守原法加用大黄䗪虫丸。

【按】本案患者宿有肝炎病史,发现肝硬化已有半年,刻下两胁疼痛,右侧为甚,未见腹水,证属"积聚";然临床治疗此病不可为西医学所限,一味攻消,要根据本病的具体症候,坚持中医辨证思维,方能突显中医治疗此病的特色和优势。本案除有胁肋疼痛之外,尚有口干咽燥,牙龈出血,手足心热,小便黄,舌红少苔等诸多阴虚火旺之象,此乃肝病久延,肝阴受损,水不涵木所致。故总以滋水涵木,燮理阴阳之法贯穿始终,其中又以三甲软坚散结,通络止痛;车前、茵陈清利小便,泻热退黄;石膏、茅根凉血止血;川连、肉桂交通心肾,以安不寐;更以大黄䗪虫丸活血消癥,以治其本。其治法用药谨守病机,环环相扣,虽属顽疾,调理数月,诸症皆平。

案 2,朴某,女,56 岁,巢湖人。初诊时间:2009 年 9 月 10 日。

患者右胁及上腹部疼痛反复发作 2 年余,痛甚可牵及肩背,曾在当地医院就诊,诊断为:慢性胆囊炎,胆结石,给予西药治疗后缓解。近 1 个月又复加重,时有右胁及上腹部隐痛不适,右侧后背胀痛,口干苦,平明性情急躁,眠差,易醒,纳食可,二便通调,舌红苔薄黄,脉弦细数。按其症情,乃系肝阴不足,肝胆失利之象,治宜养阴柔肝,利胆止痛,拟一贯煎加减:

北沙参 20g	石斛 15g	熟女贞 15g	甘枸杞 15g
白芍 30g	延胡索 15g	炒川连 3g	郁金 10g
炒川楝 12g	酸枣仁 30g	绿梅花 20g	甘草 5g

10 剂,水煎服,日 1 剂

二诊:上方守服 20 余天,药后右胁及背后胀痛明显减轻,睡眠,口干苦皆有好转,唯进油腻食物,右胁及上腹部偶有隐隐作痛,前法得效,治守原法稍以更删:

北沙参 20g	石斛 15g	杭白芍 30g	熟女贞 15g
延胡索 15g	郁金 10g	绿梅花 20g	枳壳 12g
甘枸杞 15g	炒丹参 15g	焦山楂 15g	谷芽 25g

15 剂,水煎服,日 1 剂

嘱其忌食油腻食物,忌酒,保持心情舒畅,防止过度疲劳。

【按】本案胁痛得之日久且性情急躁,故见口中干苦,舌红少苔,脉弦细数等阴虚内热之象,其治应重在柔养肝阴而非疏利肝胆,清养则肝调络达,疏利则伤阴助火,故方中主以一贯煎合芍药甘草汤柔养肝阴,金铃子散通络止痛,郁金、绿梅花芳香通达。本案辨证明析,用药精细,故效显病愈。

案3,陈某,男,30岁,合肥人。初诊时间:2005年5月5日。

自诉反复右胁隐痛3年余,伴有胸闷不舒,失眠多梦,口干舌苦,时有呕逆反酸,纳谷不振,大便时干时稀,小溲黄。原罹患有慢性胆囊炎5年,曾经多次在其他医院进行中西诊治,于2005年5月前来中医附院求治。刻下患者精神不振,时显心烦意乱,体检除胆囊区有轻度压痛外,未发现有其他阳性体征。舌质红,苔腻微黄,脉细弦。生化检查示肝功能正常,心电图示窦性心律,超声检查示慢性胆囊炎。方用消化复宁汤(自拟方)加减。药组:

姜竹茹 10g	陈枳壳 12g	柴胡梗 10g	姜半夏 10g
绿梅花 20g	延胡索 15g	代赭石 12g	广郁金 12g
酸枣仁 25g	炒川连 3g	车前草 12g	炒二芽^各15g

10剂,水煎服,日1剂

二诊:药用10剂诸症缓解,余无他变,故继予上方再进。

药进旬日,症状消失。继用药2个月巩固疗效。停药随访至今,病情未复发。

【按】本案病属"胁痛",其病机系肝气郁结,疏泄失常,胆腑不利,故有反复右胁疼痛,口苦;久病缠绵,气郁日久化火,扰动心神,阳不入阴,故有心烦,失眠;肝郁气滞,故有胸闷不适;肝胆气机不利,横逆犯胃,影响脾胃气机升降运行,故有呕逆,纳呆,大便时干时稀;肝强脾弱,故有反酸;郁久化火,耗气伤阴,故有口干,溲黄。其舌脉均为肝强脾弱,湿热内蕴之候,治予疏肝利胆,斡旋气机,清化湿热,和胃安神。

结语

慢性胆囊炎是胆囊慢性炎性病变,可由结石、慢性感染、化学刺激及急性胆囊炎症反复迁延发作所致,临床上可表现为慢性反复性上腹部隐痛,而且疼痛往往发生于晚上和饱餐后,可伴有恶心,呕吐,嗳气,反酸,厌油腻食物,食欲不振等消化不良症状。本病与中医"胁痛""胆胀"等相似。西医有关"慢性胆囊炎"知识与传统中医肝胆理论有着非常类似的认识。肝为五脏之一,具有生发阳气、主疏泄、藏血调血、促进胆汁分泌等功能;胆为六腑之一,又为奇恒之腑,有对胆汁的储存、浓缩、分泌、调节等功能。肝胆两者通过经脉相连,互为表里,内连脏腑,外系头目与筋肉肢节,在形态结构与生理功能上形成互相依存与协调的整体,从而保证肝胆系统生理功能的完整性。《素问·脏气法时论》指出"肝病者,两胁下痛引少腹,令人善怒";《素问·热论》指出"三日少阳受之,少阳主胆,其脉循胁终于耳,故胸胁痛而耳聋";《灵枢·经脉》篇指出"胆足少阳之脉……是动则病口苦,善太息,心胁痛,不能转侧";《灵枢·胀论》篇指出"胆胀者,胁下痛胀,口中苦,善太息",都充分说明了肝胆两者在生理、病理两个方面有着密切的联系。例如急性胆囊炎久治不愈,反复迁延,蛔虫、结石阻于胆道,慢性肝病等多种因素,造成肝失条达,疏泄不利,气阻络痹,胆腑不畅,可引起胁肋部疼痛;肝气郁结,气机不舒,横犯脾胃,造成脾胃之气失于和降,胃气上逆,故见恶心,呕吐,嗳气;肝郁气逆,脾失建运,易致水湿不化,内停蕴热,木强土弱,运化受损,故见反酸,厌油腻食物,食欲不振等症状。因此,在治疗上应疏肝理气,调理脾胃,佐以化湿清热,助脾建运。今用消化复宁汤治疗慢性胆囊炎正切中病机,当应手取效。而案2却以一贯煎加减而愈,概因上案久病不愈,郁热伤阴之故,因此医者治病全在"圆活"两字。

黄疸

案1,林某,女,42岁,合肥人。初诊时间:1995年4月20日。

始因胆囊结石,先后行2次手术,后不久又觉脘胁疼痛,巩膜及全身皮肤发黄,逐渐加重,瘙痒不已,痛苦难忍,口苦少饮,溲黄便溏,日更数次,入寐盗汗,精神疲惫。视其舌红苔黄,脉象细弦。经B超检查,提示为肝内胆管结石,胆管梗阻。证属湿邪阻滞,郁热内蕴,土受木乘,阴液受伤。拟予醒脾和胃,清化湿热为治。以消化复宁汤化裁:

煨葛根 30g	淡竹茹 10g	绿梅花 20g	鲜石斛 15g
杭菊花 15g	蝉蜕 9g	炒黄芩 10g	绵茵陈 20g
碧桃干 30g	扁豆花 30g	生苡仁 30g	车前草 15g

嘱其先服 5 剂,有效继服 5 剂再诊。

二诊:上方连服 10 剂症状悉减,唯大便仍溏稀,日更数次,小溲黄短。守原方稍增其制为宜:

煨葛根 30g	竹茹 10g	鲜石斛 15g	绿梅花 20g
杭菊花 15g	绵茵陈 15g	蒲公英 15g	碧桃干 30g
焦山楂 15g	扁豆花 30g	车前草 20g	生苡仁 40g

10 剂,水煎服,日 1 剂

三诊:黄疸退除,饮食增强,精神转好,唯病久气阴两伤,盗汗未止,口苦少饮,舌红少苔。拟用益气养阴,宁心敛汗,醒脾和胃,清利湿热法继以调之。方药:

煨葛根 25g	北条参 20g	竹茹 10g	鲜石斛 15g
绿梅花 20g	酸枣仁 30g	淮小麦 50g	碧桃干 30g
焦山楂 15g	炒川连 3g	滑石^{布包} 15g	车前草 15g

10 剂,水煎服,日 1 剂

连诊 3 次,症状已除。后以柔肝和胃,通顺腑气,调诊 3 个月,身体恢复如常,投入正常工作。

【按】本例为肝胆管结石,病发黄疸,谓之"阴黄"(阻塞性黄疸)。症见周身及巩膜黄染,皮肤瘙痒不已,夜不能寐,寐后盗汗,饮食少进,大便溏泄日更数次,舌红少津,苔黄口苦,脉象细弦,施以消化复宁汤,以醒脾和胃,清化郁热,淡渗利湿,养阴生津,药进月余则黄疸消退,舌转有津,饮食增振,大便转好。后继以调治,临床痊愈,随访十余年,未见复发。

案 2,东某,男,76 岁,巢湖人。初诊时间:2010 年 6 月 24 日。

上腹疼痛,目黄,小便黄 1 周,伴纳差,呕吐,无发热,腹腔 B 超示胆囊结石,总胆管下段结石伴扩张,总胆管壁水肿。肝功能(2010-06-20):DBIL 59.3μmol/L,IBIL 84.4μmol/L,TBIL 143.7μmol/L,ALT 275U/L,AST 180U/L,GOT 255U/L,大便正常,舌质黯红,苔薄黄,脉弦。考之乃系郁热内蕴,胆腑失利所致,治宜调肝利胆,清利湿热法为治,拟大柴胡汤加减:

竹茹 10g	枳壳 15g	柴胡 10g	青陈皮^各10g
绿梅花 20g	延胡索 15g	茵陈 30g	清半夏 12g
生军 3g	车前草 15g	炒白芍 30g	谷芽 25g

7 剂,水煎服,日 1 剂

二诊:前服中药,上腹疼痛明显好转,食欲转好,目黄,小便黄已有减退,口干微苦,大便微溏,每日 1~2 次,舌红,苔黄微腻,脉弦,前法得效,宜守原法稍为更删:

竹茹 10g	枳壳 15g	陈皮 10g	姜半夏 12g
柴胡 10g	车前草 15g	茵陈 30g	生苡仁 30g
赤小豆 30g	公英 20g	杭白芍 30g	苍术 15g
谷芽 25g			

10 剂,水煎服,日 1 剂

三诊:病史同前,服药后,上腹疼痛已微,目黄,小便黄大为减退,食欲增强,口干微苦,易疲劳,大便正常,舌红,苔薄黄,脉弦,继守原法加减为宜:

竹茹 10g	枳壳 12g	陈皮 10g	姜半夏 12g
石斛 15g	杭白芍 30g	北沙参 15g	公英 20g
垂盆草 30g	车前草 15g	茵陈 30g	谷芽 25g

10 剂,水煎服,日 1 剂

四诊:病史同前,前服中药,目黄,小便黄已退,偶有右上腹隐痛,易疲劳,他证如常,舌黯,苔薄微黄,脉弦缓。复查肝功能(2010-07-20)DBIL 19.4μmol/L,IBIL 21.76μmol/L,TBIL 38.4μmol/L,ALT 47.5U/L,AST 39.2U/L,腹部 B 超(2010-07-21)示:胆囊结石,总胆管壁增粗,轻度水肿。拟方继以调之以善其后:

竹茹 10g	陈皮 10g	炒白术 15g	太子参 25g
绿梅花 20g	杭白芍 30g	石斛 15g	垂盆草 30g
车前草 15g	炒苡仁 30	枳壳 12g	谷芽 25g

15 剂,水煎服,日 1 剂

【按】本案患者因胆管下段结石,梗阻胆道,胆汁外溢而发病,病症较急,故予大柴胡汤疏肝利胆,消石通滞;车前草、茵陈通利小便,除湿退黄;药后结石排落,腹痛顿减,然面目身黄仍著,故于二诊时加以赤小豆、生苡仁、苍术、蒲公英除湿利尿,加强其退黄之力。此外,历进淡渗利尿,祛湿退黄之剂,面目身黄之症虽退,然亦伤及阴液,故又于三诊时,去柴胡而益以沙参、石斛甘寒养阴之品。其立法用药,丝丝入扣,经诊四次,诸证皆愈,复查肝功能,各项指标亦近于正常。

案 3,吴某,男,50 岁,巢湖人。初诊时间:2005 年 3 月 7 日。

患者携带乙肝病毒,因劳累日久,渐次加重,突发为重型肝炎,巩膜黄染,皮肤瘙痒,饮食少进,大便日更数次,小溲黄,舌淡红,苔薄黄,脉来细而微弦,考之乃系郁热内蕴,肝郁脾虚之象。拟养阴清热,利湿退黄之剂:

北沙参 20g	竹茹 10g	杭菊花 15g	绿梅花 20g
石斛 15g	茵陈 30g	蝉蜕 6g	白花蛇舌草 20g
生苡仁 30g	陈枳壳 15g	车前草 15g	谷芽 25g

10 剂,水煎服,日 1 剂

二诊:病史同上,药进数剂并配合输液,症状有见改善,全身黄染消退,皮肤瘙痒已除,眠食且可,唯巩膜仍见轻度黄染,今复查检查示:总胆红素降低,白蛋白偏低,腹部有少量腹水,拟诊肝硬化,中医谓之鼓胀,按其病症拟用"缓中补虚"之剂以调治:

生黄芪 30g	白术 15g	陈枳壳 15g	茯苓神各 15g
陈皮 10g	汉防己 10g	腹皮绒 15g	炒丹参 15g
绿梅花 20g	宣木瓜 15g	土鳖虫 10g	车前草 12g

10 剂,水煎服,日 1 剂

三诊:慢重肝病史,曾用"调肝理脾、清化郁热及缓中补虚"之剂,症情好转,肝功能有所修复,唯近日又复不适,转氨酶升高,舌红,苔薄微黄,脉细弦。拟予清解郁热,调和肝脾为治:

竹茹 10g	枳壳 15g	新会陈皮 10g	清半夏 12g
绿梅花 20g	垂盆草 30g	五味子 10g	茯苓神各 15g
车前草 15g	谷芽 25g	白花蛇舌草 15g	

20 剂,水煎服,日 1 剂

【按】本案患者原有乙肝病毒携带,生活艰辛,劳作过度,突发重型肝炎后转为慢性,症情一度严重,呈本虚标实之象,用药需通补兼施,不可偏颇,且须时时谨记泻不得伤正,补不能壅滞之诫。

结语

黄疸一证,不论从其致因,还是其具体辨治,中医对此症皆有较为深刻的认识。其致因虽繁,然多以湿邪为患,或从热化,湿热熏蒸,其黄鲜明,谓之阳黄;或从寒化,寒湿郁遏,其黄晦黯,谓之阴黄。此外,如瘀血、砂石、虫体阻滞胆道而病发黄疸者亦有之。言其辨治,《金匮要略·黄疸病脉证并治》中"诸病黄,但利其小便"一语道尽治黄之法,临床治疗此症虽须根据具体致因、症情而立法选方,然利小便一法必寓其中。此病总以湿热为病,加之淡渗利尿之品久用必伤及阴液,故病至后期,不可一味清热利湿退黄,须处处顾及体内阴液的盈亏,常配伍石斛、沙参、女贞子、白芍等甘寒灵动之品,以其滋阴而不碍湿。此外如黄疸久治不愈,补脾治肝又为要法,归芍六君汤、逍遥散皆为退黄良方,可视症情择而用之。

瘿瘤

案 1,段某,女,65 岁,合肥人。初诊时间:1997 年 9 月 2 日。

自述反酸多时,近期加重,饮食少进,睡眠不稳,颈下生核如鸡子大,推之则移,大便时现干燥,舌红苔薄,诊脉细弦。此证由木郁不达,土受木乘,升降失衡,痰浊瘀结所致,诊为瘿瘤。治宜降逆和胃,软坚散结法为先。拟用内服外搽之剂兼而施之:

姜竹茹 10g	姜半夏 15g	广橘红 10g	生白术 25g
石斛 10g	大贝母 10g	煅牡蛎 15g	合欢皮 30g
黄连 3g	陈枳壳 12g	生甘草 5g	

15 剂,水煎服,日 1 剂

另:

外搽方:麝香 0.5g,冰片 5g。

将两味药放入瓶中,用米醋 300g 浸泡旬日后,用药棉签蘸醋搽于局部。日搽 3~4 次,以消为度。

二诊:药进平善,反酸有减,饮食有增,大便不似从前干燥,唯睡眠欠佳,舌脉如前。考虑守原方加酸枣仁 30g,以宁心而安五脏。每 2 日服 1 剂,早晚各服 1 次,每次为 200ml。15 剂,水煎服,日 1 剂。

三诊:自述药进月余,睡眠、饮食得以改善,唯瘿瘤尚未见明显消退,舌红口干,脉象虚弦。纵观病情呈气阴两虚,肝郁化火之象。拟用养阴生津,益胃扶中为治:

太子参 25g	杭麦冬 12g	石斛 20g	甘青果 15g
酸枣仁 30g	远志筒 10g	生白术 15g	大贝母 10g

| 煅牡蛎 25g | 橘红 10g | 生甘草 5g |

15剂,水煎服,日1剂

四诊:前诊3次,反酸不现,饮食有增,整体情况大有改善,瘿瘤缩小。今就患者瘿瘤拟当从虚证治,缓图为宜,切忌破结,防止伤正。前方中肯,故不更弦,嘱其继服2个月,视病证转变情况再作下步考虑。

五诊:患者按治疗要求,药尽后情况良可,生活如常,瘿瘤消失,故停药半年。今因血压偏高,头昏耳鸣,要求拟用中药调治。根据舌红,脉弦体征,予以益气养阴,平肝息风法:

北沙参 20g	杭麦冬 12g	石斛 15g	杭白芍 30g
酸枣仁 30g	远志筒 10g	夏枯草 15g	灵磁石 40g
明天麻 15g	蝉蜕 6g	紫丹参 15g	川牛膝 10g

15剂,水煎服,日1剂

【按】本案患者证属本虚标实,一开始即以扶土抑木的方法予以施治,但病程较长,服药亦不得急躁,终经4个多月治疗,瘿瘤消散,整体得到修复,眠食得复,二便转常,生活起居归于常态。

案2,董某,女,46岁,合肥人。初诊时间:2009年5月5日。

1年前发现颈下结块,按之可移,伴有心慌,心悸,咽喉不利,有痰堵塞感,心烦易怒,夜眠差,时有胃脘部不适,纳食可,大便干稀不调,甲状腺激素检查T3、T4升高,西医诊断为甲亢,经治疗后症状有所缓解,舌黯红,苔薄白,脉弦数,考之病症属肝胆经所辖,证由郁热内蕴,痰气凝结所致,拟予滋阴清热,化痰散结法为治:

北沙参 20g	浙贝母 10g	煅牡蛎 25g	竹茹 10g
远志 10g	甘青果 15g	酸枣仁 30g	夏枯草 15g
黄药子 10g	无花果 15g	橘络 20g	清半夏 12g
甘草 5g			

10剂,以上诸药共研成细末,以水泛丸,如绿豆大,每日10粒,日3次。

另用麝香1g,冰片3g,用米醋300g,将两味药放入瓶中,浸泡旬日后用棉签蘸醋涂搽局部,以消为度。

二诊:以上丸药进服月余,诸症皆有好转,颈部肿块已缩小,质地较软,夜寐好转,饮食增加,偶有心慌、心悸,情绪波动较大,二便尚可,复查T3、T4较前下降,舌黯红,苔薄白,脉弦微数,按其症情,治以原方加减为宜,前方去黄药子、无花果,加合欢皮 30g、淮小麦 50g、青龙齿 40g,共研末为丸,另外搽方药按原法继用。

三诊:服丸药数月,诸症已平,检测甲状腺激素水平已恢复正常,嘱其停药观察,平时少吃海带等含碘较高食物,注意调节情志。

【按】本案患者病久伤阴,虚火内炽,故所拟方药皆从滋阴清热着眼,而其中黄药子一味,乃治疗本病之要药。考之本草,载其有"凉血、降火、消瘿、解毒"之功,《本草纲目》更有用黄药子酒治瘿病之记载,临床验之却有卓效,此药治瘿之理全在"凉血降火"之能,概瘿病每有火热内炽见症,但其症若无火热之象,用之非但无益,且有损伤肝脏的可能。仲景所谓:"桂枝本为解肌,若其人脉浮紧,发热不出者,不可与之也,长须识此,勿令误也。"此药之用亦然。

案 3,刘某,女,52 岁,合肥人。初诊时间:2009 年 3 月 20 日。

患者年逾五旬,形体虚满,月事已绝,近两年来出现阵发性心慌、心悸,心烦易怒,头晕,夜间失眠多梦,盗汗出,颈前甲状腺弥漫性肿大,查甲状腺激素示:FT 39.2nmol/L,FT4 161.78nmol/L,TSH 0.01nmol/L,西医诊断为"甲亢",数月来予以西药治疗,症情易反复,纳食佳,二便尚可,舌黯红,苔薄黄,脉弦细数,按其症情,乃系肝肾阴虚,相火内炽,上扰心神之象,证属:瘿病,治当柔养下元,清肝泄热,宁心安神,拟予二至丸合消瘰加减:

北沙参 20g	杭白芍 30g	熟女贞 15g	旱莲草 15g
青龙齿 40g	玄参 15g	浮小麦 50g	生牡蛎 30g
夏枯草 15g	酸枣仁 30g	黄药子 10g	干生地 30g

15 剂,水煎服,日 1 剂

另以麝香 1g,冰片 5g,用米醋 300g,将两味药放入瓶中,浸泡旬日,用棉签蘸醋涂搽局部,以消为度。

二诊:上药连服月余,诸症皆有改善,心悸心慌,失眠多梦,盗汗等症明显好转,甲状腺肿大较前缩小,舌黯红,苔薄白,脉弦细数,前法得效,拟原方稍加更删为宜:

北沙参 20g	杭白芍 30g	熟女贞 15g	旱莲草 15g
玄参 15g	生牡蛎 30g	青龙齿 40g	夏枯草 15g
远志 10g	酸枣仁 30g	淮小麦 50g	炙甘草 5g

15 剂,水煎服,日 1 剂

三诊:服药数月,诸症渐平,甲状腺肿块已消,复查甲状腺激素 FT3、FT4 恢复正常水平,TSH 0.09nmol/L 偏低,继守前法加减为宜:

北沙参 20g	杭白芍 30g	熟女贞 15g	旱莲草 15g
远志 10g	酸枣仁 25g	合欢皮 30g	淮小麦 30g
丹参 15g	夏枯草 15g	炙甘草 5g	

15 剂,水煎服,日 1 剂

【按】本案患者,年过七七之数,除针对瘿病本身,尚需考虑更年期之具体情形,复诊之时甘麦大枣汤之用即是虑此,与二至丸、消瘰丸共奏佳效,下元得养,肝气得平,心神得安。

结语

瘿瘤一病,即西医学所谓的单纯性甲状腺肿大、甲状腺功能亢进症、甲状腺肿瘤等疾病,其中以甲状腺功能亢进为多,今所举案皆系此病。本病临床多表现有甲状腺肿大,并伴有急躁易怒,眼球外突,消瘦易饥,失眠盗汗等症,根据本病的临床特征,中医将其致病机因归纳为"气""痰""火""瘀"。故陈实功《外科正宗·瘿瘤论》曾有"夫人生瘿瘤之症,非阴阳正气结肿,乃五脏瘀血、浊气、痰滞而成"之谓。而四者之中又以"气郁"为主导,气郁则痰凝瘀结,郁久则化火伤阴。故本病之治,应先以治气,前贤四海舒郁丸用治本病,疗效确切,沿用至今。不过临证时需作具体分析,其病位虽属实象,而病症日久也可由实转虚,所以往往不能单一地从"实"论治,应注意"虚"的一面,养阴柔肝,补益心脾亦为大法。

痰核

案 1,李某,女,40 岁,合肥人。初诊时间:2000 年 2 月 23 日。

罹患皮下结节多年。刻下纳差,食后腹胀,大便时好时坏,浑身乏力,月经不调,经来乳房作胀,平时白带较多,下肢无力,舌淡胖苔薄,脉来虚弦。拟方:

生黄芪 30g	焦白术 15g	广陈皮 10g	防风 10g
杭白芍 20g	首乌藤 25g	荔枝核 20g	桂枝尖 5g

炒丹参 15g　　　　贯众炭 15g　　　　粉甘草 6g

　　　　　　　　　　　　　　　　　　　10 剂,水煎服,日 1 剂

二诊:药后乳房胀痛已消,白带减少,但下肢乏力依然,余无他变。处方:

生黄芪 30g　　　焦白术 15g　　　广陈皮 10g　　　防风 10g

杭白芍 20g　　　首乌藤 25g　　　煅牡蛎 25g　　　桂枝尖 5g

炒丹参 15g　　　贯众炭 15g　　　紫背天葵 10g　　粉甘草 6g

　　　　　　　　　　　　　　　　　　　10 剂,水煎服,日 1 剂

三诊:药后皮下结节好转,行走有力,唯白带较多,呈黄色,舌淡苔薄,脉弦缓。再方:

生黄芪 30g　　　焦白术 15g　　　炒山药 20g　　　杭白芍 20g

夏枯草 12g　　　煅牡蛎 30g　　　贯众炭 15g　　　浙贝母 10g

黄柏炭 12g　　　刘寄奴 20g　　　炒苡仁 30g　　　粉甘草 6g

　　　　　　　　　　　　　　　　　　　10 剂,水煎服,日 1 剂

四诊:药后症情大减,皮下结节尚未消尽。效不更方,原方继服:

生黄芪 30g　　　焦白术 15g　　　炒山药 20g　　　杭白芍 20g

夏枯草 12g　　　煅牡蛎 30g　　　贯众炭 15g　　　浙贝母 10g

黄柏炭 12g　　　刘寄奴 20g　　　炒苡仁 30g　　　粉甘草 6g

　　　　　　　　　　　　　　　　　　　10 剂,水煎服,日 1 剂

【按】本例患者素有痰核之患,刻下纳差,食后腹胀,大便时好时坏,浑身乏力,月经不调,经来乳房作胀,平时白带较多,下肢无力皆脾虚肝郁不和所致。肝主条达,一身气机之运行全靠肝之条达,肝为藏血之脏,主月经事。脾为运化之本,运化痰湿,脾失运化是生痰之本,总之本病是病在肝脾。方中浙贝母解毒利痰,开宣肺气,《本草纲目拾遗》谓其有化痰散结之功,其与夏枯草、牡蛎同用化痰软坚,为外科痰核、瘰疬诸证所常用。黄芪、白术、陈皮益气健脾化痰,以绝生痰之源;炒丹参、刘寄奴活血通经,消肿;白芍养血柔肝;甘草调和诸药。综观全方,药与证合,共收化痰软坚,消肿散结,益气理血之功。

案 2,许某,女,33 岁,合肥人。初诊时间:2010 年 5 月 27 日。

听神经纤维瘤术后 11 年,听力丧失,右腋下及上臂部出现肿块 5 年,右上肢酸胀痛,饮食、睡眠良好,月事正常,舌质红,苔薄白,脉弦细。本病

从中医学理论分析,虽无病名,但从瘤而论,乃责之肝肾,血脉瘀结而形成之患,今按脉症组方图治,视药后情况如何再议:

北沙参 20g	炒白芍 30g	熟女贞 15g	夏枯草 15g
炮山甲 6g	煅牡蛎 30g	川芎 10g	直僵蚕 10g
延胡索 15g	炒桑枝 20g		

10 剂,水煎服,日 1 剂

二诊:服中药,右上肢酸胀疼痛有所减轻,右腋下及上臂部肿块未消,饮食、睡眠、二便皆可,舌红,苔薄白,脉弦细,拟守原法继以调之:

北沙参 20g	杭白芍 30g	熟女贞 15g	夏枯草 15g
浙贝 10g	炮山甲 6g	煅牡蛎 30g	川芎 10g
直僵蚕 10g	鳖甲 30g	炒川楝 12g	公英 20g

15 剂,水煎服,日 1 剂

三诊:连续服用上方,肿块略有缩小,局部酸胀疼痛显减,他症如常,拟守原法稍事增删为宜,前方去川楝子、公英、川芎,加丹参 15g、紫背天葵 10g。15 剂,水煎服,日 1 剂。

四诊:服用上方月余,右腋下肿块渐消,右上臂部肿块较前亦有消减,近来情绪波动较大,烦躁易怒,口干喜饮,纳眠皆可,二便通调,舌黯红,苔薄白微黄,脉弦细,拟予滋阴清热,软坚散结之剂:

北沙参 20g	杭白芍 30g	石斛 15g	熟女贞 15g
酸枣仁 25g	合欢皮 20g	紫背天葵 10g	炒川连 3g
炮山甲 6g	煅牡蛎 30g	夏枯草 15g	淮小麦 50g

15 剂,水煎服,日 1 剂

五诊:前服中药,诸症渐平,肿块尽消,情绪转好,嘱其停药观察,保持心情舒畅。

【按】本案所生痰核乃系肝肾阴虚,虚火炼液为痰,痰瘀互结所致,《医学心悟》之消瘰丸最为合适,故仿其意而组其方,疏以沙参、白芍、女贞等甘寒凉润之品滋阴清热,夏枯草、公英、紫背天葵清肝泻热,消肿散结,浙贝、僵蚕化痰软坚,更兼三甲破滞化瘀,软坚散结,其他如川连清其热,合欢皮、酸枣仁、淮小麦调肝解郁,皆随证而施,经治数月而瘰疾得愈。

结语

《丹溪心法》载："凡人头面,颈颊,身中有结核,不红不痛,不作脓者,皆痰注也。"《仙传外科集验方》语："人身有痰……其常道,则自胃脘达肺脘而出;失其道自胃脘而流散于肌肉皮毛之间。脾主肌肉,肺主皮毛,故凡胸背头项,腋胯腰腿,手足结聚肿硬,或痛或不痛,按之无血潮……在皮肉之间如鸡卵浮溶于水中,可移动,软活不硬。"都在形容痰核致病的临床特征,其中亦说明了本病起病皆因痰作祟。故治疗本病的关键在于治痰,先贤丹溪翁提出治痰应以"二陈"为主,认为"二陈"一身之痰都可治,如下行可加引下药,在上者加引上药,但痰有寒热之分,药有温凉之别,临床须视其寒热虚实而用药,切不可生般硬套,书云:"学而不思则罔,思而不学则殆"。以上两案虽皆病痰核,但用药寒热各异,一者扶土抑木,祛湿化痰;一者滋阴清热,软坚散结,取效之例,但辨其寒热尔。

肾系疾病

耳鸣

案1,孙某,男,48岁,合肥人。初诊时间:2010年5月20日。

耳鸣,左耳听力下降3年,受凉后关节游走性疼痛,查血细胞沉降率属正常范围,劳累后面色晦黯,食油腻及饮酒后出现腹泻,胆囊切除术史,肝囊肿病史,舌淡红,苔薄白微腻,脉弦细,考之乃系脾失健运,清阳不升,营卫不和之象,治当健脾升清,调和营卫,拟予补中益气汤合益气聪明汤加减:

煨葛根 25g	桂枝 6g	杭白芍 20g	远志 10g
山药 20g	柴胡 10g	防风 10g	升麻 3g
生黄芪 30g	陈皮 10g	竹茹 10g	谷芽 25g
鲜荷叶一张为引			

10剂,水煎服,日1剂

二诊:药后关节疼痛好转,耳鸣减轻,但仍较明显,以晨起为甚,纳食尚可,大便转常,精神有振,舌淡,苔薄白,脉弦细,前法得效,予原方稍加更删为宜:

生黄芪 30g	太子参 25g	煨葛根 25g	白术 15g
柴胡 10g	升麻 3g	菖蒲 10g	远志 10g
鹿角霜 15g	磁石 30g	竹茹 10g	谷芽 25g

15剂,水煎服,日1剂

三诊:前服中药,耳鸣大减,听力增加,唯食油腻及受凉后脘腹胀满不适,大便时干时稀,纳食、睡眠皆可,舌淡,苔白微腻,脉弦缓,拟予疏肝利胆,健脾和胃法为治:

姜竹茹 10g	枳壳 10g	陈皮 10g	清半夏 12g

| 绿梅花 20g | 柴胡梗 10g | 苍术 15g | 川朴花 10g |
| 煨葛根 25g | 磁石 30g | 谷芽 25g | |

15 剂,水煎服,日 1 剂

【按】本案患耳鸣因脾失健运,清阳不升所致,故仿东垣治例,以补中益气汤合益气聪耳汤加减施治,其症足减,然病者气损及阳,故又以鹿角霜补肾助阳,益火补土,药后病愈。

案 2,陈某,男,42 岁,合肥人。初诊时间:2009 年 11 月 6 日。

耳鸣 3 年,左耳明显,傍晚及夜间加重,偶有头晕,头重,曾服中药百余剂,症状略有减轻,双手汗多,纳食可,睡眠受耳鸣影响,性功能下降,舌质红,苔薄少,脉弦细。腹部 B 超示:肝血管瘤,胆囊壁胆固醇结晶。此属肝肾阴虚,血脉不和之征,拟予柔养下元,调和血脉,通窍开闭为治:

北沙参 20g	煨葛根 25g	竹茹 10g	净萸肉 15g
干生地 18g	杭白芍 30g	熟女贞 15g	旱莲草 15g
炙龟板 25g	磁石 40g	远志 10g	泽泻 12g

10 剂,水煎服,日 1 剂

另取葱管一小节,元寸 0.5g,冰片 1g,将元寸、冰片研末。灌入鲜葱管,后将葱管塞入耳内,晚上塞入,白天取出。

二诊:前药服后,耳鸣改善明显,头晕,头重亦有减轻,精神状态较好,唯性欲较低,舌黯红,苔薄白,脉弦缓,前法得效,稍加更删继服:

北沙参 200g	干生地 180g	杭白芍 300g	甘枸杞 150g
净萸肉 150g	熟女贞 150g	远志 100g	合欢皮 300g
旱莲草 150g	海马 100g	龟板胶 100g	鹿角胶 100g
磁石 400g	怀山药 200g	柴胡 100g	五味子 100g
天麻 150g	煨葛根 250g	竹茹 100g	

熬制成膏,缓以调之,每日 2 次,每次一汤勺,开水送服

三诊:前服膏方,疗效显著,耳鸣,头晕,头重等症皆平,性功能增强,嘱其停药观察。

【按】本案患者耳鸣乃由肾经耗损,髓海不足所致,其治又从肝肾着眼,以滋补肝肾,柔养下元为主,然病久窍闭,仅以常法,恐难见功,故又以葱管、麝香、冰片塞耳外治,透关通气,用之即效,耳鸣之患虽为小恙,但治之亦难,须审证求因,断其虚实,治之方可无误。

结语

耳鸣之状或如闻蝉鸣,或如潮声,论其致因,不外乎虚实两端,景岳云:"凡暴鸣声大者多实,渐鸣声细者多虚。"实者多责之风、火、痰、瘀,如王汝言曰:"耳鸣如蝉,或时闭塞,作肾虚治不效,殊不知此是痰气上升,郁于耳中而为鸣。""大抵此症先因痰火在上,又感恼怒而得,怒则气上,少阳之火客于耳也。"虚者则归咎于气、血、阴、阳。《灵枢》云:"上气不足,脑为之不满,耳为之苦鸣。""髓海不足则脑转耳鸣。"言其治疗又多从少阴、厥阴、少阳论治,因肾开窍于耳,心寄窍于耳,胆脉附于耳。然亦有从中论之者,如东垣《脾胃论》大论脾胃虚则九窍不通,更创益气聪耳汤以治中气不足,清阳不升之苦鸣者。

水肿

案1,范某,女,64岁,无为县人。初诊时间:2001年1月20日。

患者年逾六旬,形体偏弱,但无特殊宿疾,唯饮食不振多时。刻下出现头面四肢浮肿,脘腹胀满,尿少,便溏。检查肝肾功能未见异常。诊见:舌淡苔薄,脉象虚缓。此系脾阳不振,饮食失调,气化不利,津液输布失常,导致水液潴留,泛于肌表而引起浮肿,证属"脾水"。予以崇土胜湿为治,方用五苓合五皮加减投之:

焦白术15g	茯苓皮15g	广陈皮10g	大腹皮15g
桑白皮10g	生姜皮10g	桂枝尖10g	冬瓜皮30g
汉防己15g	建泽泻12g	车前子15g	炒苡仁30g

鲜生姜5片,红枣5枚为引

7剂,水煎服,日1剂

二诊:服上方1周,浮肿退半,唯小水仍感不多。故投实土泻水法,方更实脾饮加减为用:

贡于术15g	白云苓30g	川厚朴10g	广木香6g
桂枝尖10g	砂仁壳10g	宣木瓜15g	汉防己10g
建泽泻15g	车前子15g	灯心草3g	生苡仁30g

7剂,水煎服,日1剂

另用大田螺4个,大蒜子5瓣,车前子15g,甘遂3g。上药细捣如饼,贴脐(以布束之)得下利为度。

三诊:浮肿病服方 10 余剂,加以贴脐外治,肿势已消去十之八九,大便得实,小便通利,舌脉如前,唯下肢微浮。继当温阳实脾,原方稍事更删以善后:

贡于术 15g	白云苓 20g	熟附片 9g	川厚朴 10g
广陈皮 10g	西砂仁 10g	宣木瓜 15g	石斛 15g
冬瓜皮 15g	建泽泻 10g	生苡仁 30g	
鲜生姜 3 片	红枣 3 枚		

10 剂,水煎服,日 1 剂

上方迭进月余,复诊浮肿全消,饮食转振,二便如常,形体有见康复,观察年余未见复发。

【按】本案就临床症候,乃由脾虚气化不利,营养障碍而导致的浮肿,证属"脾水"。治以五苓、五皮、实脾之剂化裁为用。方为古方,但今用于临床仍不逊色。五苓为温阳化气,五皮则为理气健脾,二方同伍则起到利水消肿作用;而实脾饮乃为补土利水之剂,如方以苓、术补中,姜、附温脾,茯苓配腹皮则除湿利水,用木香、川朴以行气散满,然土之不足,由于木之有余,故巧以木瓜酸温,能于土中泻木,兼能行水。使木不克土而肝和,则土能治水而实脾矣。喻嘉言云"治水以实脾为先",此治脾水更应法之。

案 2,王某,女,72 岁,合肥人。初诊时间:2000 年 2 月 25 日。

素有高血压、哮喘病史。患者近日因感风寒,寒阻经脉,后背及四肢冷痛,下肢浮肿,纳食一般,二便尚可。舌红少津,脉弦缓。治宜调和营卫,舒筋通络为先:

桂枝尖 9g	杭白芍 20g	车前子 12g	左秦艽 15g
丝瓜络 20g	干地龙 10g	建泽泻 15g	苡仁 30g
汉防己 15g	粉甘草 6g		

10 剂,水煎服,日 1 剂

二诊:药后疼痛好转,唯浮肿近日又复明显,动则喘促,舌红苔薄,脉弦。拟以温通血脉,通阳利水法为治:

桂枝尖 10g	杭白芍 30g	汉防己 15g	左秦艽 15g
豨莶草 20g	益母草 15g	桑寄生 30g	生龙牡^各20g

苡仁 30g	建泽泻 15g	生甘草 6g

10 剂,水煎服,日 1 剂

三诊:病史同上,唯血压不稳,下肢浮肿早轻暮重,舌红,苔薄滑,脉细数。拟以潜阳和阴,健脾利湿为治:

杭白芍 30g	桂枝尖 6g	桑寄生 30g	煅龙牡^各20g
川杜仲 30g	益母草 20g	丝瓜络 20g	建泽泻 15g
宣木瓜 15g	苡仁 40g	鸡血藤 20g	粉甘草 6g

10 剂,水煎服,日 1 剂

四诊:药后症情减轻,血压稳定,浮肿已除。唯胃脘胀痛,拟方继以调之:

杭白芍 20g	炒白术 15g 姜	竹茹 10g	建泽泻 15g
广陈皮 10g	佛手 15g	陈枳壳 12g	丝瓜络 20g
生苡仁 30g	代赭石 15g	茯苓神^各15g	

10 剂,水煎服,日 1 剂

【按】本案患者年高,因受风寒后出现后背及四肢冷痛,下肢浮肿诸症状,概后背、四肢冷痛是风寒袭表,营卫不和,经脉不通之象。下肢水肿随受邪而出现,考之亦此因引起。故拟调和营卫,疏通经络之法,表证见好,而水肿未减。再拟温通血脉,通阳利水法为治,亦不见明显效果,可见水肿之因并非经脉不通的缘故。血压不稳,下肢浮肿早轻暮重,考虑证属阴水,是肝阳上浮,脾虚失运之证,继之以潜阳和阴,健脾利湿为治,10 剂诸症皆除。

案 3,周某,女,56 岁,合肥人。初诊时间:2010 年 7 月 6 日。

反复双下肢浮肿十余年,发现血脂高 3~4 年,血压高十余年,经常性头眩目痛伴左侧头痛,自觉全身乏力,动则易汗出,口干、夜间口水多,眠可,二便尚正常,舌黯,苔薄白,脉弦细。B 超(2010-06-30)示:脂肪肝;餐后 2h 血糖(2010-06-25)9.5mmol/L。考之乃气阴两伤,内环失调之象,拟予养益气阴,平衡内环法为治:

煨葛根 25g	竹茹 10g	北沙参 20g	石斛 15g
浮小麦 50g	旱莲草 15g	熟女贞 15g	生牡蛎 30g
天麻 15g	泽泻 12g	丝瓜络 20g	

10 剂,水煎服,日 1 剂

二诊:前服中药头晕头痛好转,乏力有增,汗出减少,唯双下肢浮肿未见减,二便可,眠安,饮食一般,舌黯红,苔薄微黄,脉弦细。拟守原法,稍加更删为宜:

煨葛根 25g	竹茹 10g	太子参 25g	石斛 15g
熟女贞 15g	旱莲草 15g	天麻 15g	泽泻 12g
丝瓜络 20g	杭白芍 30g	甘枸杞 15g	生牡蛎 30g

15 剂,水煎服,日 1 剂

另杞菊地黄丸,晨服,每次 8 丸。

三诊:前服中药,双下肢浮肿明显减退,偶感头晕乏力,但较前减轻,口干好转,眠可,大便正常,舌黯,苔薄黄,脉弦,经治二诊,气阴始恢,诸症有减,宜继守原法,以固全功。

太子参 25g	石斛 15g	熟女贞 15g	旱莲草 15g
甘枸杞 15g	白芍 30g	天麻 15g	泽泻 12g
丝瓜络 20g	仙鹤草 20g		

鲜荷叶一张为引

10 剂,水煎服,日 1 剂

【按】本案证属气阴两虚,虚阳上浮,气化失司,其治应重在养益气阴,和阴潜阳,兼以利水。故以二至、白芍、枸杞、牡蛎和阴潜阳;葛根、竹茹一升一降,平衡内环;太子参、仙鹤草、沙参、石斛养益气阴;更以泽泻、丝瓜络利水消肿而不伤阴,鲜荷叶为引,升清降浊以定眩,依证用药,丝丝入扣,药效彰显。

结语

水肿一证乃为肺、脾、肾、肝等脏功能失常而致水液运布障碍所出现的一种以局部或全身皮肤肿胀为特征的病证,它与西医的急、慢性肾小球肾炎,肾病综合征,充血性心力衰竭,内分泌失调,以及营养障碍等疾病所引起的水肿较为相近,治疗需要分析论治。水肿之治首辨阳水、阴水,治有发汗、利水两大原则,仲景谓"诸有水者,腰以下肿,当利小便,腰以上肿,当发汗乃愈",其他如益气、温阳、燥湿、通络皆属良法,亦不可偏废。以上治法但言其常,今从临床观之,亦有肝肾阴虚,气化不利之水肿,此于妇人最为常见,如案 3 双下肢浮肿反复发作,并兼有头晕,头痛,口干、欲饮等阴虚阳亢之象。此类水肿温阳利水则伤阴，燥湿发汗则助热，非其治也，唯有滋养肝肾，平衡阴阳，助其气化，再佐以淡渗利水而不伤阴之剂方可奏功。

淋证

案1，孙某，女，50岁，合肥三里街人。初诊时间：1993年3月2日。

身患慢性肾盂肾炎10多年，反复发作，而自1991年7月以来因急性感染先后住院多次，近半年发作更为频繁，几乎1个月就要住院1次。每作时恶寒发热，重时体温高达40℃以上，泛泛欲吐以站立时明显，腰部酸痛，尿频、尿急、尿痛等主症尤为突出，面浮、足肿，长时不退。在感染时，化验报告：尿蛋白（+）、红细胞（+++）、脓球（++），肾图为右肾分泌、排泄功能受损，超声提示双肾弥漫性病变。住院时只得用针对性较强的抗生素和支持疗法，待缓解出院。每每如此，但最后已到了一触即发的地步。痛于病苦，故来我院门诊求于中医。视其呻吟不已，行动不能自持，立则欲吐，腰痛以右侧为重，面及下肢轻度浮肿，尚无寒热，舌红少苔，脉象虚弦。综合脉症，乃由病延日久，肾虚不固，气机逆乱，清浊不分所致。刻下宜益气固肾，镇逆和胃，调节气机，清利下窍为先。方药：

生黄芪 30g	姜竹茹 10g	川杜仲 20g	杭白芍 20g
桑寄生 30g	代赭石 12g	合欢皮 30g	凤尾草 15g
车前草 15g	白通草 5g	香谷芽 30g	

5剂，水煎服，日1剂

二诊：药进5剂，症状缓解，余无他变。故遵原方继进7剂，视情况如何再诊。

三诊：药尽后，泛泛欲吐，不能站立，腹痛、尿频等症状大为改善，每餐能进米粥碗许。继以扶正固本，调节内环。方仿原意，药稍更删：

生黄芪 30g	桑寄生 30g	川杜仲 20g	杭白芍 20g
合欢皮 20g	干生地 18g	甘枸杞 15g	仙灵脾 15g
怀山药 20g	焦山楂 15g	建泽泻 10g	车前草 15g

10剂，水煎服，日1剂

后又连服上方2周，复查肾功正常，尿培养无菌生长，饮食转振，睡眠且安，生活料理自如。随后在3个月的诊疗中，病情直线好转，未见反复。

再经一度调治,整体功能得以恢复,观察年余一切安好。

案2,于某,女,74岁,合肥人。初诊时间:2003年9月10日。

年逾七旬,形体偏弱,不时出现尿路感染,尿频、尿急为主症,拟诊为慢性肾盂肾炎。兹诊脉象虚细微数,舌淡红,苔薄。此乃下元不足,肾气不固,阴虚夹湿,下窍失利之象。拟仿六味地黄丸加减以标本兼施:

北沙参20g	杭白芍30g	云茯神20g	怀山药20g
熟女贞15g	干生地18g	蒲公英20g	川杜仲20g
凤尾草15g	车前草15g	生苡仁30g	建泽泻10g

7剂,水煎服,日1剂

二诊:药进1周症情得减,唯感排尿少力,头晕腰酸,下肢浮肿,舌红,苔薄黄,脉来虚弦。改用升清降浊,固肾利窍之剂为治:

煨葛根25g	北沙参20g	淡竹茹10g	远志筒10g
石斛15g	川杜仲20g	覆盆子15g	凤尾草15g
杭菊花15g	建泽泻12g	车前草15g	

10剂,水煎服,日1剂

三诊:药进两旬,症状消失,其他无变,故守原方连服1个月(2日1剂),恢复正常。后随访2年未见反弹。

【按】以上两案均属"劳淋",两者实因病久正气虚弱,阴阳失衡,而致发作频繁,久治不愈,现图以中药,在诊治中抓住患者当时以虚为主要矛盾,急以扶正固本,标本兼施,取方用药,虽属不一,各有侧重,而同归于效。

案3,钟某,女,50岁,合肥人。初诊时间:1999年6月10日。

尿频、尿急不时发作,今又复起,午后低热,少腹左侧隐痛,尿检未见异常。兹诊脉来细数,舌红苔黄,此系湿邪内蕴,热迫下窍之象。拟予清热化湿,通利下窍法为治:

北沙参20g	杭麦冬15g	黄芩10g	柴胡10g
佩兰梗10g	竹茹10g	川楝子12g	凤尾草15g
车前草15g	通草6g	生甘草5g	

7剂,水煎服,日1剂

二诊:患者今已年逾七七,尿路又复感染,尿频、尿急,但脐腹常痛,状如奔豚,上窜则咳嗽,下迫则尿频,舌质红降,苔滑腻,色黄,脉现弦数。按其症情,析而言之,乃病久伤阴,水不涵木,肝气内动,阴虚夹湿,湿浊不化,

二火交炽之征。予以滋阴泻火镇逆肝气,清化湿浊法为先:

北沙参 20g	竹茹 10g	川楝子 12g	杭白芍 30g
石斛 15g	川连 3g	酸枣仁 25g	凤尾草 15g
车前草 15g	代赭石 15g	灯心草 3g	生地 18g

10 剂,水煎服,日 1 剂

【按】本案患者 12 年前初发此病,曾疏以清热化浊、通利下窍之剂治之,据患者所述,首诊之方,保留 10 年,症情发作之时,取服 5 剂则症解,并将上方传抄给患有尿路感染的亲属、同事,亦只需数剂即病解体安。细观此方,用小柴胡汤和解少阳,以除肝经郁热;沙参、麦冬、通草、甘草仿以导赤散之意,清心利小便;凤尾、车前二草清热化湿,通利下窍;川楝、竹茹清肝泄火,行气止痛,此方立法严谨,用药精细,故尿路感染用之,屡试不爽。今患者又复尿路感染,且有肝气上逆,状如奔豚之象,其症情虚实夹杂,非单以清热祛邪之法所能及也,故以沙参、石斛、生地、白芍滋水涵木;川连、代赭石、竹茹清泻相火,镇逆肝气;川楝子行气止痛;更以凤尾、车前、灯心三草泄热祛邪以止淋。可见,治病理应依证论治,虽有良方妙药,亦须随证而施,方可发挥其应有的效验。

案 4,余某,女,58 岁,合肥人。初诊时间:1996 年 6 月 5 日。

患者 1993 年 6 月因腹痛检查提示为左肾结石伴肾盂积水,经服药月余复查,积水消除,唯结石依存,后未服药。至 1996 年 5 月 30 日又突发腹痛尿血,B 超示左肾多发性结石,右肾输尿管下段梗阻。次日即来求以中药治疗。视其症情单一,身无寒热表现,舌红苔黄,脉象细数。此乃阴虚内热,下窍失利,煎熬尿液,结为砂石,证为石淋。拟用六味地黄丸加减为宜:

北沙参 20g	干生地 18g	净萸肉 12g	云茯苓 20g
熟女贞 15g	海金沙 30g	西琥珀 6g	西滑石^{布包}15g
大沉香 9g	川杜仲 20g	建泽泻 12g	车前草 15g

15 剂,水煎服,日 1 剂

二诊:药后复查积水已除,右肾功能得到修复,后不日结石排出,并继以六味加减服用,以善其后。

【按】本案正属本虚标实之象,拟用六味地黄最为切体。不过本方对溶排结石尤感动力不足,所以加减选用海金沙、琥珀、滑石、车前草之类,以渗湿泻热、利窍通淋;以沉香助之,其用之于中,以其辛通苦降之性,付于诸药,直入于下而达病位,使结石能够更快移位而排出。如有条件在本方中少加麝香(每剂中入 0.1g 即可)以其走而不守之力,更加完好。临证经验,需从中寻找规律,尚期后来者居上。

结语

淋证是五淋(气淋、血淋、膏淋、石淋、劳淋)之总称,从临床实际,劳淋最为常见,而发病之初却以石淋、血淋为急。其病机主要是湿热蕴结于下,膀胱气化不利,仲景《金匮要略》认为淋病以"热在下焦",而《丹溪心法》更有"淋病有五,皆属于热"之谓。但病延日久,热郁伤阴,湿遏阳气,或阴伤及气,可导致脾肾两虚,膀胱气化无权,则病证从实转虚,而见虚实夹杂。至于淋证治法,古有忌汗、忌补之说,但从临床实际,未必都是如此,如淋证确由外感诱发,或淋家新感外邪,症见恶寒发热,或寒热往来,可拟用小柴胡等和解清热之剂,若炎夏暑湿交错之际,又可取苍术白虎、新加香薷饮、三仁汤等以化湿清热为宜。但淋证反复发作,由实转虚,虚实夹杂之时,徒以祛邪则伤正,徒以呆补又恐关门留寇,后患无穷,故其治须有补有泻,方为正道。由此可知凡肾系疾病,按其生理特性,病虚病实,本虚标实,从治疗全程考虑,始终要把"补"字寓于此中,而如何以补为用,并不是单纯的补气、补血,而应以温阳益肾、滋养肾阴、泻邪利窍为法。因为肾主阴阳,乃水火并存之脏,其具有温化与滋润的双重作用,一旦产生病理变化,则可出现水液代谢失常,形成邪水贮留,滞涩成疾。今所举各案,皆是补泻并施之例,虽因病症缓急而补泻各有侧重,但终不离补中有泻、泻中有补之法则。

皮肤疾病

口疮

案 1，宋某，女，78 岁，合肥人。初诊时间：2010 年 5 月 24 日。

反复口腔溃疡 1 年，口干疼痛，张口困难，口中分泌物多，既往有皮肤病史，服用"强的松"20mg/d，长达 5~6 年，因口腔溃疡疼痛而影响饮食，每日只能进流质食物，消瘦，眠差，二便尚可，脉细数，按其症情，乃系心脾炽热，病久阴伤之象，拟予养阴清热凉血解毒法为治：

北沙参 20g	石斛 15g	干生地 18g	连翘 10g
润元参 15g	熟女贞 15g	杭麦冬 15g	水牛角 6g
公英 20g	竹茹 10g	人中黄 10g	

10 剂，水煎服，日 1 剂

二诊：前服中药后，症情平稳，口干疼痛较前减轻，张口困难，口涎增多，大便 1~2 日一行，不干，舌淡黯，脉细弦数，拟予润燥法继以调之，前方去竹茹、水牛角，加生石膏 30g、炒川连 3g、灯心草 3g。10 剂，水煎服，日 1 剂。

三诊：病史同前，前服中药口干好转，但仍有张口困难，夜间口涎增多，夜尿多，大便 2 日一行，不干，舌淡黯，苔薄白，脉细数，此乃肝肾阴虚，心脾炽热，上犯于口之象，拟方滋养下元，清热解毒法为治：

北沙参 20g	石斛 15g	干生地 18g	炒川连 3g
杭麦冬 12g	润元参 15g	生石膏 30g	水牛角 10g
炙龟板 25g	公英 20g	覆盆子 15g	人中黄 10g

10 剂，水煎服，日 1 剂

另以硼砂 10g，青黛 5g，冰片 3g，人中白 3g，用盐水 250ml 浸泡旬日外搽。

四诊：病史同前，前服中药症状改善明显，张口疼痛减轻，大便 1~2 日一行,舌淡,苔白微腻,脉细数,继进前法,以图全功。

【按】本案口疮症情较重,乃由高年肝肾阴虚,龙雷之火上越,二火相炽使然,虽阴虚而火盛,治宜滋阴泻火,凉血解毒,标本兼治,方以生地白虎汤合犀角地黄汤加减,清热凉血解毒,或重以滋阴潜阳,或重以清心泻火,皆视其症情虚实变化而施治。前贤云:"凡疮疡为病,发见于外,外治药物,尤为重要",故又以硼砂、青黛、冰片、盐水浸泡外搽,内外结合,标本同治,重症顽疾得以速愈,功在于此。

案2,徐某,女,55岁,合肥人。初诊时间:2007年2月23日。

年逾五旬,子宫肌瘤多年,月事至今未绝。近因爱人病故,精神受激,而致肝郁化火,上扰心神,二火相炽,客于口腔,口疮蜂起,牙龈胀痛,五心烦热,口苦欲饮而喜热汤,嗳气频频。平时饮食一般,睡眠欠佳,伴有黎明泻,舌质黯淡,苔不滑,兹诊脉象右寸关弦急,左稍缓。按其脉症乃系脾肾虚寒,木郁不达,暴动肝火,客犯于上之象。治先图标,以解口疮之苦。拟用镇平相火,化浊和胃法:

姜竹茹 10g	陈枳壳 12g	茯神 20g	广陈皮 10g
姜半夏 12g	绿梅花 20g	石斛 20g	酸枣仁 30g
炒川连 5g	代赭石 15g	大油桂 2g	

3剂,水煎服,日1剂

二诊:药进3剂,肝火得降,胃气顺行,嗳气渐平,睡眠亦见改善,脉象稍平,口疮势向转好。故守原方去茯神、陈皮,加诃子12g,生苡仁30g,以健脾和胃,利湿止泻。5剂,水煎服,日1剂。

三诊:药进口疮已愈,唯情绪不遂现象依存,眠食欠佳,舌质黯淡,苔薄黄,脉细弦。拟予开郁醒脾,和胃安神法缓以图之:

太子参 25g	焦白术 15g	怀山药 20g	远志筒 10g
酸枣仁 25g	绿梅花 20g	炒诃子 12g	炒川连 3g
代赭石 12g	姜竹茹 10g		

10剂,水煎服,日1剂

【按】本案患者因精神受激,而致肝郁化火,上扰心神,二火相炽,客于口腔,发为口疮,首以镇平相火,化浊和胃为先,口疮虽愈,但肝郁仍为得尽舒,遂三诊以开郁醒脾,和胃安神法缓缓图之,以防其复发。

案3,戴某,男,49岁,合肥人。初诊时间:2011年6月9日。

患者胃脘胀满,口疮时发,舌夹热辣感,口气甚重,口干苦,偶有肠鸣,便稀,尤以夏季发作明显,舌质黯红,苔黄腻,脉弦滑,考之乃系脾虚湿困,郁火内蒸,拟健脾和胃,清化湿热法为治:

竹茹 10g	枳壳 15g	陈皮 10g	清半夏 12g
苍术 15g	炒川连 3g	石斛 15g	藿香梗 10g
蒲公英 20g	灯心草 3g	生甘草 5g	

10 剂,水煎服,日 1 剂

二诊:药后症状大减,口疮未发,口干、口苦、口臭皆有减轻,若食寒凉则胃脘胀满,纳可,便调,舌红,苔薄黄微腻,原方去灯心草、生甘草,加生苡仁 40g、谷芽 25g,继进 10 剂,水煎服,日 1 剂。

三诊:药后诸症已平,口疮未见复发,唯不慎饮食生冷可见胃胀,舌黯,苔薄白微腻,原方去石斛、生苡仁,加绿梅花 20g、煨姜 5g,继进之,以图全功。

【按】本案患者病在胃中之浊热,药以藿梗、石斛养阴清热、芳香辟秽以去口臭,公英、苡仁利湿解毒除疮;公英、煨姜,清肝暖胃,寒热并治以消胀满。标本兼治,而收佳效。

结语

口疮,即西医所谓的口腔溃疡,古人虽有口疮、口糜之分,但临床上每多并称,且症候多可相兼而见。其致病机因多以心脾积热,阴虚火,肺胃邪热,阳虚浮火,湿热内蕴为主,然从临床所见,认为此症亦可由肝郁脾虚,湿热蕴结而起,因肝郁气滞,脾失健运,湿困中焦,若郁久化热,郁火夹脾湿熏蒸肌肤则成疮疡,古法封髓丹、黄连温胆汤主治此症,可见其义。以上三案,皆由脾虚湿困,郁火内蒸而致,故皆仿此治例,以黄连温胆汤健脾和胃,清化湿热。三案皆从"肝胆郁热、脾胃虚寒"论治而病愈。

唇风

案 1,方某,男,13 岁,合肥人。初诊时间:2011 年 12 月 1 日。

患儿检示为过敏性体质,经常易感咳嗽,5 年前出现口唇破裂,渐次加重红肿流血,影响生活、学习,曾先后去医院皮肤科经治多次用药罔效,前来要求用中药治疗,视其唇周围红肿伴有瘙痒症状,舌红便燥,脉来细数,按其症情,分析系由心脾积热,风毒上炎,证属"唇风",拟予祛风透邪,清热解毒,所谓物之能害人者皆曰"毒",有毒当以除之也。

干生地 12g	赤芍 10g	连翘 10g	蝉衣 6g
防风 10g	黄芩 10g	野菊花 12g	蒲公英 15g
飞青黛 3g	人中黄 10g	生军 2g	

7 剂,水煎服,日 1 剂

另羚羊颗粒 1 包,每日 2 次。

二诊:药进 1 周,症无得减,反而加重,大便干燥,两三天一更,舌红苔薄,脉来细数,考虑病析无疑,虽未应效,但仍应遵守不更,再进 1 周,定可收效,果然如此,药后症状减轻,又连服两周,局部病灶消失如常,随访现已基本痊愈,嘱仍需忌服辛辣之品,防止反复为要。上方除去赤芍,加山栀子、荷梗以加强清上解毒之力,其他未作更弦,这是能否收效的关键所在!

案 2,夏某,男,40 岁,巢湖人。初诊时间:2008 年 5 月 20 日。

患者上下口唇红肿糜烂反复发作 2 年余。平素口干口苦,大便干结。多处医治不见好转,查血细胞沉降率 30mm/h,其他多种检查并无异常。刻下:上下唇明显增厚,红肿糜烂,痛痒,溃破有黄水流出,饮食尚可,夜寐一般,便干,溲黄,舌红有裂痕,苔薄黄,脉细弦而数。脉症相参,此属心脾积热,客于口唇之象。拟方:

润元参 18g	干生地 18g	石斛 15g	炒牛蒡 12g
生石膏 15g	淡竹叶 10g	蒲公英 20g	炒川连 3g
鲜芦根 20g	灯心草 3g	飞青黛 3g	人中黄 10g

另根据季节以鲜荷梗 1 尺许入药同煎。

10 剂,水煎服,日 1 剂

二诊:药进 10 剂症状减轻糜烂面缩小,口干口苦已减,大便不干,溲黄,舌红,苔薄黄,脉细弦数。积热久蕴,非几剂能除,前方既效,增删为用。处方:

润元参 18g	干生地 18g	石斛 15g	炒牛蒡 12g
生石膏 15g	淡竹叶 10g	蒲公英 20g	炒川连 3g
鲜芦根 20g	灯心草 3g	飞青黛 3g	

鲜荷梗1尺许入药同煎。

15剂,水煎服,日1剂

三诊:药进平善,症状大减,糜烂面已愈合结痂,口干口苦已无,大便不干,溲微黄。今日头微眩晕,舌红,苔薄黄,脉细数。属余热未清。拟方:

润元参15g	干生地15g	石斛15g	生石膏15g
淡竹叶10g	车前草12g	蒲公英20g	炒川连3g
鲜芦根20g	飞青黛3g	杭菊花15g	人中黄10g

鲜荷梗1尺许入药同煎。

15剂,水煎服,日1剂

结语

唇风又名驴嘴风。唇风之名出自《外科正宗》:"唇风,阳明胃火上攻,其患下唇发痒作肿,破裂流水,不疼难愈。宜铜粉丸泡洗,内服六味地黄丸自愈。"但有关本病论述最早见于《黄帝内经》,如《灵枢·寒热病》说:"寒热者……唇槁。"唇风是风热湿邪外侵,或脾胃湿热上蕴,上蒸口唇所致。以口唇红肿、痛痒,日久破裂流水,或脱屑脱皮,或有嘴唇不时响动为主要表现的口腔疾病。本病多见于西医学所指慢性唇炎和继发感染性唇炎。口唇糜烂是湿疹糜烂型唇炎的主要特征。中药辨证论治一般分为:①风热夹湿证;②湿热蒸唇证;③血虚唇燥证;④脾气(亏)虚证。《素问·五脏生成》篇曰:"脾之合肉也,其荣唇也。"中医认为口唇之病,多从心脾着手。热积既久,必蕴而成毒。观以上两案用药,皆从清泻心脾积热着手,方以景岳玉女煎合导赤散加减出入,清心、泻脾、解毒,确为治疗本病之良法。其他如人中黄、青黛、蒲公英、元参皆为清热解毒而设,若湿毒较甚者,王氏甘露消毒丹亦属良法,可随其证而择之。

痤疮

案1,万某,女,22岁,合肥人。初诊时间:2009年2月10日。

面部痤疮,反复发作多年,经多次治疗无效。也曾听别人所言,用避孕药治疗,但疗效不佳。前些天在针灸医院行放血疗法,稍有效果,但过后尤甚。且手足心出汗,夜间易燥热,月经提前3~7天,量少色粉红。有鼻炎、咽炎病史,小时曾出现面瘫,经治痊愈。舌红以尖为甚,苔黄腻,脉细微弦。按其病症,此乃少阳不和,郁热不宣,郁于面部皮肤腠理而成痤疮。手足心出汗是阳明胃热(这是伤寒论的观点),但据经络分布也可以说是心肾有热的表现,且舌红以尖为甚也说明心经有火。夜间燥热是为血分有热。拟予清宣透热,和解少阳法为治。拟予小柴胡汤加减。处方:

南沙参 12g	生桔梗 10g	板蓝根 10g	黄芩 12g
辛夷花 15g	杭菊花 15g	延胡索 15g	柴胡梗 10g
茺蔚子 15g	炒丹皮 10g	代赭石 12g	甘草 5g

10 剂,水煎服,日 1 剂

二诊:药后痤疮减少,手足心出汗,夜间易燥热等症都减轻。说明上药切对病机,症状减轻,但未根除。按其病症,当继以清宣透热,和解少阳法为治。

三诊:药后诸症皆有改善,故仍拟予清宣透热,和解少阳法为治,以收全功。

【按】本案患者面部痤疮,反复发作多年,经多次治疗无效。察其舌红苔黄,脉细微弦。综合脉症,拟予清宣透热,和解少阳法为治。方中柴胡乃为少阳专药,轻清升散,疏邪透表,故为君药。黄芩苦寒,善清少阳相火,故为臣药,配合柴胡,一散一清,共解少阳之邪。板蓝根清热解毒,杭菊花清肝明目,共助黄芩清少阳相火。辛夷花通鼻窍也宣肺气。炒丹皮清血热以治燥热,茺蔚子调气血走上尤佳。延胡索活血理气,代赭石镇肝潜阳,使肝火不上炎而痤疮无因起,此乃釜底抽薪之举。南沙参滋胃养阴以制火,甘草解毒和诸药,药仅 12 味,配伍精当,疗效卓著,药后诸症悉减,痤疮消除,故录于此,可为效仿。

案 2,侯某,男,19 岁,六安人。初诊时间:2010 年 7 月 8 日。

面部痤疮反复发作,两颊为甚,色红,有时瘙痒,面部潮红,皮肤油腻,纳、便、眠皆调。舌红,苔黄微腻,脉弦数,此乃肝经郁热,湿热蒸腾之象,拟予丹栀逍遥散加减:

炒山栀 10g	杭白芍 20g	柴胡 10g	黄芩 10g
杭菊花 15g	冬桑叶 10g	佩兰梗 10g	茺蔚子 15g
干生地 18g	生苡仁 40g	甘草 5g	

10 剂,水煎服,日 1 剂

嘱其平时用温开水洗脸。

二诊:药后面部痤疮好转,未见新发痘疹,面部潮红,瘙痒均减轻,皮肤较为油腻,他症如常,舌黯,苔薄黄,脉弦微数,前法得效,宜守之:

炒山栀 10g	柴胡 10g	黄芩 10g	杭菊花 15g
冬桑叶 10g	蒲公英 20g	茺蔚子 15g	车前草 15g
炒丹皮 10g	干生地 18g	生苡仁 40g	生甘草 5g

15 剂,水煎服,日 1 剂

三诊:药后症状改善明显,面部痤疮大为减少,偶有新发痘疹,但较前减少,肤质转好,舌黯苔白,脉弦,继守原方加减进退再进 15 剂,以善其后。

【按】先贤云:"头病多风火",本案痤疮反复发作,时有瘙痒,面部潮红、油腻,舌红,苔黄腻,脉弦数,显是肝经风火夹湿热之邪上蒸所致。主以丹栀逍遥散加减,正切病机,方中丹皮、山栀、菊花、桑叶轻清上扬,专清肝经风热,柴胡、白芍、黄芩解郁清热,生苡仁、佩兰梗宣化湿热,更以生地凉血息风以止痒,药后诸症有减,但湿热未除,故又以蒲公英、生苡仁清热、解毒、除湿。此外,公英与薏米相伍为用,乃治疗湿毒疮疡之妙品;车前草清肝利湿,方证相合,用药丝丝入扣,药后效显,诸症大为改观。

案 3,文某,女,22 岁,合肥人。初诊时间:2009 年 2 月 10 日。

患者面部痤疮,反复发作多年,经多次治疗无效。手足心发烫,偶有手指面部发麻,饮食可,月经周期正常,色黯量多。舌红苔黄腻,脉细滑微弦;按其脉症,此乃血虚肝郁,郁而化热,湿热壅塞面部而成痤疮。手足心热经常有汗从经络分布,可说是心肾有热的征象。手指面部发麻是湿热壅塞患部所致,经色黯是气血不调有郁滞现象,量多是血热迫血妄行,炎及于面而成痤疮。治以养血柔肝,清热化湿。拟用二至合丹栀逍遥加减。处方:

熟女贞 15g	旱莲草 15g	杭白芍 20g	干生地 18g
炒山栀 10g	杭菊花 15g	茺蔚子 15g	冬桑叶 10g
蝉蜕 6g	延胡索 15g	甘草 5g	

10 剂,水煎服,日 1 剂

二诊:药后诸症皆有改善,痤疮减少,手足心热,偶有手指面部发麻等症都有好转。按其病症仍拟予养血柔肝,清热化湿法为治。原方出入,再投 10 剂,连服 10 天。

三诊:药进 20 剂,痤疮大部消除,为清除余邪,仍用上方继以调之,以善其后。

【按】本案为血虚肝郁,郁而化热,湿热壅塞之患。方用二至合丹栀逍遥加减,以柔养肝肾,清热化湿,可见方药中肯,收效明显,本方为补泻之剂,巧在配伍,真是药到病除。

案 4,李某,女,25 岁,合肥人。初诊时间:2011 年 5 月 27 日。

患者痤疮 8 年余,加重 1 周,以前额、口周为甚,疮面硬,新出者多有痛痒感,溃后有脓样液体,时有心烦,月事来时小腹胀痛,大便干,2~3 日一行,小便正常,纳眠皆可,舌红,苔黄,脉弦数,此乃肝经郁热,阳明火盛之象,拟予清解郁热,泻火通腑法为治:

干生地 18g	金银花 15g	野菊花 15g	蒲公英 20g
皂角刺 10g	酒大黄 10g	茺蔚子 15g	生石膏 15g
赤芍 10g	丹皮 12g	生山栀 10g	生甘草 5g

10 剂,水煎服,日 1 剂

二诊:药后症情稳定,未出现新痘疮,疮面局部痒痛减轻,大便较前通畅,1~2 日一行,偶有心烦燥热,纳、眠可,舌红,苔薄黄,脉弦数,拟予前法加减续进:

干生地 18g	金银花 15g	野菊花 15g	蒲公英 20g
皂角刺 20g	龙胆草 6g	生石膏 15g	赤芍 10g
连翘 10g	生甘草 5g	芦荟^{后下} 3g	

10 剂,水煎服,日 1 剂

三诊:药后症状明显减轻,痘疮消减,局部痛痒消失,未见新发,大便通畅,每日 1~2 次,他症如常,但脸上瘢痕明显,舌黯红,苔薄黄,脉弦,拟守原方稍加更删为宜:

干生地 18g	麦冬 12g	石斛 15g	生石膏 15g
赤芍 10g	茺蔚子 15g	皂角刺 10g	连翘 10g
炒丹皮 15g	酒大黄 3g	炒丹参 15g	生甘草 5g

15 剂,水煎服,日 1 剂

逍遥丸 2 盒,每服 8 丸,日 2 次。

【按】本案患者痤疮症状严重,其所发痘疹形大,质硬,少数已成脓疮,且大便秘结,心中烦躁,阳明燥火独盛,已非肝经郁热,风火上炎之轻症可比,若仍以轻清上扬之药清肝泻火,宣发郁热,恐如隔靴挠痒,无济于事,此时唯重用凉血解毒,泻腑通下之剂方能取效。故择选五味消毒饮合生地白虎汤以清热、凉血、解毒;生山栀、酒炙大黄,通腑泻火;茺蔚子、赤芍、丹皮凉血活血;更以皂角刺搜风,消肿、拔毒,且杨士瀛云其"能引诸药上行,治上焦病",此处用之极妙,药后症情得以控制。二诊时,视其肝经郁火未平,故又借以龙胆草、芦荟清肝通腑泻热,终以养阴活血之法以收全功,故不论病至如何,总须以"谨守病机"为务。

🌸 结语

痤疮俗称"青春痘",中医所谓"粉刺",多见于青春期女性。今所列各案,考其致因有异,用药有别,但皆不离从心、肝、肺、胃论治,中间或兼以活血化瘀、清化湿热、宣通肺气、通腑泻下、滋阴养血,皆为随证应变之举,殊途同归,最终都达到了满意的效果。如本案痤疮较为严重,考其症情乃由厥阴、阳明热盛所致,故重用清热凉血解毒之法方见其效,而案 3 之病兼有肝血不足,虚实夹杂之证,故又以补虚泻实为治,药用二至九合丹栀逍遥养肝阴,泻郁火。本病虽为小恙却影响美观,往往会给患者带来思想负担,甚至由此产生悲观情绪,为此患者常常会花费大量的精力、金钱去治病,但收效甚微,今以有效之例,可供借鉴。

紫斑

案 1,刘某,男,42 岁,合肥人。初诊时间:1998 年 3 月 20 日。

头昏乏力,手足心热,时有潮热,盗汗,下肢皮肤出现紫红瘀斑,时轻时重,历有多时,检查血小板减少($<30 \times 10^9$/L),拟诊为原发性血小板减少性紫癜。诊见:舌红少苔,脉现细数。此乃肾阴不足而虚火旺盛之象。所谓阴虚则致火旺,火旺则易伤阴,而阴虚火旺相互影响,互为因果,致使络伤则血外溢而成紫斑。予以滋阴降火,凉血和络法为治。方仿大补阴丸合二至丸加减投之:

炙龟板 15g	鲜生地 18g	丹皮炭 10g	黄柏炭 15g
熟女贞 15g	旱莲草 15g	茜草根 15g	紫花地丁 15g
紫草根 5g	碧桃干 30g	白茅根 20g	丝瓜络 20g

生甘草 6g

10 剂,水煎服,日 1 剂

二诊:上方连进 20 剂,复检血小板上升至 100×10^9/L,其他症状顺应好转,故守原方继服 10 剂,水煎服,日 1 剂。

后随访恢复无恙,嘱其停服汤剂,拟用二至丸(各 10g),加鲜茅根 15g,煎水作茶饮,以育阴清热而善后。

【按】本案患者症现手足心热,间出潮热盗汗,瘀斑以下肢显现,皆是阴虚火旺伤于阴络之象,其治取大补阴丸合二至丸加减,药用龟板、生地、女贞、旱莲以滋阴降火;茜草、地丁、紫草凉血解毒;丹皮、黄柏炒炭,既滋阴又凉血止血;碧桃干除其虚热,再以白茅根、丝瓜络引药下行,诸药同施,合奏滋阴凉血之功。

案 2,徐某,女,27 岁,合肥人。初诊时间:1998 年 5 月 8 日。

患者身为小学教师,勤奋好学,尽职敬业。身体偏弱,已婚 2 年,月经周期正常,唯每潮时量多缠绵,旬日不止,平时头昏腰酸,心悸眠差,神倦乏力,饮食一般,下肢不时现有弥漫性紫斑,经检查诊为原发性血小板减少性紫癜,因西药无效,转求中医治疗。诊其舌淡,脉细。证由心脾两虚,气不摄血所致。治宜补养心脾,益气摄血。药组:

生黄芪 30g	太子参 25g	冬白术 15g	云茯神 20g
杭白芍 20g	酸枣仁 25g	仙鹤草 20g	东阿胶 30g
川续断 20g	茜草根 15g	地榆炭 15g	生地炭 18g
炙甘草 6g			

10 剂,水煎服,日 1 剂

连诊 4 次,药进数十剂,复查血小板上升至 100×10^9/L,下肢紫斑消退,月经量减中等,时间缩短,五六天即止,整体情况得到修复,随访数年未发。病愈得子,家庭美满。

【按】血小板减少性紫癜,原发者是一种自身免疫性出血综合征,也是此症中最多见的疾病;继发性则由其他疾病引起,如再生障碍性贫血、白血病、急性感染性疾病等。今举两案为原发性,其特征多为下肢皮肤形状不一,大小不等的紫斑块,压色不褪,就其发病又分急性与慢性,急性多见于儿童,慢性则成年人居多。在中医证候中属于"血证"范畴,具体则为"紫斑"。然以此两案而言,从证候属性,案 1 为阴虚火旺,责于肝肾,因肾属水,水足则木有所养,肾水亏耗,肝失滋养,则木火内生而妄行,故治当滋阴降火,清热凉血,方用大补阴丸合二至加减,以补泻同筹,清泄相火,则紫斑自消。案2则又不然,乃由经水失调,日久则气血亏虚,心脾不足,统摄失权,血不归经而外溢,治以归脾尚属为合拍。今两案证型不一,方药有异,但异途同归,取效满意。

案3,赵某,女,26岁,合肥人。初诊时间:2011年7月8日。

反复"过敏性紫癜"劳累后加重,双足背及小腿反复斑点,1年前人工流产术后出现过敏性紫癜,腰酸,月经紊乱,经后期居多,经量少,无血块,持续4~7天,白带虽黄,无异味,小便如常,睡眠安,舌红,苔薄黄,脉细数,考之乃系肝肾阴虚,血热妄行之象,拟仿六味地黄合二至丸加减为用:

干生地 18g	炒丹皮 10g	怀山药 20g	熟女贞 15g
旱莲草 15g	杭菊花 15g	紫花地丁 15g	杭白芍 20g
炙龟板 15g	杜仲 20g	川萆薢 15g	白茅根 15g

15剂,水煎服,日1剂

二诊:病史同前,药后诸症有减,月经周期推后,但经量增多,腰酸减轻,偶有双足背及脚踝出现斑点,白带减少,纳眠皆可,舌红,苔薄白微黄,拟予滋养肝肾,凉血和络:

干生地 18g	炒丹皮 10g	怀山药 20g	熟女贞 15g
旱莲草 15g	仙鹤草 20g	杭菊花 15g	紫花地丁 15g
首乌藤 25g	合欢皮 30g	白茅根 20g	

15剂,水煎服,日1剂

三诊:药后诸症改善明显,斑点明显减少,前天月经来潮,周期延后2天,经量增多,无血块,纳眠皆可,宜守原法继服,以善其后。

案4,许某,男,36岁,巢湖人。初诊时间:2011年7月15日。

过敏性紫癜2年余,反复双下肢瘀斑点,局部瘙痒,劳累后或饮食不节加重,头胀痛,休息后可缓解,伴眼胀,纳食、二便、睡眠如常,舌淡红,苔薄白微腻,脉弦,此乃肝郁脾虚,风湿内蕴,注入于下,血热伤络客于皮下之征,拟予扶土泻木,凉血和络法为治:

荆芥 10g	防风 10g	赤芍 10g	连翘 10g
野菊花 15g	干生地 18g	蝉衣 6g	首乌藤 25g

丝瓜络 20g　　　　生苡仁 30g　　　　紫花地丁 15g

15 剂,水煎服,日 1 剂

另:羚羊角颗粒,水冲服,每日 2 包。

二诊:病史同上,药后症状略缓,瘀斑减少,局部不痒,发作周期延长,他症皆可,舌黯,苔薄白,脉弦,拟予凉血和络,祛风止痒:

荆芥 10g　　　　防风 10g　　　　赤芍 10g　　　　连翘 10g

桑寄生 30g　　　甘枸杞 15g　　　干生地 18g　　　首乌藤 25g

杭菊花 15g　　　川牛膝 15g　　　仙鹤草 25g　　　紫花地丁 15g

羚羊角颗粒 2 包。

15 剂,水煎服,日 1 剂

三诊:药后诸症渐平,瘀斑偶现,但零散不显,嘱其汤药继进,加强锻炼,调饮食,畅情志。

结语

紫斑又称紫癜,按发病机制及临床表现的不同,西医学将其细分为过敏性紫癜、血小板减少性紫癜,其中血小板减少性紫癜又可分为特发性和血栓性血小板减少性紫癜,但不论何者,西医学对此病的治疗手段多较为有限,而中医从证论治对缓减临床症状及提高预后都取得了显著的疗效。本病系属中医"血证""斑疹"范畴,其治多从清热凉血、活血化瘀、益气摄血,案 1、案 2 治验即遵此法。但对于过敏性紫癜,其斑疹多形易变,关节肿痛发无定处,并有皮肤瘙痒见症,符合"风者,善行数变"及"无风不作痒"的风性特点,但此"风"多为内风而非外风,故案 3 除以六味地黄滋养肝肾之外,更倚重菊花、首乌藤等平肝祛风之药。而案 4 则以扶土泻木,凉血祛风为主治,方中生地、连翘、赤芍、紫花地丁、羚羊角颗粒凉血和络,荆芥、防风、蝉蜕、野菊花、首乌藤祛风止痒,生苡仁、丝瓜络健脾除湿,虽无治血之药,却有止血之功。两案皆注重从肝调治而获效,其中辨治用药,可作效仿。

湿疹

案 1,王某,女,59 岁,合肥人。初诊时间:2010 年 7 月 8 日。

患者无诱因出现全身性皮疹2年,粟粒样水疱,瘙痒难耐,经西医治疗后症状时有反复,现胃脘时有胀痛,嗳气,食量减少,大便微溏,睡眠尚可,舌质红,苔白微腻,脉细弦,考之乃系肝胃不和,湿邪阻滞之象,拟予扶土泻木,调和中州为先:

苍术 15g	枳壳 15g	陈皮 10g	防风 10g
炒白芍 20g	蝉蜕 10g	首乌藤 25g	生苡仁 40g
炒川连 3g	川朴花 15g	姜半夏 12g	生甘草 5g

10剂,水煎服,日1剂

二诊:病史同前,胃脘胀痛有减,嗳气减少,大便转常,偶有皮疹出现,伴瘙痒,纳食一般,眠可,舌红,苔白微腻,脉弦细,拟予扶土泻木,清利湿热为治:

苍术 15g	枳壳 15g	陈皮 10g	姜半夏 12g
防风 10g	荆芥 10g	炒川连 3g	赤白芍^各 10g
野菊花 15g	川朴花 15g	生苡仁 40g	生甘草 5g

10剂,水煎服,日1剂

三诊:病史同前,胃脘胀痛已除,偶有皮疹,粟粒样水疱,局限于手足,他症如常,舌红,苔薄白微,脉弦细,拟予前法稍加更删为宜:

苍术 15g	陈皮 10g	荆芥 10g	防风 10g
赤芍 10g	刺蒺藜 15g	蝉蜕 10g	野菊花 15g
苦参 10g	生苡仁 40g	谷芽 25g	

15剂,水煎服,日1剂

四诊:病史同前,前服中药痒疹渐止,他症如前,嘱其前法继服,以资巩固。

【按】湿疹为患,实由肝郁脾虚,湿邪阻滞所致,病由内生,当从内治,故巧取痛泻要方扶土泻木,祛风除湿,然诸病有专药,如治疟青蒿有特效,此症亦然,蝉蜕、野菊花、首乌藤、蒺藜皆为祛风止痒专药,故辅以用之。而苦参一味则在所必需,本病致病之邪有责于湿热,苦参性味苦寒,功专清热除湿,祛风杀虫,用之此证乃有特效。

案2,张某,女,66岁,合肥人。初诊时间:2010年3月25日。

双手指及足趾起疱疹,瘙痒,脱屑,皲裂,流黄水,反复发作3年,按湿疹治疗疗效不显,大便干,夜寐差,舌红,苔薄黄微腻,脉弦数,小便淋沥不

尽感,此乃肝郁脾虚,湿邪内蕴,客于四肢之征,拟予祛风利湿,清热解毒法为治:

荆芥 15g	防风 10g	野菊花 15g	公英 20g
赤芍 10g	干生地 18g	蝉蜕 6g	苦参 10g
飞青黛 3g	生苡仁 40g	灯心草 3g	生甘 5g

10 剂,水煎服,日 1 剂

二诊:病史同前,药后瘙痒减轻,黄水减少,局部已结痂,大便干,小便稍黄,纳食可,眠一般,舌红,苔薄白微黄,脉弦数,继守前法稍以更删为宜:

荆芥 15g	防风 10g	野菊花 15g	公英 20g
赤芍 10g	干生地 18g	苦参 10g	川草薢 15g
生苡仁 40g	炒黄柏 12g	生甘草 5g	芦荟^{后下}2g

10 剂,水煎服,日 1 剂

三诊:药后瘙痒渐平,脚趾瘙痒偶发,溃后流水,大便通畅,每日 1~2 次,纳眠均可,舌红,苔薄白,脉弦缓,此乃湿毒未尽,继拟清解余毒为治:前方减芦荟,加土茯苓 30g,15 剂,水煎服,日 1 剂。

【按】病湿疹者,本由风、湿、热之邪交杂浸淫肌表所得,故其治以祛风除湿为主。然本病反复发作,则易耗血伤阴,化燥生风,而见皮肤变厚粗糙,脱屑,本案患者病久不愈,疮疡瘙痒脱屑,乃由实致虚,虚实夹杂,生地甘寒,养阴清热,用之极为切题。此外《素问·至真要大论》云:"诸痛痒疮皆属于心",说明治瘙痒者,凉营清热一法亦为关键,而生地清热凉营解毒,使火毒平而痒止,古法地黄消毒饮以生地为君,其义可明!

案3,罗某,男,7 岁,合肥人。初诊时间:2009 年 11 月 10 日。

全身皮疹近半年,瘙痒不适,西医诊断为湿疹,其素有过敏性鼻炎史,前曾中西医治疗,但疗效不显,纳眠可,二便畅,舌红,苔薄白,脉弦数,此乃湿热为患,拟仿连翘散清热解毒:

金银花 12g	连翘 6g	干生地 10g	蝉蜕 3g
野菊花 10g	刺蒺藜 10g	生苡仁 15g	生甘草 3g

10 剂,水煎服,日 1 剂

外洗方:	金银花 15g	黄柏 10g	野菊花 10g
	蝉蜕 5g	竹叶 10g	

5 剂,煎汤熏洗,3 日 1 剂

二诊:病史同前,药后皮疹减少,瘙痒减轻,他症如前,继守前法,前方加首乌藤 15g、紫花地丁 10g。15 剂,水煎服,日 1 剂。

三诊:药后来诉,痒疹已平,嘱其少食辛辣刺激及海鲜类食物。

结语

湿疹是皮肤科最常见的病症之一,已故名医赵炳南先生曾谓:"善治湿疹者,当可谓善治皮肤病之半"。湿疹古谓"浸淫疮",病如其名,其致病机因可责之为外因、内因,但从临床见之,本病多以内因为常,外因致病多急发易治,内因致病多缠绵难治,以上所举之案,其病症缠绵难愈,皆由内因使然,故其治皆从内因为治。案 1 予调治肝脾,扶土泻木,祛风除湿,治疗月余,病告痊愈。而案 2、案 3 则从心、肝、脾三脏论治,以清热解毒,祛风除湿为要法,或重以除湿,或重以清热,或重以祛风,视其孰多孰寡而取舍,如此用药,理当药进而效显。然外科之病,虽详于内治,亦须明于外疗,故案 3 又以清热解毒,祛风止痒之药以外洗,内外结合,药后不日即病除痒止。

荨麻疹

案 1,朱某,女,54 岁,合肥人。初诊时间:2003 年 9 月 10 日。

年过知命,形体且可,患过敏性荨麻疹多年,曾用中西药均未很好控制。其性情刚强,情绪急躁,面部乍红,大便干燥,两胁不时隐痛,舌红苔黄,脉象细而弦数。此乃肝气横逆,热极生风,客于肌表之象。拟予镇肝泄热,祛风脱敏法为治。方药:

代赭石 15g	杭菊花 15g	炒黄芩 10g	赤白芍^各10g
蝉蜕 9g	蒲公英 20g	茺蔚子 15g	首乌藤 25g
刺蒺藜 15g	粉甘草 5g	淡竹茹 10g	杏桃仁^各10g

10 剂,水煎服,日 1 剂

药进 20 剂,症状消失。门诊随访年余未见复发。

【按】荨麻疹,前贤多以为风邪致病,因风为百病之长,善行而数变,但谓"风"者,应分为"内风"和"外风",对于此病急则求之外风,缓则多责之于内风,所谓"有诸内必形于外",外风虽袭,若脏腑平调,内风不与外风相搏,外风仅入于经络之间,一经疏散,风邪外达,病即向愈。若外风引动内风,则病起而缠绵,须平内风兼祛外邪,方为治病之要,而内风责于肝,因肝为风木之脏,主升主动,对于此病,今主张从肝论治,故以镇肝泻热为主治而收效明显。

案2,宋某,男,25岁,巢湖人。初诊时间:2010年8月3日。

慢性荨麻疹4年余,遇热加重,局部瘙痒,色红,划痕症(+),有过敏性鼻炎病史,纳差,便调,眠差,舌黯红,苔薄黄,脉弦细,考之乃系郁热内蕴,血热生风所致,拟予清肝泄热,凉血祛风法为治:

干生地 18g	炒丹皮 15g	杭白芍 30g	龙胆草 5g
连翘 10g	水牛角 6g	麦冬 12g	紫花地丁 15g
石斛 15g	蝉蜕 6g	金银花 15g	生甘草 5g

10剂,水煎服,日1剂

二诊:药后症状稍减,痒势减轻,但仍较明显,遇热加重,其他如常,舌红,苔薄白微黄,脉弦数,前方去水牛角、麦冬,加羚羊角粉0.5g,野菊花15g,15剂,水煎服,日1剂。

三诊:药后症状改善明显,疹块偶起,痒势减轻,嘱其原法继进,以善其后。15剂,水煎服,日1剂。

【按】本案患者二诊时,以羚羊角粉易水牛角,药后症状显减,水牛角与羚羊角虽同属清热解毒之药,然同中有异,水牛角,性味苦寒,擅入心胃,散邪清热,凉血解毒,于诸血,热毒,惊狂,斑痘之症状尤为适宜;而羚羊角,味咸、性寒,除具有清热解毒,更长于平肝息风,因其专入肝经,而解痉证、中风、惊风、头痛、目赤等肝经诸疾。正如陆九芝所述:"在肝之病必用羚羊,亦犹入心之病,必用犀角也",本案荨麻疹,乃由肝风所致,故用羚羊角而舍水牛角。诸药皆有其所专,医者应视其所专而用之,方能做到药少而效宏。

案3,单某,女,27岁。初诊时间:2011年4月12日。

患者13年前无明显诱因下出现荨麻疹,反复发作,严重时遍布全身,瘙痒明显,经多次治疗,效果不佳,刻下:全身多处出现小丘疹,纳食尚可,大便有时不正常,小便稍黄,舌质红,苔薄黄,脉细弦,此乃血热伏毒于内,客于肌表为患,拟予凉血祛风,清热解毒法为治:

干生地 18g	赤芍 10g	炒丹皮 10g	金银花 15g
野菊花 15g	公英 20g	蝉衣 6g	露蜂房 10g

首乌藤 25g	人中黄 10g	紫花地丁 10g	羚羊角颗粒半包

10 剂,水煎服,日 1 剂

二诊:病史同前,药后症状缓减,痒疹减少,发作时间缩短,但仍较明显,舌红,苔薄黄,脉弦数,拟予原方加减为宜:

干生地 18g	赤芍 10g	炒丹皮 10g	金银花 15g
野菊花 15g	龙胆草 6g	乌梅 9g	露蜂房 10g
首乌藤 25g	人中黄 10g	紫花地丁 10g	羚羊角颗粒半包

10 剂,水煎服,日 1 剂

三诊:药后痒疹再减,发作时间明显缩短,多以夜间发作,遇热加重,瘙痒影响睡眠,纳佳,二便可,舌红,苔薄白,脉弦细,此乃热毒伏于营分之象,治宜透热凉血,清解余毒:

干生地 18g	赤芍 10g	炒丹皮 10g	金银花 15g
野菊花 15g	青蒿 10g	鳖甲 15g	蝉衣 9g
首乌藤 25g	人中黄 10g	生甘草 5g	紫花地丁 10g

10 剂,水煎服,日 1 剂

四诊:药后诸症渐平,偶发痒疹,服药即愈,嘱其原法继服,加强锻炼,忌食辛辣刺激食物。

【按】本案患者三诊时,诉其痒疹多以夜间出现,且遇热加重,考之夜属阴,夜间发病说明热邪伏于阴分,病症不同而致因相同,所谓"同病异治,异病同治"正是此意。吴鞠通自言:"青蒿不能直入阴分,有鳖甲领之入也;鳖甲不能独出阳分,有青蒿领之出也。"其意虽为精辟,但鳖甲、青蒿皆为肝经用药,此不过转枢厥阴、少阳,平肝祛邪故尔。慢性荨麻疹多因外邪引动内风使然,青蒿长于清热透邪,《本草正义》云其:"能散风火,善解暑热,气味清芬则宜利血滞而清血热,尤有专长",而鳖甲功擅平肝息风,两药配合运用,切合病机,故药后诸症即平。

结语

荨麻疹是一种过敏性皮肤病,俗称为"风疹块"和"鬼饭疙瘩"。中医述之"瘾疹"。本病因七情内伤,阴阳失调,营卫不和,卫表不固复感风邪而诱发,则谓之急性;若平素体弱,阴血不足,阴虚生内热,血虚生风,或反复发作,气血被耗,风邪侵袭而致则属慢性。由此可知风邪是发病的主要条件,而"风为百病之长,善行而数变",风与寒相合而为风寒之邪,与热相合而多为风热之邪,风寒、风热在一定条件下又可以互相转化,风寒、风热之邪客于肌肤皮毛腠理之间则起"风瘙瘾疹"。根据临床所接触的病患者,感到急性好治,慢性难疗。因为慢性出现反复发作,缠绵不已,即使积极治疗也很难治愈。从事皮肤科专业而富有经验者认为,治疗的关键是寻找过敏原和祛除方法,不过从实际情况来看是较困难的。因此,现在没有发现过敏原的前提下,对其治疗将是对症性和长期性的,这样患者往往又不愿长期服药,顾虑很多,当然依从性差,也给治疗增加了难度。对于这类皮肤病,从中医来说,要由内考虑,正如所谓"有诸内必形诸外""有诸外必本诸内",病虽表现在外,但由内脏失调引起。其根在肝,因肝主条达,即有协调各脏器之间关系的作用,故对免疫性疾病,主张从肝论治。今对过敏性荨麻疹,或以疏风,或以镇肝,或以疏泄,或以解毒,或以清透,或以凉滋,种种治法皆不出治肝之法,其获效之秘即在于此。

妇儿疾病

痛经

案1，马某，女，24岁，初诊时间：2013年5月8日。

反复痛经3年，每于行经第一天少腹疼痛，潮下痛解，时有腹胀胁痛，心烦易怒，晨起口苦，冬季怕冷，手足不温，食眠尚可，便溏，日行1~2次，小便调和，诊见舌红苔薄，脉弦。四诊合参，此乃肝郁脾虚，冲任不调，治用四逆散加减为宜，拟方：

柴胡梗10g	杭白芍30g	枳壳15g	合欢皮25g
制香附20g	延胡索15g	台乌药10g	桂枝6g
川连3g	小茴香10g	淡竹茹10g	绿梅花20g

15剂，水煎服，日1剂

二诊：6月3日，药进平善，本月经前腹痛明显减轻，口苦消失，偶有胁痛，舌脉相应，故守上方药稍增删以善后：

柴胡梗10g	杭白芍30g	合欢皮25g	制香附20g
延胡索15g	台乌药10g	桂枝6g	川连3g
小茴香10g	淡竹茹10g	石斛15g	

15剂，水煎服，日1剂

三诊：7月10日，本月经至无明显不适，为巩固疗效，嘱其下次经前再服上方15剂，此后可停药观察，注意保暖，调畅情志。

🖌 **结语**

痛经是指妇女以伴随月经来潮或其前后出现周期性的下腹疼痛为主症的月经病，其病因病机不外乎"不荣则痛""不通则痛"。本案患者则因肝郁脾虚加之寒凝气滞所致血行不畅，不通则痛，女子以肝为先天，主司条达,经水能否通顺,皆赖于肝,同时肝为脾之主,肝为升降发始之根,其制在肝,肝气不能疏达升发是脾气虚弱的病机关键,所以疏肝健脾是本案的基本原则,可谓一方治木郁,而诸郁得解,故本案以调肝理脾,温经止痛为主,方以调和肝脾之基本方四逆散为基础,加用合欢皮、香附、延胡索加强疏肝止痛之力,桂枝、乌药、小茴香以温经通脉,绿梅花开郁醒脾,竹茹、黄连、石斛配枳壳清化痰热,降逆和胃。全方寒热并用,肝脾同治,经脉得通,疗效满意。

不孕证

案1,江某,女,36岁,合肥人。初诊时间:1970年10月6日。

婚后多年未孕,月经不调,先后不一,经前腹痛,血紫量多,平时腰酸寒冷,口干少饮,饮食一般。医院妇检提示:两侧卵巢囊肿,一侧术除,功能失全。遂延余以中药调之。视其面容偏瘦,舌红苔薄,脉象细弦。此属肝肾同病,木失条达,虚实互见,寒热错杂为患。投以益经调冲,畅达木郁之剂为丸,缓以图之。药组:

小红参 50g	冬白术 150g	全当归 150g	干生地 150g
制香附 200g	川贯众 150g	粉丹皮 100g	杭白芍 200g
东阿胶 200g	桂枝尖 50g	紫石英 300g	杭麦冬 200g
益母草 200g	粉甘草 50g		

上方先取益母草、麦冬,加白酒500ml,和水熬,尽取汁,再化阿胶,炼蜜,纳诸药末(研细粉,过100目筛),和为丸。每服15g,每日3次,温开水送下。

二诊:药丸凡9个月余服完,经来腹痛缓解,血量有减,余无他变。故遵原方继服1料。

药尽经至正常,复查卵巢囊肿缩小。未及1年,出乎其求治本意,受孕顺产,可喜可贺。数十年飞逝,江某早已组成三代人的幸福家庭。

【按】患者肾气虚弱,天癸虽然如时而至,至而不盛则焉能有子!二者临证施治当分两路,首以益经调冲,修复功能为宜,鉴于病情错杂,故自拟益经调冲汤为丸,连进2料而取顺种子。药选参术以益气健脾,扶土达木;取用三物(白芍、当归、生地)则重于调经;阿胶、人参收补血之功,因气为血之帅,补血当补气,此理之所在;香附为理气之品,实属女科要药,配之于中则有助益气养血之力;丹皮清热凉血,透泄血热;桂枝味辛色赤,有温经通阳之功;配白芍则起到调营和卫,平衡阴阳的作用;紫石英性温质坚,直入胞宫,确有助孕之效;贯众为收敛止血剂,但有散结除瘀,收缩子宫之用,取之意在调冲;益母草有祛瘀生新,整复子宫之功;方取麦冬、白酒和水熬尽汁加蜜为丸,以达到补中有调,调中有补,温中有寒,寒中有温的协调和制约的双向作用,使这一虚寒互见,寒热错杂的病证得到修复,并侥幸取顺种子。

案2,慈某,女,28岁,合肥人。初诊时间:1978年10月12日。

形体瘦弱,婚后5年,经期正常,但来时量少色淡,两三天即净。平时头昏腰酸,曾作妇科检查未见异常,诊为功能性月经失调。经妇科专家调治,用疏肝清热,理血调经之剂多时,月事虽应时而下,但量少如前。其父母求子心切,得他人推荐延余诊治。诊其舌淡红,苔薄,脉现虚细。此系先天不足,冲任失调之象。治当滋肝肾以培水养木,调冲任以和经脉为宜。方用左归丸合益母胜金丹加减:

大熟地18g	甘枸杞15g	怀山药20g	净萸肉15g
杭白芍20g	西当归12g	粉丹皮10g	制香附15g
覆盆子15g	茺蔚子15g	女贞子15g	粉甘草5g

10剂,水煎服,日1剂

上方化裁连服3个月,整体情况大为改善,月经量增多,血色转红,四五天干净。嘱其停药观察,不到半年即怀孕生一男孩。

【按】女子不孕,首责于肾。求子方法,必先调经,是为常法。本案为先天不足,冲任失养,证属亏虚,所谓冲为血海,任主胞胎,二脉失养,故经来量少则难孕。《素问·上古天真论》云:"二七而天癸至,任脉通,太冲脉盛,月事以时下,故有子"。此言女子之孕,乃由肾气之盛方可种子。治当滋养肝肾,调补冲任为宜,药用3个月,气血得充,冲任调和而顺应种子。

案3,贺某,女,23岁,合肥人。初诊时间:2011年3月11日。

2009年11月正常分娩,因胎儿神经发育不全而夭折。近2次早孕流产,2010年4月行卵巢畸胎瘤术后,体重明显增加,月经前期5~7天,经量中等,夹血块,睡眠欠安,易醒梦多,纳食、二便调,舌淡,苔薄白滑,脉细弦,考之肝郁不达,冲任失调之征,拟予调达木郁,理血调冲法为治:

太子参 25g	白术 15g	茯神 20g	杭白芍 20g
柴胡 10g	桂枝 6g	合欢皮 30g	酸枣仁 25g
川芎 10g	菟丝子 20g	琥珀 9g	甘草 5g

10 剂,水煎服,日 1 剂

二诊:病史同前,前服药后睡眠明显好转,刻下怕冷,手足不温,3 月 16 日行经一次,量中等,夹血块,饮食尚可,二便调和,口干不欲饮,舌淡红,苔薄黄,脉弦,拟予调和营卫,理血调冲法继以调之:

生黄芪 30g	桂枝 6g	杭白芍 20g	柴胡 10g
制香附 20g	炒丹参 15g	川芎 10g	合欢皮 30g
酸枣仁 25g	菟丝子 20g	石斛 15g	甘草 5g

白酒一小杯为引

15 剂,水煎服,日 1 剂

三诊:药后诸症改善,月经已近正常,睡眠改善,纳食可,二便调,已无明显不适症状,舌淡红,苔薄白,脉弦,按其症情,拟守原方出入以资观察:

生黄芪 30g	桂枝 6g	杭白芍 20g	川芎 10g
制香附 20g	炒丹参 15g	菟丝子 20g	紫石英 15g
石斛 15g	柴胡 10g	甘草 5g	

15 剂,水煎服,日 1 剂

四诊:经前药调治 2 个月,饮食、二便、月经、睡眠均调畅,舌淡红,苔薄黄,脉细弦,拟方继以调之,观药后情况再议:

生黄芪 30g	杭白芍 20g	桂枝 6g	酸枣仁 25g
合欢皮 30g	川芎 10g	制香附 20g	丹参 15g
紫石英 15g	菟丝子 20g	灵芝 10g	甘草 5g

白酒一小杯为引

15 剂,水煎服,日 1 剂

五诊:今患者前来告之,药后不日即种子,现已怀孕 2 个月,一切正常,唯偶有一侧腹痛,嘱其停药观察。

【按】本案患者原本孕有一子,却因病不幸夭折,遂情志郁结,诸症丛生而致不孕,治以逍遥散加减,方虽寻常,往往以平淡建功,病程中虽参用黄芪桂枝五物汤益气温阳,调和营卫,或以紫石英、菟丝子、白酒温宫暖胞,丹参、川芎理血调冲,然调达木郁一法却贯穿始终,调治半年而经调受孕,其功尽在于此。

案 4，方某，女，36 岁，合肥人。2010 年 7 月 23 日初诊。

患者结婚 10 年，自 2001 年人工流产一次后至今不孕，多方求治后，相继查出子宫肌瘤，多囊卵巢综合征，宫颈病变，CIN2 级子宫腺肌症，目前子宫肌瘤及子宫颈病变已行手术治疗，未服用过药物治疗，病程中有痛经，月经周期推迟 6~17 天不等，量少，舌黯，夹血块，伴腰酸，腹胀，口干，口苦喜饮，小便频数色黄，大便稀溏，饮食尚可，舌淡，苔薄，脉来细弦，考之乃系肝郁气滞，冲任失调之象，证属"癥瘕"范畴，拟予调达木郁，理血调冲法为治：

熟女贞 15g	旱莲草 15g	杭白芍 30g	干生地 18g
炒丹参 15g	柴胡 15g	莪术 10g	六月雪 15g
合欢皮 30g	菟丝子 20g	延胡索 15g	生苡仁 40g

15 剂，水煎服，日 1 剂

二诊：病史同前，腰酸，小腹胀，经前尤甚，月经周期 35 天，月经量偏少，有大量血块，经期 3~4 天，小腹隐痛，手足发凉，舌淡，苔白滑，脉弦，子宫 B 超：子宫形态失常，偏大，子宫壁增厚，腺肌瘤增大，综合分析子宫卵巢器官功能均受损，从中医证治考虑，既要调整功能又要恢复宫体，因此施治要补中有调，调中有补，方可达到修复之目的，治就病机拟方如下：

熟女贞 15g	旱莲草 15g	仙鹤草 15g	炒丹参 15g
柴胡 10g	杭白芍 20g	莪术 10g	桂枝 6g
干生地 18g	贯众炭 15g	菟丝子 20g	合欢皮 30g
川杜仲 20g	甘草 5g		

15 剂，水煎服，日 1 剂

三诊：病史同前，本次月经延期 10 日未至，手足冰冷明显改善，食前干呕无呕吐，经前腰酸腰痛口气重，纳食可，便调，舌淡，苔白浊滑，脉弦，以舌脉相参，考之乃系肝郁脾虚，气血失调之征，拟方以资调之：

北条参 20g	杭白芍 30g	柴胡 10g	丹参 15g
莪术 10g	延胡索 15g	制香附 20g	桂枝 6g
石斛 15g	川杜仲 20g	菟丝子 20g	川芎 10g
姜竹茹 10g			

15 剂，水煎服，日 1 剂

四诊:病史同前,服前药后恶心好转,刻下仍有怕冷,手足不温,月经推迟十日左右,仍未受孕,神疲乏力,懒言,腹胀,饮食尚可,眠多梦,手关节膝关节有麻胀感,二便正常,舌黯淡,苔薄白,拟予调和营卫,温经调冲法为治:

生黄芪 30g	白术 15g	怀山药 20g	柴胡 10g
杭白芍 30g	桂枝 6g	炒丹参 15g	延胡索 15g
坤草 15g	菟丝子 20g	酸枣仁 25g	合欢皮 30g
灵芝 10g	甘草 5g		

15 剂,水煎服,日 1 剂

另:海马 100g,红参 100g,每日各取 5g,清炖作茶饮。

五诊:已受孕 1 个月,下腹坠痛,隐痛不适,大便干结,夜寐尚安,纳食可,尿频,舌尖稍红,苔薄白,脉滑,按其身孕症情,乃系肝气不调所致,拟方以安之:

太子参 25g	杭白芍 20g	柴胡 10g	干生地 18g
石斛 15g	寄生 20g	炒黄芩 10g	合欢皮 30g
灯心草 3g	竹茹 10g	甘草 5g	

15 剂,水煎服,日 1 剂

【按】《诸病源候论》云:"妇人病积经久,则令无子,亦令月水不通",又谓:"人瘕者,或病则不复生子",而本案所患子宫肌瘤、多囊卵巢综合征、子宫腺肌症皆属中医"癥瘕"范畴,虽患者已行手术治疗,然经期延迟,经来腹痛,经量少而夹有血块等瘀阻胞宫之象仍著。前贤有云:"求子之法,莫先调经",而月经不调致因诸多,调治亦多不易,本案虽为瘀阻胞脉所致,但就其所见症状,却非止一端,故予桂枝茯苓丸加减,活血通络,散结消癥,又以二至丸滋养肝肾,四逆散疏肝解郁,参芪补益中气,症虽兼杂,但用药丝丝入扣,即有瘀滞,亦不专于攻伐,而调肝、补脾、益肾诸法皆寓其中,故用药年余,经调症平而种子,实属不易!

结语

已故名医李逸山先生曾云:"妇科病最为复杂,而以治肝为主,懂得调肝、疏肝、养肝、平肝诸法,则思过半矣",此言极是,妇人之病,每从肝郁论治,获效颇多。认为肝藏血而为血脏,女子之月事、胎孕无不关系到肝血的盈亏,肝喜条达而恶郁滞,郁则气血不和,血脉瘀滞而痛经、经闭、月事紊乱之症皆起,其他如肝郁脾虚,湿邪内生而致带下,肝郁化火,热扰血室而生崩漏,莫不关乎于肝。故张景岳云:"宁治十男子,莫治一妇人……盖以妇人幽居多郁,情性偏拗,或有怀不能畅遂,或有病不可告人……此其情之使然也。"以上诸案,虽致病机因各有不同,但其治法用药皆寓治肝之法,而四逆、逍遥等药又在所必用,调肝一法确是临床治疗妇科诸疾实践心得,女子不孕亦不例外。

脏躁

案1,黄某,女,56岁,巢湖人。初诊时间:2011年6月13日。

患者30年前因妇科疾患行子宫全切术,术后一般情况且可,唯近年出现心悸失眠,经调治现转好,但刻下主以五心烦热,面部乍红,而又现形寒,口干苦,血压稳定,饮食且可,大便干燥,舌红,脉细弦。综合脉症,考之乃系下元不足,阴阳失衡,阳浮于上之征,治宜滋养下元,平衡阴阳为先策:

北沙参20g	淮小麦50g	熟女贞15g	旱莲草15g
炙龟板15g	杭白芍30g	酸枣仁30g	煅龙牡^各20g
石斛20g	桂枝5g	甘草5g	

10剂,水煎服,日1剂

二诊:前方药后心悸缓解,夜眠5~6小时,大便正常,口腔溃疡频发,为图调治复诊,舌质黯红,苔白,脉细,药后症情转好,唯口疮时起,拟守原方出入为用以善其后:

淮小麦50g	北沙参20g	熟女贞15g	旱莲草15g
炙龟板15g	炒川楝3g	石斛15g	煅龙牡^各20g
酸枣仁30g	炒白芍30g	甘草5g	

10剂,水煎服,日1剂

三诊:近期自觉背部发热不适,无汗,仍有心悸不适,口腔溃疡频发,二便正常,饮食一般,舌黯淡,苔薄白,脉细弦,考之乃系阴虚阳浮,二诊转好,故考虑口腔溃疡时起,因去桂枝加川连,而药进3剂后又出现阳浮现象,故仍需加桂枝以资平衡,原方加入桂枝5g。

四诊:前方加桂枝服后阳浮现象又得潜伏,舌质淡,苔滑腻,脉来虚弦,按其症情拟守原方出入为用:

淮小麦 50g	北沙参 20g	石斛 15g	熟女贞 15g
炙龟板 15g	杭白芍 30g	绿梅花 20g	煅龙牡^各25g
炒川连 3g	桂枝 5g	酸枣仁 30g	甘草 6g

10 剂,水煎服,日 1 剂

五诊:连续服用前方,诸症渐平,背部发热现象已无,唯睡眠时有不佳,拟守原方,药略更删,以善其后:

淮小麦 50g	北沙参 20g	石斛 15g	熟女贞 15g
杭白芍 30g	合欢皮 30g	酸枣仁 30g	煅龙牡^各25g
远志 10g	炒川连 3g	桂枝 5g	琥珀 10g

15 剂,水煎服,日 1 剂

【按】本案患者年近六旬,于30年前因故行子宫切除,可谓下元久亏,察其诸症,皆与阴虚阳浮,阴不敛阳相关,其治亦应以此为主。首诊方中北沙参、石斛、熟女贞、旱莲草、炙龟板等滋养肝肾之阴,以固下元;以煅龙牡潜其虚阳,以杭白芍、桂枝调其营卫;以淮小麦、酸枣仁、甘草解郁以安眠。应效之后,再诊用药则随症消息,遂渐缓收功。

案 2,朱某,女,54 岁,合肥人。初诊时间:2010 年 7 月 8 日。

面部潮红烘热,阵发性发作,遇气温升高及活动时明显手足心发热,膝以下发凉,入睡困难,易醒,鼻腔干燥,涕带血丝,月经量少,服用避孕药,月经周期尚正常,右上腹隐痛,腰痛疲乏,饮食正常,二便正常,口干欲饮,舌质黯红,边有瘀点,苔薄黄,脉弦细数,此乃肝肾阴虚,相火上炎之征,拟予滋养肝肾,清平相火为治:

熟女贞 15g	旱莲草 15g	炙龟板 15g	杭白芍 30g
干生地 18g	石斛 15g	酸枣仁 30g	炒丹参 15g
杭麦冬 12g	龙胆草 6g	炒桑叶 15g	白菜根 20g

10 剂,水煎服,日 1 剂

二诊:前服中药,诸症有减,仍有面部潮红烘热,遇热加重,睡眠好转,涕带血丝已无,腰部酸痛减轻,膝以下发凉,口干,口苦,纳食佳,二便正常,舌黯红,苔薄白微黄,边有瘀点,脉弦细数,拟守原法续服:

干生地 18g	杭麦冬 12g	石斛 15g	杭白芍 30g

| 炙龟板 25g | 鳖甲 20g | 生石膏 15g | 炒丹皮 15g |
| 熟女贞 15g | 旱莲草 15g | 炒川楝 12g | 酸枣仁 30g |

15 剂,水煎服,日 1 剂

三诊:服药月余,诸症显减,烘热、面部潮热、口干喜饮、腰腹隐痛皆明显好转,双下肢发凉,睡眠不稳,易醒,月经量少,周期正常,偶有烦躁易怒,舌黯红,苔薄白,脉弦细,拟予滋阴潜阳,调节内环法为治:

桂枝 5g	杭白芍 30g	煅龙牡^各20g	干生地 18g
熟女贞 15g	旱莲草 15g	炙龟板 20g	酸枣仁 30g
炒川连 3g	石斛 15g	杭麦冬 12g	琥珀 10g

15 剂,水煎服,日 1 剂

四诊:连续服用前方,诸症渐愈,气色好转,精神状态较佳,嘱其停药观察,候冬令再拟膏方调理。

【按】本案患者相火炎上,燥热津伤之象明显。治以女贞、旱莲草、生地、白芍滋阴降火,以龟板、鳖甲潜阳和阴,以麦冬、石斛、生石膏润燥生津,间以龙胆草、丹皮、黄连折亢火之势,佐以酸枣仁、琥珀治其眠差易醒,得效守方,徐徐进之,终可收满意之效。

结语

绝经前后诸症,即西医学所谓的围绝经期综合征。考之中医诸多古籍,并无与之相应的病名,所现诸症皆散在于中医各科之中,如古之谓"脏燥""盗汗""心悸""不寐""郁证"等皆可见于此病。从临床所见,本病致病机因多责之肝肾阴虚,阴阳失衡,《素问·上古天真论》有:"……七七任脉虚,太冲脉衰少,天癸竭,地道不通,故形坏而无子也"之谓,盖因妇人七七前后,冲任渐虚,天癸将竭,经亏血少,阴不敛阳,加之妇人多忧愁思虑,每见情志郁结,久而化热,致使龙雷之火失于潜藏,而诸症丛生,故欲治此病,滋养下元乃为其用药之关键,而清泻、潜镇、开郁、通络诸法又须寓于其中。以上所举两案皆以滋阴潜阳为治,或以二加龙骨牡蛎汤调节营卫,潜阳和阴;或以酸枣仁汤、甘麦大枣汤调养心肝,宁心安神;或以川连、龙胆、石膏以清热;合欢皮、绿梅花、川楝子、丹参以开郁通络;诸法并施,同中存异,异中守同,唯随症用药而已。

小儿痫证

案 1,王某,男,10 岁,巢湖中庙镇人。初诊时间:1996 年 5 月 23 日。

痫证数年,频繁发作,每发口吐涎沫,两目上视,不省人事,片刻即醒,一如常态。检查脑电图有异常,求以中药治疗。据家长介绍患儿平时偏食,体质一般,诊其脉来弦滑,舌淡红,苔滑。分析脉症乃系木郁土虚,风痰上扰之象。治用理脾化痰,醒脑开窍,安镇心神之剂:

太子参 15g	抱木神 12g	化橘红 10g	清半夏 10g
明天麻 12g	天竺黄 10g	胆南星 10g	远志筒 10g
京菖蒲 6g	广郁金 10g	煅磁石 15g	淮小麦 30g
明矾 0.5g	麝香 0.2g		

方以 5 剂研末,麝香和药中,炼蜜为丸,每丸如桂圆核大,并以飞辰砂 5g 为衣,每服 1 丸,日 3 次。用杭麦冬 6g,灯心草 2g,煎水送丸为宜。药进 1 个月,发作减少,症状减轻,精神、食欲亦大为改善,故遵原方为丸继续服用 1 料,结果痫证未见发作,脑电图复查已转正常,可以不药观察。嘱其在饮食方面要忌食油腻,尤忌动物油脂。因油腻食品易生痰浊,可能诱发,故当食疗。

【按】本案治法以标本兼施,主以扶土固本,理脾化痰为主,佐以镇心安神,开窍定痫,用药中至关重要一味为"麝香",其性辛温,归心脾两经,《本草纲目》载其具有"通诸窍,开经络……治中风、中气、中恶、痰厥",又云:"麝香走窜,能通诸窍之不利",中医三宝之安宫、紫雪、至宝诸方皆含有麝香一味,因其功擅开窍醒神之故也,案中以其与菖蒲、郁金、远志相伍为用,共起醒脑开窍之功,其用量极少,实恐其辛温走窜伤人阴液。

案 2,吴某,男,7 岁,肥东县人。初诊时间:2000 年 4 月 26 日。

小儿发育良好,平时一切如常。突于日前陡然出现晕厥,口吐白沫,四肢屈伸,伴有抽动,开始幅度逐渐增大,频率逐渐变慢,30~50 秒则停止,渐次苏醒,后不日又连续发作多次,门诊检查脑电图提示轻度异常,拟诊癫痫,要求以中药治疗。按此病理乃属风痰为祟,拟予化痰开窍,息风定痫。方仿琥珀抱龙丸合白金丸加减为治:

胆南星 10g	天竺黄 10g	嫩钩藤 15g	远志筒 10g
杭麦冬 9g	西琥珀 3g	竹茹 10g	灯心草 2g

明矾 0.5g   浙贝母 10g   郁金 10g   天麻 15g

10 剂,水煎服,日 1 剂

二诊:药后颇好,在 1 个月中只发作 1 次,症状较前减轻,其他无变,故不更弦。方中加乌梅 10g,以柔肝敛阴,除烦安神。嘱其连服 15 剂,视情况转向如何再议。

三诊:经诊 2 次,药进 25 剂,时约 4 个月未见再发,复查脑电图正常。为巩固疗效,防止复发,仍守原方加菖蒲 6g,继服 15 剂,如不发可停药。门诊随访,时至今已有数年未见发作,病告痊愈。

【按】本案患者以痰火为盛,治当图标,方以琥珀抱龙合白金丸为用,药进月余,症情逐渐转好,至今未见覆辙。方中之琥珀抱龙丸为治小儿惊急之要方,其清热化痰,开窍安神之功甚佳,此亦取其清热化痰,开窍定痫之用以治其病,而方中郁金、明矾相伍为用名为白金丸,本方药虽两味,确具有涤痰开窍之功,对痫症痰疾实象者用之尤佳。

结语

小儿痫证的形成,多由母孕分娩时产钳伤及头颅,或孕时跌伤,或情志抑郁,气机不畅,或母病遗传,此可谓先天受病,病从胎气而得。除此还有后天颅脑外伤,或因营养过剩,过于偏食,脾失健运,痰浊内生,郁化为火,上蒙心窍,发为痫证亦为多见。本证乃由心肝脾三脏功能紊乱,而产生风、痰、火三邪交感所致,治以清化痰火,镇静息风,平衡内环,开窍定痫为基本法则,而化痰、清火又尤为重要。古人有"怪病责之于痰"之说,而祛痰因"怪病责之于痰",祛痰又当治脾,方药则首推"二陈"。病虽顽痰怪疾,只要辨明虚实,标本兼顾,取方得当,可收良效。

其他

虚损

案 1,王某,女,52 岁,合肥人。初诊时间:1993 年 2 月 28 日。

形体虚弱,近来自觉头昏心悸,情绪急躁,肢软乏力,口干不欲饮,月事早绝,前检查拟诊为"甲状腺功能减退症"。兹诊脉象虚而弦数,舌胖嫩,少苔。诊为气阴两虚,下元不足,证属"虚劳"范畴。治予益气养阴,滋养下元为宜。方药:

太子参 25g	杭麦冬 12g	旱莲草 25g	干生地 18g
熟女贞 15g	甘枸杞 15g	碧桃干 30g	酸枣仁 25g
合欢皮 20g	石斛 15g	桑寄生 30g	粉甘草 5g

10 剂,水煎服,日 1 剂

二诊:药后病情有见好转,但体虚,血压偏低,心率过缓,舌泛红,苔薄,脉虚细。按其病症欲速则不达,只得以药缓调,故拟方作丸,但求以丸转之。丸方:

生黄芪 30g	太子参 25g	熟女贞 15g	甘枸杞 15g
杭白芍 25g	大熟地 18g	仙鹤草 20g	旱莲草 15g
甘青果 15g	酸枣仁 25g	石斛 15g	灵芝片 10g
绿梅花 20g	姜竹茹 10g	杭麦冬 12g	五味子 10g
淮小麦 50g	粉甘草 5g		

上方取 15 剂共研细末,以熟地、麦冬熬尽汁加炼蜜调和药末作丸,每丸如绿豆大。每服 10g,每日 3 次,用温开水送下。

丸剂约用 3 个月,再来复诊,视其整体情况良可,精神转佳,眠食得到改善,临床无明显表现,故嘱其停药以饮食及心理调节,适度进行室外活动,以促进身体进一步修复。

【按】本案按西医学论述乃因甲状腺激素合成或分泌不足而致机体代谢功能降低的病证,即甲状腺功能减退症。其表现症状乃因体虚劳累,下元不足,呈一派虚弱征象与"虚损"之下虚是基本相符的。故主以益气养阴,滋养下元之剂,以生脉合二至加味,制作汤丸,药尽收效而获康复。

结语

中医"虚损"论治,以"精气夺则虚"作为虚证的提纲,而定为病名乃仲景先圣也。根据临床表现进行分析以定归属,如具体来说就是以阴、阳、表、里、寒、热、虚、实八纲来辨其属性,并根据属性不同,按照"形不足者,温之以气;精不足者,补之以味"的原则,分别采取益气、养血、滋阴、温阳的治疗方药予以补之。然致虚过程往往是由一脏受病而累及他脏,或由实转虚,故出现的症状常常又较复杂,但万变不离其宗,只要以气血阴阳为纲和以五脏虚候为目,就能使一些虚损病证得到有效治疗。

痹证

案1,董某,女,35岁,巢湖人。初诊时间:2000年5月10日。

素无他疾,唯2年来四肢关节酸痛不已,近期加重。受凉后稍明显,纳食正常,二便尚可,眠可,舌淡苔薄,脉缓弦。此为寒湿阻滞,经脉不和。拟予调营卫,舒筋骨为法:

桂枝尖9g	杭白芍30g	左秦艽15g	青风藤15g
桑寄生30g	狗脊15g	徐长卿20g	川杜仲20g
首乌藤30g	生苡仁30g	粉甘草6g	

7剂,水煎服,日1剂

二诊:药后平善,唯四肢关节有麻感,舌淡苔薄,脉缓。拟仿黄芪桂枝五物汤加减投之:

生黄芪30g	桂枝尖9g	杭白芍30g	全当归10g
左秦艽15g	桑寄生30g	防风10g	青风藤15g
宣木瓜15g	忍冬藤20g	粉甘草6g	
生姜3片、红枣3枚为引			

15剂,水煎服,日1剂

三诊:迭进上方多剂,症状基本已消。上方稍动,以巩固之:

生黄芪 30g	桂枝尖 9g	杭白芍 30g	全当归 10g
左秦艽 15g	桑寄生 30g	防风 10g	狗脊 15g
生苡仁 30g	首乌藤 30g	粉甘草 5g	

生姜 3 片、红枣 3 枚为引

15 剂,水煎服,日 1 剂

【按】本案为风寒所侵,血气凝涩,不得流通关节,诸筋无以滋养,正邪相搏,悉皆疼痛。治宜调营卫,舒筋骨为法。方取桂枝、芍药调和营卫;秦艽、青风藤、狗脊、徐长卿等祛风湿,舒筋骨。终以仲圣黄芪桂枝五物汤加减,扶正祛邪,调和营卫而收功。

案 2,姚某,女,44 岁,合肥人。初诊时间:1996 年 4 月 3 日。

自述始于 1994 年因甲状腺瘤而行手术,术后不久渐感四肢小关节肿痛,以手指关节为重,检查拟诊为类风湿关节炎。病延年余,苦于病痛,省内省外,四处求医,凡得知能治关节病的药物无不试之,然经用多时未见转好,身体状况竟日趋虚羸,畏寒肢冷,饮食少进。诊见:舌淡苔薄,脉来虚缓,考之乃系营卫不和,气血失调,寒湿阻滞,经脉不通,证属"尪痹"。拟予调和营卫,通络蠲痹法为用。方药:

桂枝 10g	杭白芍 20g	淫羊藿 15g	煨葛根 25g
桑寄生 30g	豨莶草 20g	徐长卿 20g	鸡血藤 20g
绿梅花 20g	红花 10g	生苡仁 40g	生甘草 5g

7 剂,水煎服,日 1 剂

二诊:药后平善,症状稍见改善,唯大便多日一更,故守原方去苡仁、豨莶草,加鲜生地 18g,川芎 10g,以理血润燥,舒筋通络。

三诊:4 月 17 日,经诊 2 次,大便燥结转好,关节疼痛虽有改善,但不稳定,胃脘不适,食欲不振,脉来虚缓。拟予黄芪建中汤以图之:

生黄芪 25g	桂枝尖 10g	杭白芍 20g	焦白术 15g
炒枳壳 12g	广陈皮 10g	绿梅花 20g	威灵仙 15g
仙灵脾 15g	关防风 10g	生甘草 5g	

10 剂,水煎服,日 1 剂

四诊:药后消化系症状得以缓解,饮食转振,四肢关节肿痛仍时轻时重,肢冷,五心热。诊见:舌淡红,舌薄黄,脉现细弦。显示外寒内热之象,治需温通清里,方用《金匮要略》桂枝芍药知母汤化裁为宜。

桂枝尖 9g	杭芍药 20g	炒知母 12g	干生地 15g
焦白术 15g	关防风 10g	桑寄生 30g	徐长卿 20g
伸筋草 15g	生苡仁 30g	土鳖虫 10g	炒桑枝 20g

10 剂,水煎服,日 1 剂

五诊:迭进上方,两手指小关节肿痛得减,活动较前灵活。唯近日又见寒热,口苦心烦,胃脘不适,舌淡红,苔厚,脉现弦数。此病乃少阳不和,相火越扰之势。治当改弦,方用小柴胡合半夏泻心汤加减授之:

太子参 18g	春柴胡 10g	炒黄芩 10g	清半夏 10g
炒川连 3g	酸枣仁 25g	合欢皮 20g	杭麦冬 12g
桑寄生 30	姜竹茹 10g	粉甘草 5g	

7 剂,水煎服,日 1 剂

六诊:前投转枢少阳,和胃降逆之剂,寒热口苦等症均有好转。

【按】本例已过六七之年,冲任之脉正处于失调之期,月事有失规律,加之病延年余,情绪不遂,致使木郁不达则不言而喻,时现寒热也在预见之中。从病史来看,这阶段(约 1 个月)反复出现寒热,只得顺应症情连续投以小柴胡合桂枝汤加味之剂,终使少阳和解,营卫得和。经过 3 个月的调治,饮食、睡眠转好,关节肿痛得到缓解,整体情况大为改观,继以调和营卫,补益肝肾,强壮筋骨,通络蠲痹而善其后。

案 3,吴某,女,47 岁,合肥人。初诊时间:1999 年 4 月 13 日。

患者四肢关节肿痛多年,兼有高血压病史,后又身患甲状腺功能减退症,拟用激素治疗得以缓解,但副反应明显,只得停药观察,不久关节疼痛复又加重,故来我院门诊求用中药治疗。诊其舌淡红,苔薄,脉现细弦。予以温经和营,养血通痹为宜。方仿黄芪五物汤加味主之。药组:

生黄芪 30g	桂枝 6g	杭白芍 20g	西秦艽 15g
桑寄生 30g	徐长卿 15g	杜红花 10g	首乌藤 25g
生苡仁 40g	路路通 15g	粉甘草 5g	

7 剂,水煎服,日 1 剂

二诊:药进 10 余剂,关节疼痛减轻,唯近日胃肠有感不适,大便日更次数增多,舌质偏红,苔薄,脉象细弦。拟予疏肝和胃,祛风利湿为治:

煨葛根 25g	桂枝尖 6g	杭白芍 20g	石斛 15g

绿梅花 20g	炒川连 3g	徐长卿 20g	西秦艽 15g
焦苍术 15g	生苡仁 40g	生甘草 5g	

7 剂,水煎服,日 1 剂

三诊:经诊 2 次,关节疼痛、胃肠不和症状均得缓解,因病久气阴两伤,出现盗汗,故在方药中增用益阴敛汗之品以扶之:

生黄芪 30g	姜竹茹 10g	桂枝 6g	杭白芍 20g
碧桃干 30g	西秦艽 15g	桑寄生 30g	绿梅花 20g
生苡仁 40g	淮小麦 50g	甘草 5g	

10 剂,水煎服,日 1 剂

四诊:前诊 3 次,症状悉减,自动停药观察。时至今日,已有半载,基本情况良可,唯因近来月事失调,乳房痛胀。舌脉相应,此系肝气失于条达,气血阻滞之证。治用逍遥散为宜:

柴胡梗 10g	杭白芍 30g	制香附 15g	延胡索 15g
西当归 12g	川芎 10g	桑寄生 30g	西秦艽 15g
首乌藤 25g	豨莶草 15g	粉甘草 5g	

10 剂,水煎服,日 1 剂

五诊:随病情转向,症状主要表现在任督两脉,肝失条达,固然如此,但也正是类风湿关节炎的顺应规律。从中医来说是证治的必然归宿,因肝主筋,肾主骨,而类风湿病的机因虽然复杂,其最终筋骨受损,所以治疗要着眼筋骨的修复,方可从根本上解决病痛。至于如何图治,尚需根据出现的症状进行针对性施治。今本例刻下主以乳房痛胀及下肢关节肿痛,并因病久又见肝阳上越,血压偏高之候,考之证虽虚实交错,寒热互见,而治疗可同归一筹。予以柔养肝肾,调和经脉之剂:

杭白芍 30g	桑寄生 30g	潼沙苑 15g	川杜仲 20g
豨莶草 15g	柴胡梗 10g	益母草 15g	宣木瓜 15g
明天麻 15g	土鳖虫 10g	怀牛膝 10g	

10 剂,水煎服,日 1 剂

上方连进月余,诸证悉减,趋于正常。视其病症转归情况,改用杞菊地黄逍遥以滋养肝肾,疏肝解郁,药以丸剂又连服 3 个月,后随访数年病无反复。2008 年虽见小作,用药复转如常,故录之以备忘。

【按】本案就其临床症状而言,乃由四肢小关节延及大关节的肿痛,机因实由寒湿内生,久损肝肾的一种特异性病变,非外邪所致,证属"尪痹"。治分发作和缓解两期。发作期予以散寒除湿,通络蠲痹;缓解期则以调和营卫,补益肝肾为基本原则。但临证时需要随机应变,灵活图之,本案在于顺应病情变化施治而取胜,特别在治疗过程中,尽管变化无定,但始终要注意护理脾胃,这是其取胜的关键,因为脾为后天之本,得健则和。况且此类顽疾,病久缠绵,多脏受损,若损及脾胃,病无所养则难以收拾,故从中调治应贯于始终,如失治疗要回顾而思之。

案 4,孙某,男,44 岁,合肥人。初诊时间:2011 年 3 月 4 日。

痛风史 6 年,全身大小关节肿痛,足趾关节红热肿痛,服用镇痛药治疗,受凉后嗳气,多食后恶心,查血生化(2011-02-19)示:血尿酸:555μmol/L,红细胞沉降率:78mm/h,舌淡黯,有瘀斑,苔薄黄,脉弦细数,考之乃系湿热阻滞,筋骨不仁,血脉瘀阻所致,属痹证,拟予调和中州,通络蠲痹法为治:

煨葛根 25g	姜竹茹 10g	枳壳 15g	陈皮 10g
姜半夏 12g	天麻 15g	坤草 20g	全虫 6g
徐长卿 20g	炒桑枝 20g	生苡仁 30g	土鳖虫 10g

10 剂,水煎服,日 1 剂

二诊:病史同前,前药服后,症情改善,关节肿痛减轻,胃部不适改善明显,舌淡黯,边有瘀斑,苔薄黄微腻,脉弦数,拟予清化湿热,通络蠲痹法为治,原方去坤草、天麻,加苍术 15g、忍冬藤 30g。10 剂,水煎服,日1 剂。

三诊:病史同前,药后关节疼痛改善明显,足趾关节肿痛已除,四肢关节疼痛时间缩短,程度减轻,余无不适,拟守原方出入:

桂枝 6g	炒白芍 30g	秦艽 15g	威灵仙 15g
天麻 15g	徐长卿 20g	豨莶草 15g	忍冬藤 30g
炒桑枝 20g	全虫 6g	鸡血藤 15g	土鳖虫 10g

15 剂,水煎服,日 1 剂

四诊:迭进上方,关节疼痛基本消失,唯气候变化时略感关节疼痛不适,拟予黄芪桂枝五物汤加减:

生黄芪 30g	桂枝 6g	炒白芍 30g	秦艽 15g
天麻 15g	防风 10g	桑寄生 30g	宣木瓜 15g

| 鸡血藤 20g | 全虫 6g | 炒桑枝 20g | 甘草 5g |

15 剂,水煎服,日 1 剂

【按】本案素有"痛风""风湿性关节炎"病史,患者因关节疼痛频服镇痛之药,遂致脾胃受损,湿邪内生,首从脾胃调治,以温胆汤加减宣化清热为主,更加忍冬藤、徐长卿、坤草、炒桑枝利湿通络,消肿止痛;痛久入络,关节肿痛变形,非借虫蚁血中搜逐,攻通邪结,不能取效,故取二虫搜邪通络,化瘀止痛。然"邪之所凑,其气必虚",终以黄芪桂枝五物汤加减,扶正祛邪,温经通络以善其后。故对于重症、顽疾的论治,须分步施治,要着眼于一个"守"字,切不可急功近利,无功而返。

案 5,海某,女,66 岁,合肥人。初诊时间:2010 年 11 月 2 日。

类风湿关节炎病史十余年,口服激素 3~4 年,现面浮肿,头昏、头晕,心慌,血压升高,饮食、睡眠、二便尚正常,舌黯红,苔浊黄腻,脉弦细数,双足发麻,疼痛,右足浮肿,按其病症乃下元不足,经络不仁所致,拟予柔养肝肾,通络蠲痹法为治:

北沙参 20g	熟女贞 15g	炒白芍 30g	天麻 15g
桑寄生 30g	鸡血藤 20g	干生地 18g	首乌藤 25g
炒桑枝 20g	丝瓜络 20g	土鳖虫 10g	

10 剂,水煎服,日 1 剂

二诊:病史同前,药后病情平稳,头昏、头晕减轻,面足浮肿消退,双足发麻,疼痛稍缓,饮食、睡眠皆可,二便调,舌黯红,苔黄腻,脉弦细数,拟予原方出入为宜:

北沙参 20g	熟女贞 15g	炒白芍 30g	旱莲草 15g
干生地 18g	怀山药 20g	宣木瓜 15g	桑寄生 30g
天麻 15g	丝瓜络 20g	土鳖虫 10g	鸡血藤 20g

15 剂,水煎服,日 1 剂

三诊:前服中药,双足发麻,疼痛有减,浮肿已退,偶有头晕、头昏,他症如前,再拟前法加减继进:

北沙参 20g	熟女贞 15g	炒白芍 30g	旱莲草 15g
干生地 18g	怀山药 20g	宣木瓜 15g	桑寄生 30g
天麻 15g	炒桑枝 20g	鸡血藤 20g	怀牛膝 10g

15 剂,水煎服,日 1 剂

四诊:病史同前,药进诸症再减,头晕,心慌,下肢浮肿已除,测血压141/90mmHg,双足疼麻较前减轻,舌黯红,苔薄白,脉弦细,拟予滋养肝肾,补血柔筋:

桂枝 60g	杭白芍 300g	熟女贞 150g	旱莲草 150g
天麻 150g	甘枸杞 150g	干生地 180g	怀山药 200g
桑寄生 300g	巴戟天 150g	潼蒺藜 150g	鹿角胶 100g
龟板胶 200g	泽泻 120g	鸡血藤 200g	炒桑枝 200g
土鳖虫 100g	宣木瓜 150g	杜仲 200g	独活 150g

以上诸药制成膏方久服,缓调其病。

后随访,诸症渐愈,嘱其停药观察,平时加强锻炼,避风寒,调饮食,畅情志。

【按】本案类风湿关节炎数十年,又因其久服激素,损伤阴液,脉络失养,虚阳上越,头晕,心慌,浮肿等,所见诸症皆属虚象,故拟予滋养肝肾,补血柔筋之剂,以补虚为要,兼佐以活血通络之药以顾其标。补中寓通乃为此案用药之关键,活血通络一法寓于其中,如此考虑用药,方为至善。

案6,韩某,女,56岁,合肥人。初诊时间:2010年9月2日。

类风湿关节炎病史3年,近1周发热,最高体温38.8℃,全身关节游走性疼痛,膝、踝关节肿胀,酸软,大便干结,纳食可,夜眠良好,查红细胞沉降率(2010-08-31):62mm/h,类风湿因子:157IU/ml,舌黯红,苔黄微腻,脉数,拟予和解清里,通络蠲痹法为治:

柴胡 10g	生石膏 15g	桂枝 6g	杭白芍 20g
徐长卿 15g	鸡血藤 20g	豨莶草 30g	杏桃仁各10g
绿梅花 20g	黄芩 10g	全虫 6g	炒桑枝 20g

10剂,水煎服,日1剂

二诊:病史同前,服前药后,发热已退,关节疼痛较前缓解,膝、踝关节肿痛,大便较前通畅,1~2天一次,纳眠可,舌黯红,苔薄黄微腻,继守前法加减为宜:

桂枝 6g	生石膏 15g	炒白芍 30g	徐长卿 15g
豨莶草 30g	忍冬藤 30g	生苡仁 30g	苍术 15g
鸡血藤 20g	炒桑枝 20g	全虫 6g	杏桃仁各10g

15剂,水煎服,日1剂

另以蚕沙 300g,装入布袋封口,分两袋,将其固定在两膝关节,以痛缓为度。

三诊:按上法治疗月余,关节肿痛显减,膝、踝关节肿胀消退,他症如常,舌淡,苔薄白,脉弦细,拟予黄芪桂枝五物汤加减,以资巩固:

生黄芪 30g	桂枝 6g	炒白芍 20g	防风 10g
桑寄生 30g	鸡血藤 20g	天麻 15g	秦艽 10g
川芎 10g	炒桑枝 20g	全虫 6g	徐长卿 30g

15 剂,水煎服,日 1 剂

【按】本案久治不愈则易化热,伤津,耗津,而本案则邪从热化,关节肿痛发热,仲圣桂枝白虎汤又为治疗此症之妙法,本方寒热并用,清热通络,用之甚合病机,间以小柴胡汤和解清热,苍术白虎汤清热祛湿,终以黄芪桂枝五物汤扶正祛邪,其变化之处,皆遵循古人"谨守病机,各司其属"之训。

结语

《素问·痹论》中有"风寒湿三气杂至,合而为痹也"之说。根据邪气偏胜之不同主要分为行痹、着痹、痛痹等。《金匮要略》中又有"血痹""历节"之名。治痹之法,一般不外祛风,散寒,逐湿,活血,通络。然病至后期,又每见湿热内蕴,肝肾阴虚等征象,用药亦不可徒以辛温宣散之剂治之,应视其寒热虚实,灵活应对。

消渴

案1,雷某,女,38 岁,巢湖人。初诊时间:2009 年 3 月 5 日。

患者 1 年前开始口干多饮,夜尿频多,烦躁汗出等症,后到安医附院就诊,诊断为:2 型糖尿病,经治疗症状有所好转,但停药后症状反复,血糖升高。刻下:口干喜饮,乏力,便溏,心悸,睡眠较差,难以入睡,纳食可,小便正常,舌质黯红,苔薄黄,脉沉细数,检测空腹血糖为 11.79mmol/L,按其病症,考之乃系阴虚夹湿,阳明燥热之象,拟予滋阴润燥,清热化浊法为治,拟用葛根白虎汤加减:

北沙参 20g	石斛 15g	肥玉竹 15g	竹茹 10g
生石膏 15g	天花粉 15g	炒川连 3g	扁豆花 30g
生苡仁 30g	煨葛根 25g	芦根 20g	酸枣仁 30g
淮小麦 50g			

以鲜荷叶一张为引

15 剂,水煎服,日 1 剂

二诊:药后诸症皆有改善,口干多饮减轻,心悸失眠亦有好转,大便每日 2 次,时干时稀,乏力较显,察其舌黯,苔薄白,脉沉细无力,按其症情乃系气阴两伤之象,拟益气养阴法为治:

生黄芪 30g	北条参 20g	石斛 15g	玉竹 15g
煨葛根 25g	竹茹 10g	五味子 10g	天花粉 30g
芦根 30g	酸枣仁 30g	炒苡仁 30g	扁豆花 30g
淮小麦 50g			

以鲜荷叶一张为引

15 剂,水煎服,日 1 剂

三诊:药后诸症又减,多次检查,血糖皆在正常范围,唯自觉乏力,舌淡苔白,脉沉细,拟予补中益气汤加减:

生黄芪 30g	太子参 25g	生白术 15g	石斛 15g
乌梅 10g	天花粉 30g	柴胡 10g	茯神 30g
煨葛根 25g	灵芝 10g	杭白芍 20g	甘草 5g

20 剂,水煎服,日 1 剂

四诊:药后诸症已平,乏力转好,嘱其节饮食,调情志,加强锻炼。

案 2,张某,男,52 岁,合肥人。初诊时间:2009 年 5 月 19 日。

患者半年前出现“三多”症候,口干多饮,小便频多,多食易饥,且烦躁易怒,失眠多梦,遂到安医附院检测血糖,测其空腹血糖:14.9mmol/L,诊断为糖尿病,曾口服拜糖平等多种降糖药后症状缓解,刻下:口渴喜饮,多食易饥,烦躁易怒,夜间偶有盗汗出,大便偏干,失眠多梦,难以入睡,舌红少苔,中有裂纹,脉弦数,按其症情,乃系肝肾阴虚,阳明燥热之象,治宜柔养肝肾,清泻胃腑为先,拟仿玉女煎加减:

干生地 18g	熟女贞 15g	旱莲草 15g	石斛 15g
天花粉 30g	酸枣仁 30g	炒川连 3g	生石膏 25g

| 芦根 2g | 淮小麦 50g | 麦冬 12g | 玄参 15g |

15 剂,水煎服,日 1 剂

二诊:前服中药,口干喜饮,多食易饥明显减轻,大便通畅,夜间未见盗汗,睡眠仍差,但较前好转,时有心烦易怒,情绪波动较大,舌红,苔薄白,脉弦细,考之乃系肝阴不足,木郁化火之征,拟予滋养肝肾,清泻肝火为宜:

北沙参 20g	石斛 15g	干生地 18g	杭麦冬 12g
杭白芍 30g	龙胆草 9g	酸枣仁 30g	合欢皮 20g
天花粉 30g	珍珠母 40g	淮小麦 50g	甘草 6g

15 剂,水煎服,2 日 1 剂

三诊:前服中药,诸症又减,睡眠好转,体重增加,二便正常,检测空腹血糖(2010-07-20)示:5.9mmol/L,唯近来视力下降,视物模糊,头发稀少,舌黯红,苔薄白,脉弦细,前法得效,继以原方加减调治为宜:

北沙参 20g	石斛 15g	干生地 18g	甘枸杞 15g
制首乌 15g	茺蔚子 15g	杭菊花 15g	杭白芍 30g
酸枣仁 30g	合欢皮 20g	熟女贞 15g	甘草 5g

15 剂,水煎服,2 日 1 剂

四诊:病史同前,前服中药诸症已平,视力增加,多次检测血糖均在正常范围,西药二甲双胍、吡格列酮开始减量,嘱其注意饮食,调节情志,至冬令再制以膏方服用。

结语

中医消渴一病,即西医学之糖尿病,是一种常见的、有遗传倾向的代谢性疾病。临床主要表现为多饮、多食、多尿、消瘦等三多一少症候,中医学对本病早有认识,并较为系统地提出了其致病机理及治疗方法。《黄帝内经》称之"消瘅",并强调"以热立论"。东汉张仲景《金匮要略》中,即以消渴作为篇名,且在治疗上创立白虎人参汤、肾气丸等至今仍为医家所喜用的有效方药。后世朱丹溪更是以脏腑分证论治,提出上、中、下三消,上之在肺,中者在胃,下病在肾的定位学理论。论其致病机因,乃由饮食不节,情志不遂,禀赋不足,房劳过度以致肺、胃、肾脏腑功能失调,阴津耗伤,燥热内生。近年来,随着人们生活节奏的加快,工作压力的增加,精神方面的创伤日趋严重,因病而郁,因郁而病,病患多郁,消渴一证亦是如此。郁久则五志过极而化火,火热内生则伤阴,阴虚则生燥热,以上两案虽病属消渴,然其治法却未囿于古人三消分治,但视其所主之症,依证施治。案1虽先以滋阴清热之法治之,但终以补中益气以收全功。案2则从肝论治而病愈,故中医治病应坚持"先其所因,伏其所主"的临证思维。

汗证

案1,张某,女,73岁,合肥人。初诊时间:2006年3月23日。

身体素弱,血压居高,时头晕胸闷,体倦乏力,其老伴自作主张每天用黄芪30g,煎水服,连续服用旬日,陡然盗汗出,多日不止,睡眠欠安,故求于中医治疗。诊其脉细弦数,舌红苔薄。其乃属阴虚阳浮之象,拟予育阴潜阳,宁心敛汗法为治。方药:

北沙参20g	杭麦冬15g	五味子10g	远志筒10g
酸枣仁30g	石斛20g	浮小麦50g	碧桃干30g
明天麻15g	粉甘草5g	煅龙牡^各20g	

7剂,水煎服,日1剂

二诊:服药3剂后患者来述,其盗汗现象未止,出汗从下半夜转到上半夜,且出现口苦、心烦等症,观其舌红苔薄黄,脉弦带数,显是相火偏盛使然。前方加龙胆草6g继服。

【按】因误服黄芪助气升阳,引动内火,盗汗不止,口苦心烦,阴虚内热之征显现,遂拟滋阴泻火之剂,诸症得平。

案2,余某,男,合肥人。46岁,2011年8月1日初诊。

患者经常入寝后出现颈部盗汗,上肢内侧及两胁肋部皮下多发性结节,今检查提示:胆囊多发性息肉,轻度脂肪肝,肝囊肿,前列腺轻度增生。兹诊舌苔薄而质淡,脉来细弦。综合分析,此由肝郁脾虚,痰郁气滞,瘀于脉络,郁久阴伤,阳浮于上所致。按其症情,治分两步,当先潜阳和阴,守心敛汗,方用二至加龙骨牡蛎汤加减:

北沙参20g	甘枸杞15g	白芍30g	煅龙牡^各20g
桂枝5g	浮小麦50g	碧桃干30g	首乌藤25g

| 酸枣仁 25g | 炒桑叶 15g | 竹茹 10g | 甘草 5g |

3 剂,水煎服,日 1 剂

二诊:进前药 3 剂,盗汗即止,而就整体考虑,下步既需防止盗汗覆辙,又须顾及他疾的图治,故宜固守前方,稍以更删为用,以善其后:

北沙参 20g	甘枸杞 15g	白芍 30g	煅龙牡^各20g
桂枝 5g	浮小麦 50g	碧桃干 30g	怀山药 20g
酸枣仁 30g	生苡仁 30g	竹茹 10g	远志 10g
炮山甲 6g	甘草 5g		

10 剂,水煎服,日 1 剂

【按】本案患者虽有入寝汗出之症,然其舌淡苔白,脉来细弦,其内热之势未著,故于育阴敛汗之中佐以桂枝汤调和营卫,药仅 3 剂,盗汗即止。正合"方有定法,治有常变,立方固因于症,又须因症随之而变"之言。

案 3,丁某,女,39 岁,合肥人。初诊时间:2010 年 5 月 14 日。

患者反复自汗,盗汗 3 个月,不动时亦汗出明显,汗出时自觉关节疼痛,眠安,纳可,无明显心慌,头昏等症状,二便调畅,舌红苔薄白,脉弦细数。(2010-05-05)超敏 C 反应蛋白(+),类风湿因子(+),补体 C4(+),头颅MRI 示:垂体柄左偏,按其出汗之征乃属气阴两伤,心营不足之象,拟予养益气阴,宁心敛汗法为治:

太子参 25g	杭麦冬 15g	北五味 10g	石斛 15g
酸枣仁 25g	浮小麦 30g	碧桃干 30g	杭白芍 30g
炒桑叶 15g	甘草 5g	桂枝 5g	

10 剂,水煎服,日 1 剂

二诊:药服 7 剂,出汗即止,他症如常,嘱其原方再服,以资巩固。

【按】本案患者自汗、盗汗同见,舌红苔薄白,脉弦细数,证属气阴两伤。投以参脉散益气养阴;兼以桂枝、白芍调和营卫;碧桃干、浮小麦、酸枣仁宁心敛汗;药服汗止,效验可见。

案 4,张某,女,36 岁,巢湖人。初诊时间:2009 年 12 月 9 日。

患者平素多汗,活动后尤甚,冬季易感冒,咳嗽,倦困乏力,冬天畏寒怕冷,偶有受凉腿痛,纳便尚可,眠调,月事正常,舌淡黯苔薄白,脉弦细,拟玉屏风散合桂枝汤加减:

| 生黄芪 30g | 桂枝 6g | 白芍 20g | 防风 10g |

白术 15g	陈皮 10g	浮小麦 50g	桔梗 10g
灵芝 10g	碧桃干 30g	甘草 5g	

10 剂,水煎服,日 1 剂

二诊:药后诸证改善,倦困乏力,活动汗多皆有好转,仍畏寒,怕冷,受风寒则发腿痛,近来鼻炎发作,清涕不断,其他如常,舌淡黯,苔薄白,脉弦细,继守前方加减为宜。

生黄芪 30g	白术 15g	防风 10g	浮小麦 50g
桂枝 6g	白芍 20g	熟附片 9g	白芷 10g
辛夷花 15g	桔梗 10g	甘草 5g	

10 剂,水煎服,日 1 剂

三诊:前服中药症情大为改观,倦困乏力,汗多易出,畏寒怕冷等症已去,清涕已止,可继服前方,加以巩固。

【按】本案患者体弱多汗,易感冒咳嗽,畏寒怕冷,显是卫阳不振,腠理失密之象。古方玉屏风最为适宜,佐以桂枝汤调和营卫,疏风固表,熟附温阳固卫,散寒止痛,白芷、辛夷宣通鼻窍。

结语

汗证虽属小恙,然其致因较杂,其治亦繁。按其出汗特征,又有自汗、盗汗之分,病似而实有不同。言其治法,大抵自汗宜益气温阳,补肺固卫;盗汗宜滋阴降火,固涩敛阴。然亦有气阴两伤,同时见有自汗、盗汗之征者,此又须益气养阴,收敛止汗方可收功。

肿瘤术后

案 1,杨某,男,50 岁,霍山县人。初诊时间:2010 年 5 月 28 日。

体检发现左下肺占位 2 年,今年 4 月 9 日在当地医院行肺癌切除术,病理检查提示:左肺下叶多灶性细支气管肺泡瘤,未行放化疗,现干咳,咽喉部不适,声音改变,偶有痰中带血,色鲜红,纳食、睡眠尚可,二便通调,舌红,苔薄少,脉弦数,考之乃术后气阴两伤,肺体受损,化源不足之象,拟予养益气阴,润肺止咳法为治:

北沙参 20g	川贝母 10g	橘络 20g	五味子 10g
炙桔梗 10g	润元参 15g	甘青果 15g	杭麦冬 12g
竹茹 10g	芦根 20g	甘草 5g	

15 剂,水煎服,日 1 剂

另西洋参 5g,石斛 10g,每日开水冲泡作茶饮。

二诊:前服中药,咽喉不适明显好转,干咳略有减轻,偶咳黄痰,带有血丝,气力有增,精神状态改善明显,余无异常,舌偏红,苔薄白微黄,治守前法,稍事增删为宜:

北沙参 20g	川贝母 10g	橘络 20g	炙桔梗 10g
润元参 15g	甘青果 15g	玉竹 12g	鱼腥草 30g
代赭石 15g	罂粟壳 5g	芦根 20g	藕节炭 30g

10 剂,水煎服,日 1 剂

三诊:前服中药,干咳,咽喉不适明显好转,偶有痰中带血,纳、眠、二便皆可,舌尖红,苔薄白,治宗前法续进,原方去罂粟壳、润元参、代赭石,加地龙 12g,丹参 15g,三七粉(另冲)6g。

四诊:经诊 3 次,服药数月,诸症渐平,病情平稳,身体状况良好,近期疗效显著。今后须宽胸畅志,调节饮食,配以中药调理,可望带病延年。

北沙参 20g	石斛 15g	杭麦冬 12g	杭白芍 20g
合欢皮 20g	鱼腥草 30g	炒丹参 15g	润元参 15g
灵芝 10g	土鳖虫 10g	竹茹 10g	生甘草 5g
三七粉^{另冲}6g			

15 剂,水煎服,日 1 剂

另灵芝 10g,石斛 10g,每日泡茶饮用。

【按】本案乃术后干咳久治不愈,且痰中带有鲜血,舌红,苔薄少,中医从症分析,乃肺体受损,化源不足,肺失清润所致。案中沙参、元参、麦冬、石斛、白芍、玉竹,无不从滋养肺体着眼,而贝母、芦根、桔梗、甘草、橘络、鱼腥草则为清肺、化痰、止咳而设;其他如罂粟壳、五味子敛肺止咳,竹茹、赭石、藕节炭、三七宁血止血,丹参、地龙、土鳖虫活血祛痰,洋参、灵芝益气扶正。经诊 3 次即诸症告平,取效若速,全在于因病依证施药。

案 2,陈某,男,61 岁,合肥人。初诊时间:2010 年 7 月 15 日。

食管中段癌术后 1 年 5 个月,化疗 4 疗程,术后出现反酸,反流,上腹胀闷,饱餐后明显,头昏,乏力,肠鸣,大便不成形,每日 3~4 次,无黏液脓血便,既往"慢性结肠炎"史,夜寐差,烦躁不安,小便可,舌淡红,苔薄白,脉弦,此乃术后胃肠功能紊乱之象,虽为肿瘤痼疾,然调中扶正乃为上策:

姜竹茹 10g	枳壳 15g	苍术 15g	陈皮 10g
姜半夏 12g	绿梅花 20g	川朴花 10g	酸枣仁 30g
炒川连 3g	灵芝 10g	炒苡仁 40g	石斛 15g

15 剂,水煎服,日 1 剂

另灵芝 10g,威灵仙 10g,每日泡茶饮服。

二诊:前服中药,上腹胀闷明显好转,肠鸣减轻,大便转实,每日 2 次,头晕,乏力,平卧时反流明显,夜寐差,纳食有增,舌淡红,苔薄白微腻,脉弦细,治宗前法加减为宜:

姜竹茹 10g	枳壳 15g	苍术 15g	陈皮 10g
姜半夏 12g	绿梅花 20g	川朴花 10g	代赭石 15g
酸枣仁 30g	灵芝 10g	炒苡仁 40g	炒川连 3g

15 剂,水煎服,日 1 剂

三诊:前服中药,反酸,反流明显减轻,夜寐较前好转,上腹胀满已除,纳食有增,仍有乏力,头晕,大便转常,舌淡红,苔薄白微腻,脉弦细,拟予前法稍事增删为宜:

生黄芪 30g	太子参 25g	白术 15g	枳壳 15g
橘络 20g	姜半夏 12g	绿梅花 20g	代赭石 12g
酸枣仁 25g	灵芝 10g	天麻 15g	谷芽 25g

15 剂,水煎服,日 1 剂

继以灵芝 10g,威灵仙 10g,每日泡茶饮服。

四诊:前服中药月余,症情平稳,未见明显不适症状,乏力,头晕好转,纳眠皆可,舌淡红,苔薄白,脉弦细,上方去赭石,加合欢皮 20g 继服,以资巩固。

【按】本案食管癌术后,出现反酸,反流,胃脘胀满,肠鸣,大便溏泻,从中医理论分析,此为术后胃肠功能紊乱所致,属肝胃不和、肝郁脾虚之象,故拟黄连温胆汤加味,辛开苦降,健脾止泻,服用旬日,诸症即转,后守服月余,或以白术、黄芪、太子参、灵芝扶正益气,或以酸枣仁、合欢皮、绿梅花开郁醒脾,皆不离肝胆脾胃论治,虽无治癌之药,却有愈病之意。

案3,杨某,男,43 岁,合肥人。初诊时间:2008 年 11 月 4 日。

患者宿有乙肝病史 20 余年,因无明显症状而疏于治疗,3 个月前出现右胁部胀痛,脘腹胀满,饮食少进,多食则胀甚,偶有恶心欲吐,2008 年 7 月 26 日在安医附院行腹部 CT 和 B 超检查:发现肝占位,诊断为原发性肝癌,已行 TACE 术 3 次,本次介入时间为 2008 年 10 月 16 日。现右胁肋胀痛,纳食不香,稍食即胀,口干苦,二便调畅,面色萎黄,大便色黄,乏力,右上腹仍可触及包块,眠可,舌绛红,苔薄黄,脉弦细,此乃肝郁气滞,血脉瘀结,气阴两伤之象,证属积聚、癌瘤范畴,按其病症,拟予开郁醒脾,化瘀散结法为先策:

北沙参 20g	姜竹茹 10g	枳壳 15g	陈皮 10g
绿梅花 20g	佛手 15g	石斛 15g	灵芝 10g
炮山甲 6g	醋鳖甲 25g	土鳖虫 10g	谷芽 25g

10 剂,水煎服,日 1 剂

二诊:病史同前,服上药后,胃脘胀满,恶心欲吐好转,食欲略增,仍有肝区疼痛,口干苦,面色苍黄,晦滞,夜眠较差,小便稍黄,大便尚可,舌绛红,苔薄白微黄,脉弦细,拟方:

北沙参 20g	竹茹 10g	枳壳 15g	陈皮 10g
陈香橼 15g	绿梅花 20g	石斛 15g	灵芝 10g
炮山甲 6g	醋鳖甲 25g	土鳖虫 10g	谷芽 25g

15 剂,水煎服,日 1 剂

三诊:服前药月余,诸症改善明显,纳食增加,口干苦减轻,偶有肝区隐痛,眠可,小便稍黄,大便尚可,2008 年 12 月 19 日复查肝功能 ALT、AST、TB 较前下降,AFP 70.41ng/ml,舌红,苔黄微腻,脉弦细数,治宜清利湿热,化瘀解毒:

北沙参 20g	石斛 15g	炒丹参 15g	蛇舌草 30g
蒲公英 20g	橘络 20g	绿梅花 20g	半枝莲 15g
车前草 12g	土鳖虫 10g	醋鳖甲 25g	炮山甲 6g

15 剂,水煎服,日 1 剂

另以西洋参 5g,石斛 10g,灵芝 10g,每日泡茶饮服。

四诊:守服前方,口干苦、肝区隐痛皆除,面色渐红润,复查肝功能示:

各项指标趋于正常,AFP 59.23ng/ml,复查B超示:肝脏肿块较前略有缩小,眠、食皆可,小便略黄,舌红,苔薄舌微黄,脉弦细,拟予滋养肝阴,散瘀解毒以善其后:

北沙参 20g	石斛 15g	杭白芍 30g	郁金 15g
绿梅花 20g	半枝莲 15g	炮山甲 6g	醋鳖甲 25g
土鳖虫 10g	炒丹参 15g	甘枸杞 15g	蛇舌草 30g
生苡仁 30g	生甘草 5g		

10剂,水煎服,日1剂

另以西洋参5g,石斛10g,灵芝10g,每日泡茶饮服。

五诊:上方服用至今,自感一切情况良好,无其他不适症状,现在北京务工,嘱其每日以西洋参5g,灵芝10g泡茶饮服,以带病延年。

【按】本案肝癌介入术后,脾胃受损,纳谷不香,稍食则胀,故先予绿梅花、佛手、香橼、枳壳、橘络、陈皮、谷芽等芳香悦脾之药以调理脾胃,待脾胃功能渐复,再结合其具体病症,或以沙参、石斛、枸杞、白芍柔肝养阴,或以山甲、土鳖虫、鳖甲、丹参活血化瘀,软坚消积,或以蛇舌草、半枝莲、公英、生苡仁、车前草解毒利湿,西洋参、灵芝扶正益气,郁金、绿梅花疏肝理气,皆随证而用之,虽为重症顽疾,而法不乱,药不杂,守治半年而症减体安。

案4,王某,男,55岁,合肥人。初诊时间:2010年6月8日。

患者反复无明显诱因下出现发热,体温最高可达39℃,结肠癌术后伴肝、肺、胃等多发转移,已行γ刀、放疗等多种治疗。CT(2010-06-03)示:两肺内见多个散在性结节影,肝右叶病灶约4.8cm×5.5cm,行"C225+CPT1"化疗2疗程后反复出现发热,无畏寒怕冷。刻下纳食不佳,睡眠较差,入睡困难,易醒,二便尚调。舌红,苔薄黄微腻,脉弦,按其病症,拟用调和中州,和解少阳之剂图之:

北沙参 20g	柴胡 10g	炒黄芩 10g	石斛 15g
绿梅花 20g	醋鳖甲 15g	嫩青蒿 15g	酸枣仁 30g
清半夏 12g	灵芝 10g	谷芽 25g	

7剂,水煎服,日1剂

二诊:病史同前,前服中药,仍有发热,最高体温38.4℃,睡眠较前好转,口干苦减轻,纳食一般,二便尚调,舌偏红,苔薄黄,脉弦数。拟清热解毒、和解少阳法为治：

柴胡 10g	炒黄芩 10g	石斛 15g	绿梅花 20g
醋鳖甲 15g	嫩青蒿 15g	酸枣仁 30g	水牛角 10g
人中黄 10g	灵芝 10g	谷芽 25g	生甘草 5g

7 剂，水煎服，日 1 剂

三诊：病史同前，服前药后，热势已平，近几天来未现发热，口干苦，睡眠较前好转，乏力明显，纳食不佳，二便尚调，舌偏红，苔薄白微黄，脉弦细数，治宗养益气阴，和解少阳：

北沙参 20g	柴胡 10g	炒黄芩 10g	石斛 15g
绿梅花 20g	醋鳖甲 15g	嫩青蒿 15g	酸枣仁 30g
水牛角 10g	灵芝 10g	谷芽 25g	竹茹 10g

10 剂，水煎服，日 1 剂

后因放、化疗后发热又起，予和解少阳、清热解毒之法，体温又恢复正常，但因癌瘤处于晚期，并多发转移，已回天乏力，但尽人事而已。

【按】本案患者结肠癌术后伴肝、肺、胃多发转移，化疗后出现反复发热，同时伴纳食不佳，口干苦，睡眠较差等症，治从脾胃，兼和少阳，药选小柴胡汤和解少阳，青蒿鳖甲汤转营透热，绿梅花、谷芽醒脾健胃，沙参、石斛益气养阴，酸枣仁、灵芝养心安神，服后病症向愈，唯有发热未退，故又益以水牛角、人中黄加强其清热解毒之力，药后热势即退。

案 5，郑某，女，53 岁，合肥人。初诊时间：2010 年 10 月 19 日。

卵巢癌手术及放疗后 8 个月，现饮食、二便、睡眠尚可，但白细胞偏低，平素脾气急躁，舌偏红，苔薄黄，脉细弦数，按其术后呈本虚标实之势，治宜益气养阴，调达木郁之剂以调之：

生黄芪 30g	太子参 25g	仙鹤草 20g	熟女贞 15g
山药 20g	石斛 15g	酸枣仁 25g	合欢皮 30g
无花果 15g	炒白芍 20g	淮小麦 50g	甘草 5g

10 剂，水煎服，日 1 剂

二诊：病史同前，复查 WBC 3.0×10^9/L，轻度乏力，夜眠欠安，舌黯红，苔薄黄，脉细弦，拟予益气养阴，补益心脾法为治：

生黄芪 30g	太子参 25g	仙鹤草 20g	熟女贞 15g
怀山药 20g	石斛 15g	酸枣仁 25g	合欢皮 30g

| 无花果 15g | 甘枸杞 15g | 灵芝 10g | 甘草 5g |

15 剂,水煎服,日 1 剂

三诊:卵巢癌手术及化疗近 1 年,近期症情平稳。血 Rt(2011-01-18)示:WBC 8.07×10⁹/L,Hb 103g/L,CA125 14.3U/L。饮食一般,二便均调畅,舌质黯红,苔薄黄,脉细弦,按其病症平稳,拟方继以调之以善其后:

生黄芪 30g	熟女贞 15g	怀山药 20g	炒白芍 20g
炒丹参 15g	蛇舌草 15g	仙鹤草 20g	灵芝 10g
合欢皮 30g	酸枣仁 25g		

15 剂,水煎服,日 1 剂

【按】本案系卵巢癌手术及化疗后,患者平素性情急躁,舌红,苔黄,脉来细数,兼有乏力、白细胞偏低等症,乃为气阴两伤之象,治当守益气养阴之法。药选参、芪、灵芝甘温益气,女贞、石斛、山药、白芍甘寒养阴,酸枣仁、合欢皮、小麦、甘草养肝开郁安神,仙鹤草益气养血,药虽平淡,而收效颇著,后守治数月而白细胞回升。

案6,吴某,男,18 岁,巢湖人。初诊时间:2010 年 7 月 12 日。

"左足底腺泡状横纹肌肉瘤"术后 1 年余,术后 PET-CT 示:左足底局部软组织 FDG 代谢增高,行化疗及局部放疗,先后出现腹股沟、腋窝、盆腔、腰椎多发转移,目前腰痛,再行化疗,疼痛无缓解,二便正常,舌淡红,脉弦,为图调治求诊,拟予滋养下元,调和气血法为治:

熟女贞 15g	旱莲草 15g	杭白芍 30g	石斛 15g
龙葵 6g	杜仲 20g	煅牡蛎 30g	灵芝 10g
土鳖虫 10g	炒丹参 15g	泽泻 12g	

15 剂,水煎服,日 1 剂

二诊:病史同前,腰痛,左侧腿肿,行走不便,左大腿内侧肿块(5cm×4cm),漫肿无压痛,不红不热,饮食尚可,二便正常,舌淡红,苔薄白,脉弦细数,拟滋养肝肾,化瘀散结法为治:

熟女贞 15g	旱莲草 15g	石斛 15g	杭菊花 15g
赤芍 10g	地龙 10g	龙葵 6g	杜仲 20g
灵芝 10g	土鳖虫 10g		

15 剂,水煎服,日 1 剂

另:元寸 1g,冰片 5g,小金丸 0.6g×3 瓶。米醋半斤(250g)浸泡旬日外搽局部日 2~3 次。

三诊:左腿包块外用药液涂抹后变软,腰酸痛,右肩部疼痛,口干苦,夜眠明显好转,舌尖红,苔薄黄,脉弦滑数,按其病症,当以养阴清热、化瘀散结,方仿二至合鳖甲软坚加味为用:

熟女贞 15g	旱莲草 15g	炙龟板 15g	醋鳖甲 30g
石斛 15g	杜仲 20g	龙葵 6g	炒川连 3g
炒桑枝 20g	炮山甲 6g	土鳖虫 10g	杭白芍 30g
甘草 5g			

10 剂,水煎服,日 1 剂

外用药续用。

四诊:服药数月,疗效较著,左腿局部肿块进一步缩小变软,左腿肿略有减退,腰部酸痛较前好转,口干苦减轻,仍行走不便,偶有肿胀减退,偶有左腿肌肉疼痛,余无异常,舌红,苔薄白微黄,脉弦数,治宗前法,稍以更删续进:

熟女贞 15g	旱莲草 15g	干生地 18g	醋鳖甲 15g
石斛 15g	炮山甲 6g	地龙 10g	杜仲 20g
鸡血藤 20g	川牛膝 15g	山慈菇 10g	土鳖虫 10g
生甘草 5g			

15 剂,水煎服,日 1 剂

五诊:病史同前,症情平稳,左腿肿块渐平,行走顺畅,亦无疼痛,精神状态佳,复查多项指标趋于正常范围。病情已得控制,近期疗效明显。

【按】横纹肌肉瘤,在临床上较为少见,但其恶性程度较高,且易于远处转移,而对于本病,手术是其最有效的治疗方法,放、化疗对本病的敏感度不高,预后较差。本案虽为恶性癌变,且有多处转移,但以中医整体观施治,不可单纯就病治病,一味应用峻烈攻逐之药,仍需谨守病机,依症施治。患者现腰部酸痛,左腿肿痛,行走不便,舌红苔少,乃肝肾阴虚,瘀血阻络之象,故以滋养下元为主,间以三甲散加减活血通络,软坚散结,龙葵、山慈菇解毒散结,更以小金丸浸醋涂搽局部,散结消积,以治其标,诸药合用,攻补兼施,标本同治,终使症状缓解,病情趋于稳定。

结语

肿瘤一病，从中医角度分析，多属"癥瘕""积聚"范畴，其他如"噎膈""乳岩""瘤""肠蕈"等病症亦包含其内，其治法用药不外乎活血化瘀，散结消癥，清热解毒，扶正培本等诸法。但从古今医家对肿瘤疾病的论治资料来看，其争论的焦点主要在"扶正"与"祛邪"两个问题上，如徐灵胎评叶氏医案云："噎之症，必有瘀血顽痰逆气，阻隔胃气，其已成者，有无一治，其未成者，用消瘀祛痰降气之药，或可望其通利，若用人参，虽成一时精气稍旺，而病根益深，症无愈期矣！"近代一些医家亦出于"毒邪内存"及"瘀毒阻滞"理论，而强调以"祛邪攻毒"之法为治。反之，《沈氏尊生书》则载："若积之既成，又主调营养，扶胃健脾，使元气旺而间进以去病之剂，从客调理，俾其自化，夫然后病去而人亦不伤"。著名老中医何任先生更是提出"不断扶正，适时攻邪，随证治之"治疗肿瘤的十二字法则。通过多年临床实践，余认为"扶正"一法确为中医治疗本病的关键，然如何扶正的问题，又须因人、因病而异，扶正不等于蛮补，要根据临床实际具体分析，既要看到整体，又要注重局部，权衡缓急，掌握病情虚实、寒热的演变，适时调整脏腑功能，这才能最终达到扶正祛邪的目的。以上所列诸案，多为肿瘤术后的患者，皆根据患者自身阴阳气血、寒热虚实的实际状况，纠其所偏，而不是一味用活血化瘀、软坚散结、清热解毒等法以攻伐；亦不专倚四君、四物、参芪、龟鹿以妄补，而是兼用小金丹、西黄丸以泻实。但不论是扶正还是祛邪，皆处处顾及脾胃的运化功能，因脾胃为后天之本，生命之根，十二经气机升降变化，都以中气为中心，故临床辨治疾病，重点在于图治中气，使其复原则气机升降正常，阴阳平衡，病可获愈，正如张景岳所述："善治脾胃者，即可以安五脏也"。

近年来，我所接诊肿瘤的病人与日俱增，但多数为手术及放、化疗后的病人，其临床症候多属虚象，故凡遇此等病患，每以扶助正气为先，然补气不唯四君，补血不任四物，重在调整五脏六腑之功能，而五脏六腑之中，尤以脾胃的功能最为关键。肿瘤手术及放化疗后，每见有纳呆、腹泻、呕吐、腹胀等脾胃受损之象，故需先调其脾胃，方可言之扶正。而调理脾胃，却非仅以四君、归脾、补中益气等物补益中气之谓，若湿阻则重以宣化，气滞则先以理气，阴伤则须甘寒养阴，唯有气弱方可进以参芪大补中气。其具体用药又须掌握"补不峻补，温燥适度，益脾重理气，养胃用甘平"的原则。此外,若言治本病,对肝的调理亦为必要,因肿瘤病人,每有忧思惊恐过度而致肝郁,此即由病而郁,医者须及时予以调治,切不可再因郁而致他患,而治郁之逍遥散、越鞠丸皆可灵活加减施用,务必使肝条脾健,正气旺盛,精神愉悦,方能治病救人,带病延年,为治疗此病的最佳选择。